JN275617

臓器移植法改正の論点

町野 朔・長井 圓・山本輝之 編

信 山 社

はしがき

　最大限の生命保全のために医学と医療は，最善の努力をたゆみなく重ねてきた。しかし，人の生命をもはや維持しえない「救命蘇生医療の臨界点」として「脳死」が発見された。人工呼吸器によっても呼吸血液循環を維持しえなくなった死者の解剖所見の結果，全脳の死滅溶解が判明したのである（1959年）。さらに心臓移植の達成により，生命の統合が蘇生不能な脳に依拠することが確認された（1967年）。こうして，医学・哲学・法学等の多様な分野における真摯な論争を経て，今日の世界の大多数の国々で脳死が「人の死」として合意され，死者からの臓器移植が合法な医療として定着したことであった。それで一人でも多くの臓器提供の恩恵により救命可能になり，誰もがその必要になりうることを否定しえないのである。

　その際，誰の生命も等しく尊重されねばならない。生と死との区別は，客観的に截然と定まり，その中間も，その各人による主観的選択で異なることも，あってはならない。また，「死者の人格権」を概念として承認しないとしても，物とは異なり死者にも名前があり，その死体に対する生前の意思が，人々の共存を害しない限りは，尊重されねばならない。

　これらの点において，日本人も，韓国・ドイツ・フランス等の人々と同一の社会通念を共有しており，ユニバーサルな社会的合意が存在し，偏狭な日本特殊論を持ち出す余地がない。このような観点から，われわれは「臓器の移植に関する法律」（1997年。以下では「本法」と略す）を見直すべきと考えた。

　わが国初の札幌医大での心臓移植（1968年）に対する疑惑に由来する国民一般の根深い不信感を打破して「脳死下での臓器移植」の道を拓くべく，国会での妥協を重ねて成立したのが，本法であった。しかし，その努力が実らなかったことは，今や明白である。本法施行3年を超える現在に至っても，脳死移植例の総計は，他国であれば一ケ月内に実施される数にすら到達しえていない。その成果を別にしても，本法は見直しを予定した「暫定的立法」でしかなく，多くの不備を次のように露呈し

はしがき

ている。

　①提供者の生命保護の点で「死体移植」よりも遥かに緊要な「生体移植」については、臓器取引の点を除くと、何らの規定もない。②「脳死の判定基準」は「移植との関係」でのみ定められ、「脳死した者の身体」（6条2項）は「半ば生きており、半ば死んでいる」かのように解される余地を残している。③「脳死の判定手続」につき、本人の同意があり、かつ家族の拒否がないことを要件とする（6条3項）。しかし、死の判定は、本人の同意により左右されてよい事項でなく、まして家族の意思で決定されてはならない。他方、いわゆる「心臓死の判定」ないし「三徴候判定」つき、その過誤を防止するための規定も欠けている。④「臓器の提供」につき、本人の書面による同意が要件とされ、これも遺族が拒否しうる（6条1項）。それゆえ、死者の提供意思の尊重（2条1項）が充分に達成しえない。特に、書面化されずに終わる多数人の提供意思が、全て無効となり、その遺族等の代弁等により生かされる余地がない。また、意思能力ないし同意能力がないとされている者、例えば15歳未満の者が希望しても、その善意を実現しうる途がなく、小児への心臓移植の途も閉ざされている。⑤移植医療の過誤・濫用を防止するための各機関の権限分立・相互監視に関する組織・手続規定が完備されていない。例えば、脳死判定には移植に関与しない「二人以上の医師」の判断の一致が要件となるが（6条4項）、その「独立した判定」および「職務上の独立関係」までは担保されておらず、札幌医大事件での反省が生かされてはいない。また、「コーディネーター」につき明示規定もなく、職責の独立性も保障されていない。⑥臓器の配分基準、その公正実施を決定・監視する機関についての明文も欠いている。それゆえ、提供者の特定親族への臓器提供を許容して、臓器配分の公正・公平を害し、提供者への不正な力が生じかねない事例が現に生じている。⑦個人情報を保護しつつも必要な情報を開示して、移植医療の濫用防止とその国民の理解向上に資する制度にも不備がある。国民啓発のシステム構築を根本から見直す必要があろう。

　本書は、日本学術振興会から研究経費を受けて基盤研究（C）として平成12年・13年に実施された「臓器の移植に関する法律（平成9年）施

はしがき

行3年後の見直しの法的実践」(研究代表者・長井圓)の報告書に代えて,その成果の一端を収録したものである。すなわち,本研究は,これに先行する厚生科学研究費補助金「臓器技術臨床研究開発事業」および「免疫・アレルギー等研究事業(臓器移植部門)」の一つ「臓器移植の法的事項」(研究分担者・町野朔)に関する共同研究を継続しつつ発展させ,本法の「改正案」の基礎となりうる理論と資科の提供を意図した。さらに,本研究の業績が今後も公表されることにより,本法見直しの機運が盛り上がることを期待する。

　本研究会の発足以来,厚生労働省・医療関係者をはじめとして各位から多面にわたる温かな支援と教示を頂くことができた。また,研究事務の準備・遂行にあたり上智大学および神奈川大学の助手・院生・事務担当者には大変な負担をおかけした。さらに,本書の刊行は,上記基盤研究の経費一部を充当したものの,信山社出版編集部の渡辺左近および斉藤美代子氏の格別なる助成なしには実現しえなかったものである。各位の御尽力に対して厚く御礼を申し上げねばならない。

　　2004年4月20日

　　　　　　　　町野　朔（上智大学法学研究科教授）
　　　　　　　　長井　圓（横浜国立大学国際社会科学研究科教授）
　　　　　　　　山本輝之（名古屋大学大学院法学研究科教授）

目　次

はしがき

第1部　厚生科学研究報告書
　解　題
　　I　脳　死
　　　臓器移植の法的事項に関する研究(1)〔平成10年度報告書〕
　　　……………………………………………………町野朔…5

　　II　提供意思表示
　　　臓器移植の法的事項に関する研究(2)〔平成10年度報告書〕
　　　……………………………………………………山本輝之…13

　　III　小児臓器移植
　　　臓器移植の法的事項に関する研究(1)〔平成11年度報告書〕
　　　――特に「小児臓器移植」に向けての法改正のあり方――
　　　……………………………………………………町野朔…18

　　IV　脳死判定・あっせん業務
　　　臓器移植の法的事項に関する研究(4)〔平成11年度報告書〕
　　　――脳死・臓器移植4例における脳死判定・あっせん業務の
　　　検討――　………………………………………矢島基美…37

第2部　比　較　法
　解　題
　　I　韓　国
　　　1　臓器移植の法的事項に関する研究(3)〔平成11年度報告書〕
　　　　――韓国の臓器移植法の脳死の法的地位と死体臓器摘出
　　　　要件――……………………………………趙晟容…52
　　　2　韓国臓器移植法法文訳〔平成11年度報告書〕………趙晟容…70

II ドイツ

1. 日本とドイツの臓器移植法：比較と検討 ………長井圓…94
2. ドイツ臓器移植法について ………………………臼木豊…107
3. ドイツ臓器移植法法文訳〔平成11年度報告書〕 …長井圓…135

III フランス

1. 臓器移植の法的事項に関する研究(2)〔平成11年度報告書〕
   ——意思要件の見直しに向けてフランス臓器移植法との比較検討—— ……………………………近藤和哉…153
2. フランス臓器移植法抄訳等 ………………………近藤和哉…166

IV ドイツ臓器移植法に関する講演

1. ドイツの新臓器移植法（アルビン・エーザー）
   ………………………………〔長井圓・井田良共訳〕…173
2. 人の死はいつなのか？——移植法の基点となる脳死，臨床死および同意をめぐって——（ハンス・ルートヴィヒ・シュライバー） ………………〔長井圓・臼木豊共訳〕…199

第3部 論 争

解 題

I 刑法学会での報告

1. 臓器移植法をめぐる生命の法的保護——脳死一元論の立場から—— ……………………………………長井圓…218
2. 臓器提供権者と提供意思——意思表示方式と承諾意思——
   ………………………………………………………山本輝之…234
3. 検死と臓器移植——刑事手続と臓器摘出—— ……近藤和哉…240

II 生命の保護と脳死

1. 脳死説の再検討 ……………………………………井田良…249
2. 生命維持治療の限界と刑法 ………………………井田良…265

III 生命倫理と臓器移植

1. 「脳死・臓器移植法」の混迷 ………………………町野朔…288
2. 臓器移植法をめぐる論争 …………………………町野朔…291

目　次

  3　臓器移植法と脳死――法律的メモ書き――　………町野朔…298
  4　死者の自己決定権――法学と生命倫理学との対話は幻想か――
    ………………………………………………………町野朔…306
  5　臓器移植――生と死――　………………………………町野朔…312
  6　小児臓器移植――法と倫理――　………………………町野朔…325

第1部　厚生科学研究報告書

解　題

　一　1997年6月17日に，わが国ではじめての包括的な臓器移植立法である「臓器の移植に関する法律」（以下，「同法」または「臓器移植法」という）が成立し，同年10月16日から施行された。しかし，同法は，それまでの脳死・臓器移植に関する議論の集大成とは到底いえないものであり，しかもその成立を急ぐあまり，その立法過程において内容的に多大な妥協を重ねたため，その規定内容がわかりづらく，法理論的にさまざまな問題点を有している。また，同法自体も，その附則第2条において，「この法律による臓器の移植については，この法律の施行後三年を目途として，この法律の施行の状況を勘案し，その全般について検討が加えられ，その結果に基づいて必要な措置が講ぜられるべきものとする。」と定め，将来の改正の予定をみずから認めている。

　二　同法の立法を契機として，1997年から2000年までの間，厚生科学研究補助金「免疫・アレルギー等研究事業」（臓器移植部門）「臓器移植の社会資源整備に向けての研究」（主任研究者・北川定謙（財）食品薬品安全センター理事長（当事））による研究班が立ち上げられ，その分担研究の1つである「臓器移植の法的事項に関する研究」において，町野朔（上智大学法学部教授）を中心として研究協力者が参加する研究会（以下，研究会または臓器移植研究会という）を行ない，同法の内容上，運用上の問題点を指摘・検討し，近い将来における改正に向けて，さまざまな具体的提言を行なってきた。第1部に掲載した各論稿は，その研究成果である。

　三　臓器移植法は，臓器摘出の対象を「死体（脳死した者の身体を含む）」とした（6条1項）。これにより，「脳死」が「人の死」と認められたことになる。しかし，これに対しては，これは脳死を一般的に人の死と認めたわけではなく，臓器移植法が認めた範囲・手続においてのみ脳死を人の死と認めたにすぎないとする見解もある。また，同法は，脳死体からの臓器摘出のための脳死判定は，本人が承諾し，その家族が拒まないときにのみ実施できるとした（6条3項）。これについては，本人とその家族に脳死と心臓死との選択権を認めたものであるという解釈も可能である。Ⅰは，これらの規定に

解題

ついて合理的な解釈を示したうえで，その見直しにあたり考慮すべき事項を示したものである。

　四　臓器移植法は，脳死体からの臓器摘出の要件として，①脳死判定に従う意思と，②臓器を提供するという意思を死者本人が有していて，しかもそれらが「書面」により表示されていることが必要であるとしている（6条1項・3項）。1997年12月に，脳死状態になった者が所持していた意思表示カードの記載事項の一部に記入漏れがあったため，脳死状態での臓器摘出が見送られたという事件が発生した。Ⅱは，これを契機として，臓器摘出のための要件である死者本人の「書面」による意思表示の意義について検討したものである。

　五　このように，死者本人の承諾意思の表示を脳死状態での移植用臓器摘出の必須の要件としている臓器移植法の下では，有効な意思表示を行ないうる能力が欠如している小児から死後臓器を摘出することは不可能である。そのため，現在わが国では小児臓器移植は不可能となっている。Ⅲは，これを実現するための法改正を行なうべきか，行なうべきであるとしたらその内容としてどのようなものが考えられるかについて考察したものである。

　六　脳死下での臓器移植を行なうにあたっては，以上のような法律上の問題のほかに，情報公開のあり方，臓器提供者およびその家族のプライバシーの保護，脳死判定手続，レシピエントの選定など，多くの問題がある。Ⅳは，同法に基づいて実施された脳死下における臓器移植4例を題材として，これらの問題点について検討し，今後改善すべき点など具体的提言を行なったものである。

I 脳　死

臓器移植の法的事項に関する研究(1)

分担研究者：町野　朔　上智大学法学部教授
研究協力者：長井　圓　神奈川大学法学部教授
　　　　　：山本輝之　帝京大学法学部助教授
　　　　　：矢島基美　上智大学法学部助教授
　　　　　：近藤和哉　富山大学経済学部専任講師

> **研究要旨**　平成9年6月17日に成立し，同年10月16日に施行された「臓器の移植に関する法律」は，その附則第2条において，「この法律による臓器の移植については，この法律の施行後三年を目途として，この法律の施行の状況を勘案し，その全般について検討が加えられ，その結果に基づいて必要な措置が講ぜらるべきものとする。」と定めている。すなわち本法は，本法が近い将来の改正を予定した暫定的立法である旨をみずから認めている。その趣旨にしたがって，「死の概念・基準」および「死の判定基準」に関する本法の規定（6条）について，解釈上の問題点を考察し，法改正にあたり考慮すべき事項を示した。

第1部　厚生科学研究報告書

A. 研究目的（社会的合意と立法）

1. 脳死体からの移植用臓器の摘出に関する法律問題は，①死の概念に関するもの（脳死は「人の死」か，など）と，②死体からの臓器摘出要件に関するもの（死体からの臓器摘出はどのような要件で許されるか）という二つの実体要件と，それぞれに対する手続要件——③死をどのような基準と手続にしたがって判定するかという死の判定基準・手続，④摘出に必要な当事者の承諾を確認する手続——の4点に集約される。

これらの問題は，相互に区別されるべき独立の論点である。しかし，その解決については，医学的判断のみに委ねてはならず，いわゆる「社会的合意」が得られることが必要であると考えられている。これは，社会の人々が当該医学的概念の社会的合意を承認している（例えば，全脳死は人の死であることを認めること，あるいは遺族の承諾のみによって移植用臓器を摘出することが，正当であるとする）ことのほかに，医学的措置の社会的正当性を承認する（例えば，竹内基準にしたがった脳死判定を行うこと，あるいは，承諾は書面によらなければならないとすることが，正当であるとする）ことの両者に及んでいると考えられる。

もっとも，どのような状態の時に「社会的合意」の存在を肯定しうるかについては，未だ十分に明らかであるとはいえない。おそらくこれは，しばしば誤解されているような単純な多数決による承諾ではなく，社会内のconvention，少々大げさにいえば当該社会の文化，あるいは法律学で常套的なフレーズでは，「社会通念」に離反していないときに，社会的合意が存在するものと理解すべきであろう。

以上のように理解したとしても，ある社会で明確な社会的合意が存在しないこともあるし，仮に存在したとしても，それは固定的なものではなく変動することがある。「社会的合意」が現状固定の保守的思想の隠れ蓑になってはならない。臓器移植法が，人々の認識の明確化，あらたな合意の創出という「社会的合意の形成作業」をも含むプロセスであることは，「3年後の見直し」にあたっても，銘記されなければならないと思われる。

2. 以下では，「臓器の移植に関する法律」（平成9年法律第104号）（以下，「法」，あるいは「臓器移植法」という）6条の規定する「脳死」と「脳死判

定」が，いかなるものであり・その「見直し」が必要であるかについて，若干の検討を加えることにする．

　第6条　①医師は，死亡した者が生存中臓器を移植術に使用されるために提供する意思を書面により示している場合であって，その旨の告知を受けた遺族が当該臓器の摘出を拒まないとき又は遺族がないときは，この法律に基づき，移植術に使用されるための臓器を，死体（脳死した者の身体を含む．以下同じ．）から摘出することができる．
　②前項に規定する「脳死した者の身体」とは，その身体から移植術に使用されるための臓器が摘出されることになる者であって脳幹を含む全脳の機能が不可逆的に停止するに至ったと判定された者の身体をいう．
　③臓器の摘出に係る前項の判定は，当該者が第一項に規定する意思の表示に併せて前項による判定に従う意思を書面により表示している場合であって，その旨の告知を受けたその者の家族が当該判定を拒まないとき又は家族がいないときに限り，行うことができる．

B. 研 究 方 法
　本法に関する諸領域の問題につき，医学関係者・警察実務家・法学者等から意見と情報提供とを頂いた．これらも参考としながらも，主に本法ならびにその立法関係資料・脳死に関する諸文献の検討を通じて考察を加えた．

C. 研究結果（臓器移植法における脳死）
1．「脳死した者の身体」と「死体」
　(1)　6条1項は，「死体」には「脳死した者の身体を含む」としている．この法によって，「脳死」が「人の死」と認められたことになる．
　これに対して，脳死を一般的に人の死と認める社会的合意は存在するに至っていない．また，脳死判定の確実さにも問題が残っている．このように考える者は，本法は，本法が認めた範囲・手続においてのみに限定して，脳死を人の死と認めたにすぎない，それ以外の場合には脳死を人の死とされたわけではない，と主張することになる．
　すなわち，──「脳死した者の身体」という文言は，法的には権利主体た

る「人」(生者)の身体を意味するのが通例である。また，法律で「AにはBを含む」と定めるのは，当然にはそうではないから，このように規定するのであり，「死体（脳死した者の身体を含む。以下同じ。）」というのは「脳死」が人の「死」ではないことを前提とする。さらに，本条3項では，脳死判定を行う前提要件としての同意・拒否につき，1項の「遺族」に代えて「家族」の文言が用いられている点も，この解釈を裏付ける。移植用臓器摘出の脳死者は生者であるから，家族も存在するのである。──

(2) このような解釈は，「脳死」は「死」ではないが，「死につつある生」であるとし，脳死状態における臓器摘出は，脳死者本人の同意がある場合に限り，殺人罪の違法性が解除されるという，いわゆる「違法阻却論」に限りなく近づいたものだといえよう。

(3) しかし，末期状態にある人の生命の保護を差別・相対化する解釈は，「違法阻却論」と同様，憲法13条（個人の尊厳・生命の保護），14条（法の下の平等）に違反する。国会は明示的に違法阻却論を否定した。「移植手術のために必要なら，まだ生きているが死にそうな人を殺してその臓器を摘出してよい」とすることは許されないとする以上，「移植手術のために必要なら，死んだことにして，臓器を摘出してよい」とすることも許されない。

このように考えるなら，法は，脳死を人の死であるという前提に立ち，ただ，「脳死判定」だけを法の認める要件と手続においてのみ認めるとするものであろう。これが，考えられうる唯一の合憲的解釈であると思われる。このようにすることにより，本人あるいは家族の承諾なくして脳死判定を行い，臓器を摘出したときに殺人罪を認めなければならないという，不合理な結論も避けることができる。なお，「脳死した者の身体」という文言は，脳死者に対する遺族等の「死の受容」に配慮して「礼意」を示した表現であり，本条3項の「家族」は，その臓器提供者の意思表示が生前になされうることとの対応を示したものであろう。

(4) また，6条3項の要件を充足しない限り本法による脳死判定・臓器摘出を行うことは許容されない。しかし，以下の理由で，それ以外の脳死判定が医学の水準に則り適正に行われることまでも全面的に禁止されるものではない，と解すべきである。

第一に，法は，臓器摘出目的での脳死判定には濫用の危険が高いという理

由から，厳格な要件・手続を規定したのであるから，その目的で行われるものでない脳死判定まで規制すべき理由はない。第二に，脳死とその判定は，臓器移植を実施する便宜のために創造されたものではない。医師は，救命医療，生命維持の段階において刻々と変化する患者の症状を診断せざるをえないのであり，その診断は同時に脳死判定の領域に介入することを避けられない。医師は，脳死を防止するためにこそ，脳死に近接する諸症状の診断を欠かせないのである。その救命努力が奏功しなかった結果として脳死判定に至るのであって，脳死判定は，必ずしも死亡診断を目的として行われるものではない。治療に不可分な脳死判定も許されないとすることは，医師に適切な治療措置を許さないとすることにもなろう。

(5) 以下は，本法の合理的な解釈である。それが，法の文言から直ちに出てくるものではないことも，確かである。そうだとするなら，それは逆に法の規定に問題があり，その改正の必要があることを示すものである。

2．脳死判定と死の概念

(1) 前述したように，法は，ただ「死の判定の相対化」だけを許容したにすぎないのであり，本人・家族による「脳死と心臓死との選択権」を認めたものではない。

しかし，そうだとしても，本人・家族により脳死判定が拒否された結果，本人を死者として取り扱うことが排除されてしまう。したがって，生者あるいは死者としての扱いが，各個人に平等かつ客観的に行われなくなり，現実として「死の相対化」が生じることは否定できない。この点でも，将来の法改正が必要になる。しかし，ここでも，解釈によって，この不都合を除くことが試みられなければならない。

(2) 脳死判定が拒否されるなどして，移植用臓器の摘出が行われることのなかった場合であっても，事実としての脳死は存在するのであるから，その到来した時点が「人の死亡時刻」である。医師が治療過程で行った脳死診断の記録などによって，死亡時期が判断されることになる。

「ガイドライン」は，移植用臓器摘出のために脳死判定を行ったときには，2回目の確認時を死亡時刻として死亡診断書（医師法19条・20条）に記載することとしている。そうすると脳死判定を行わないときには，従来通り，心

臓死説あるいは「三微候説」にしたがった死亡時期を記載することになるのであろう。この場合には確認時以前が死亡時刻とされるときには，脳死判定の場合の死亡時刻（確認時）との間で異なる判定基準が死亡時刻について取られることになってしまう。

しかし，これは，あくまでも死亡診断書に記載されるべき死亡時期なのであり，相続の開始時期，刑法における死体損壊罪の成立時期，殺人罪，過失致死罪，傷害致死罪の成立時期などの「法的死亡時期」に直結するものではない。そもそも医師の作成した診断書または検案書は，死亡時期を判断するための一証拠資料でしかないのであり，法的拘束を有するものではない。このことは，それに誤りがありうることからも明らかである。これは，臓器移植法の解釈だけの問題ではなく，また，脳死だけの問題でもなく，死亡時期の確定すべてに共通の問題である。

D. 考　察

1. 死と自己決定

(1) それが死の概念そのものに関するにせよ，死の判定だけに関するものであるにせよ，本人に脳死判定拒否権を与えた臓器移植法には，自己決定権の射程距離に関する重大な問題が存在している。

法がこのようにしたのは，脳死者からの臓器摘出に対する国民の危惧を考慮したためである。国民の医師に対する不信感は，人の生命に関わるときには一層深刻である。自己決定による脳死判定の相対化も，このような危惧・不信を緩和する方策として導入されたのであり，これによって初めて本法が成立しえたことは，否定することができない。しかしそれは，極言すれば，「それでも自分は犠牲者になつてもいい」，と考える人についてだけ脳死臓器移植を行うことにする，ということであり，到底妥当とはいいがたいものであろう。

脳死臓器移植に関する国民の不信が正当なものであるのなら，それを行うことはおよそ許されないとしなければならないであろう。本人がいいというのなら，少々おかしくてもかまわないというのは，法律としてはとることのできない態度である。本法がこのような態度をとるものであるとはいえないであろう。

(2)　法は，自己決定権による解釈を，生死についての判断にまで導入した。既に述べたように，これは，本人に脳死と心臓死の選択権を認めたものではないし，まして死ぬ権利を認めたものではない。しかし，脳死判定の拒否権であるにせよ，客観的な社会的事実として存在すべき死―そしてこのことを説得力をもって主張したのがほかならぬ社会合意論であった―が，個人の処分権に委ねられてしまうという結果を生じさせてしまったという事実は，否定することができない。それゆえに問題が残されたのである。

2．脳死と心臓死

　脳死と心臓死との関係も，臓器移植法では不確定である。

　(1)　かつては，伝統的な三徴候による死の判定は脳死判定を含むものであり，脳死判定は三徴候判定の厳密化にすぎない，と考えられた時期があった。確かに，「瞳孔反射の喪失」は脳幹の一機能の喪失を意味するから，このようにいえなくはない。しかし，三徴候説は，循環機能，呼吸機能もともに喪失しなければ死を認めることはできないとするものであるから（この意味で，しばしば，三徴候説は心臓死説と同一視されるが，厳密にはそうではないことに注意する必要がある），全脳機能の不可逆的停止だけで死を認める脳死説とは明らかに異なる。脳死はやはり新しい死なのである。

　(2)　それでは脳死を人の死とするときには，心臓死は人の死ではなくなるのか。これについては，現在のところ脳死説のなかにも2種類の考え方がある。

　一つは「脳死一元論」と呼ばれるものである。すなわち脳は生命機能を統括する器官であるから，脳死は人の死である。心臓の不可逆的停止の後脳機能が停止したときにも，脳死のときに初めて人の死が存在する。心臓死の認定は脳死の時期を推認させる意義を持つにすぎない，とするものである。脳死臨調の最終報告書の多数意見がこの考え（脳死一元・現象二元論）をとったと理解される。

　いま一つは，脳死も心臓死も，脳―肺―心臓で構成される「生命の輪」(vital triangle) を切断するものとして，同等に，人の死である，とするものである。これによるなら，心臓死が脳死の前に到来したときには，その時点で人の死があることになる。アメリカの大統領委員会の報告書は，おそらく，

この立場をとるものであろう。脳死と心臓死を並列的に死とする多くの州法もこれを前提としている。

　この問題は，臓器移植法の解釈・運用・見直しを超える問題である。しかし，法律問題としては，いずれ態度決定が必要とされることになると思われる。

E. 結　論

　臓器移植法は，「脳死者からの臓器移植」の法的許容の立法を急ぐあまり，内容的な妥協をしたことから，未熟さを露呈してしまった。即ち，本法を適正かつ合憲的に解釈するだけでは必ずしも解決しえないため「見直し」を要する問題が，本法には残されている。そこで，今後の「移植医療の適正な実施」のための施策は，脳死判定の相対化ではなく，移植医療システムの透明化によって国民の信頼を高め，生体移植を含めて統合的に推進されるべきである。

F. 研　究　発　表

　近藤和哉「移植用臓器の法的規制――犯罪捜査との関係を中心に――」上智法学論集41巻2号43～68頁，1998。

（平成10年度報告書）

II 提供意思表示

臓器移植の法的事項に関する研究(2)

分担研究者：町野　朔　上智大学法学部教授
研究協力者：長井　圓　神奈川大学法学部教授
　　　　　：山本輝之　帝京大学法学部助教授
　　　　　：矢島基美　上智大学法学部助教授
　　　　　：近藤和哉　富山大学経済学部専任講師

> **研究要旨**　1997年12月に，脳死状態になった者が所持していた意思表示カードの記載事項の一部に「記入漏れ」があったため，脳死状態での臓器排出が見送られたという事件が発生した。そこで，「臓器の移植に関する法律」が，臓器摘出のために要件としている，死者本人の「書面」による意思表示の意義を考察した。

A. 研究目的

　1997年6月17日に成立し，同年10月16日に施行された「臓器の移植に関する法律」（以下，臓器移植法）6条は，①脳死判定に従う意思と，②臓器を提供するという意思を死者本人が有していて，しかもその2つの意思が「書面」により表示されていることを，脳死体からの臓器摘出の要件としている

（1項，3項）。現在，このような死者本人の意思を書面により明示する手段としては，一般的に「意思表示カード」が用いられているが，1997年12月に，脳死状態になった者が所持していたカードの記載事項のうち，脳死状態で提供する臓器名の箇所には〇印がついていたが，脳死判定に従うという意思を表示する番号の箇所に〇印がついていなかったため，脳死状態での臓器摘出が見送られたという事件が発生した。本報告書は，この事件を契機として，死者の意思表示の意義に関する法的考察を行った。

B. 研究方法

研究会における医学研究者，法学者の意見をも考察にしながら，本法，その立法関係資料，本事件を報道した新聞記事などの検討を通じて，考察を加えた。

C. 研究結果と考察

1. 意思表示カード記入漏れ事件

(1) 1997年民間病院に外来治療に来ていた，50代の男性が，脳出血で突然倒れ，脳死状態に陥った。彼は，日本移植学会が作成した臓器提供の意思を示す意思表示カード（旧バージョン）を所持しており，家族も病院側に脳死ですべての臓器の提供を申し出た。そこで，主治医は日本臓器移植ネットワークに連絡するとともに，臓器移植法のガイドラインで指定している提供施設である大学病院への搬送を検討したが，日本臓器移植ネットワークは，この男性のカードには，脳死で提供する臓器として，心臓，肝臓，肺，膵臓，腎臓のすべてに丸がつき，男性と家族の署名もあったが，脳死での提供意思を示す，「1脳死判定に従い，脳死後，臓器を提供する」という箇所に丸がついていなかったため，厚生省と協議したうえ，脳死での臓器提供に本人が同意していることの確認がとれないとして，それを見送った。

(2) たしかに，この場合，臓器提供の意思は，書面により表示されていたが，脳死判定に従うという意思については，明示的に書面により表示されていなかったとも考えられる。本事件に関して，「脳死からの移植を一点の曇りもないように進めるためには，カードが正確に記入されていなければならない」とした日本臓器移植ネットワークの見解も，理解できなくはない。

しかし，以下に述べる理由で，意思表示カードの一部に記載漏れがある場合であっても，その書面から本人がそれを有していたことが十分に推認できるならば，臓器移植法における臓器摘出の要件を充たしていると考えることができると思われる。

2．本人の書面による意思表示の意義
（1）現在，死者本人の意思を書面によって明示する手段としては，いわゆる「意思表示カード」が用いられている。しかし，臓器移植法の6条1項は，単に「書面による意思表示」と規定しているのであるから，本人の意思を証明しうる書面であればよいと考えられる。一般的に「意思表示カード」が用いられているのは，それが簡便に意思を表示することができるものであるからであり，それによらなければ法の要件を充たさないというわけではない。廃止された「角膜及び腎臓の移植に関する法律」の下では，遺書のような形で残されていた文書により本人の意思表示を認めた例があるといわれている。しかし，日記に書かれていただけでは足りないとも考えられていた時期もある。これは，おそらく，日記のように単に自己の心情を独白するものでは足りないとする趣旨であると思われる。臓器移植法の下においても，基本的に同じように考えるべきであろう。

臓器移植法が，死者本人の臓器提供意思の表示を，「書面」によることとしたのは，臓器摘出が問題となる時点で，彼の生前の意思を確認するための手段としてである。講学上の用語を用いれば，臓器移植法は，「修正された意思方向説」を前提としているということである。すなわち，違法阻却事由である「被害者の承諾意思」をいつ認めうるかについて，従来，法益の主体である被害者が，自己の法益に対する侵害の承諾意思を外部的に表示していること，民法的な意味での意思表示を要するとする意思表示説と，そのような承諾は，彼の内心に存在すれば足りるとする意思方向説との対立が存在した。この点については，後者の見解が基本的に妥当であるとされている。その理由は，被害者の承諾の違法阻却根拠は，法益の主体である被害者が承諾により自己の法益を放棄したため，その要保護性がなくなるということにあるのであるから，外部への表示の有無にかかわらず，被害者が内心において承諾していれば，違法阻却を認めてよいということにある。現在では，この

ような考え方を前提として，被害者本人が本当に承諾していたことを確認するための外部的な資料とあわせ考慮して被害者の承諾を認定する「修正された意思方向説」が有力となっている。そして，臓器移植法は，「被害者の承諾」とは異なるが，このような見解を前提として，臓器摘出の要件について，死者本人の臓器提供意思の存在を確認するための外部的資料として，「書面」を要求する立場を採用したものであると考えられる。したがって，意思表示カードの臓器提供の記載事項に記載漏れがあっても，そのカードの他の記載から，死者本人の臓器提供の意思の存在を推認することができるならば，その意思表示の存在を認めることができる。

(2) 脳死判定を受容する意思表示についても同様に考えるべきである。臓器移植法6条3項が臓器摘出のための脳死判定を本人の意思にかからしめたことの意義については，見解の対立がある。ひとつは，同条項は，脳死を一般的に人の死と認めたものではなく，死者本人が書面によって脳死判定を受容する意思を表示している場合にのみ，脳死を死としたものであるとする見解である。いまひとつの見解は，同条項は，脳死が一般的に人の死であるということを前提としたうえで，ただ，臓器摘出のための脳死判定に従うことを本人の書面による意思表示にかからしめたものであると解する立場である。前者の立場によるなら，意思表示カードの脳死判定に従う旨の記載は，まさに生と死を分けるものであるから，その判定は慎重にすべきであり，その箇所に記載がなされていない以上，そのカードの他の記載から，その意思の存在を推認するなどということは許されないということになるように思われる。これに対し，後者の立場によるなら，意思表示カードの脳死判定に従う旨の記載事項は，生か死かを決めるものではなく，単に臓器摘出のための脳死判定手続に従うか否かの意思表示であるにすぎないから，その箇所に記載漏れがある場合でも，そのカードの他の記載から，臓器摘出のための脳死判定に従う本人の意思を推認することができるならば，その旨の意思表示の存在を認めてもよい。

このような観点から，「意思表示カード記入漏れ事件」を考察すると，この事案の場合，脳死判定に従う旨の記載箇所である，1の番号に丸こそつけてはいなかったが，同じカードの，脳死で提供する臓器の欄の心臓，肝臓などに〇印がつけられており，これらを併せて当該カードを見るならば，彼が

脳死判定に従う意思を有していたことは十分推認することができたと思われる。

D. 結　論

本事件については，この病院が，厚生省のガイドラインで定められた脳死判定施設ではなかったということが，脳死段階での臓器摘出を断念した大きな理由であるとされており，本件カードが臓器移植法の要件を充たした「書面」というには疑いがあるという問題は二次的なものであったと思われるが，以上のように考えるなら，臓器提供意思の表示はもちろん，脳死判定を受け入れるという意思の表示の存在も肯定することができたように思われる。なお，本事件をひとつの契機として，厚生省・日本臓器移植ネットワークは，記載漏れを防止する工夫を施した「意思表示カード」を新たに開発し，現在では，この新バージョンが配布されている。

E. 研 究 発 表

なし。

(平成10年度報告書)

III 小児臓器移植

臓器移植の法的事項に関する研究(1)
―― 特に「小児臓器移植」に向けての法改正のあり方 ――

分担研究者：町野　朔　上智大学法学部教授
研究協力者：長井　圓　神奈川大学法学部教授
　　　　　：山本輝之　帝京大学法学部助教授
　　　　　：臼木　豊　小樽商科大学商学部助教授
　　　　　：近藤和哉　富山大学経済学部助教授
　　　　　：趙　晟容　上智大学法学部助手

研究要旨　小児への心臓死移植手術は，小さな心臓の提供を必要とするため，提供者も小児に限定されることになるが，書面によって生前に臓器提供の意思を表示することを臓器摘出の要件としている現行法の下では，小児には有効な意思表示をする能力が欠如しているため，事実上不可能である。これを可能にするために法改正を行うとしたら，A. 小児については親権者あるいは親権者であった者の承諾によって臓器を摘出しうるという特則を設ける，B. それが本人の意思に反していると認められないときには，遺族の承諾によって移植用臓器を摘出しうるというように現行法の原則を変更する，という二つの方向が考えられる。後者（B案）を選ぶときには，死亡した者が生存時に提供に関する反対意思を表示していた場合に，それが結果的に無視される事態にならないよう

に配慮することが必要である。また，提供者が未成年であるときに承諾を与える遺族としては，「親権者であった者」とすることが考えられる。

A．研究の目的
1．検討を要する点
　1997（平成9）年7月16日に公布された「臓器の移植に関する法律」（以下，「臓器移植法」という）の附則2条1項は，「この法律による臓器の移植については，この法律の施行後三年を目途として，この法律の施行の状況を勘案し，その全般について検討が加えられ，その結果に基づいて必要な措置が講ぜられるべきものとする」としている。本法が施行されたのは「公布の日から起算して三月を経過した日から」（附則1条）であるから，本（平成12）年10月16日がその「目途」の日ということになる。
　現在の臓器移植法には，検討を要する重大な点がかなり多く存在する。
　a［包括的移植法の可能性］　①　現行法は，死体からの臓器の摘出・移植だけを規定し，生体からの臓器（腎臓，肝臓，肺など）の「生体移植」については規定していない。これを現在のように「社会通念」の範囲内で，医学的判断と当事者の意思に任せるという慣行はそのままでいいのか，例えば近時のドイツ法，韓国法のように，生体からの臓器提供についても要件と手続を法律で厳格に規定する必要はないのかが，問題である。
　②　現行法はさらに，「心臓，肺，肝臓，腎臓，厚生省令で定める内臓［膵臓及び小腸とされている。規則1条］及び眼球」だけを法が規定する「臓器」としている（5条）。このようなカズイスティックなやりかたでいいのかも，問題である。臓器と組織とを区別せずに規定するのが，国際的には一般的であるといってよい。日本法も，臓器一般，さらには組織まで含めた立法にすべきではないかという問題である。
　b［公平・公正な移植の実現］　以上のように包括的な臓器移植法にするならば，さらに考えなければならないことが生じる。
　①　第一は，公平・公正な移植が以上のような多様な臓器・組織についても可能となるためには，現行のネットワーク・システムで十分か，臓器・組織あっせん業務に関する新たな法整備が必要ではないか，である。

② 第二は，臓器売買禁止のあり方である。現在は法・省令の規定する「臓器」だけが対象とされているが，臓器一般，組織にまで対象を包括的に広げるとなると，全体について売買，さらには商業的利用を禁止することになるであろう。現行法は，摘出，保存，移送などの「通常必要と認められるもの」以外は「対価」であるとしてその授受を禁止している。臓器・組織の無制限の商品化は認めるべきではないと思われるが，これからも，すべての臓器・組織について現行法の態度を貫くべきか，あっせんの営利性をすべて否定すべきかは，あるいは今一度問題にされることになるのかも知れない。

c ［脳死問題］　現行法における「脳死」の位置づけも再検討を必要としている。

現行法は，移植用臓器摘出のときだけに限って脳死を人の死であることを認めるような文言を用い，本人が脳死判定に承諾し「家族」がそれを拒まないときにだけ脳死判定をなしうるとしている（6条2項・3項）。さらに，心臓死体から眼球・腎臓を摘出するときには，当分の間遺族の承諾だけで足りるとしている（附則4条1項）。以上のことから，日本の臓器移植法は，脳死体からの臓器の摘出を可能にするために作られた「脳死・臓器移植法」であるということもできる。

脳死を他の死（心臓死）に対してこれほどまで相対化したことは，重大な倫理的問題を生じさせた。臓器移植が法的に許されるときには脳死が人の死となりえ，法の手続に従った脳死判定がなされたときだけ，いわゆる「法的脳死判定」がなされたときだけ脳死が存在するかのような現行法は，臓器移植の目的の存在によって脳死を人の死としてしまったのである。これは，法的レトリックに過ぎないとして済ましてしまうことのできないものであろう。医療の現場では，「法的脳死判定」でない「臨床的脳死判定」がなされたときには脳死が存在しないのか，移植の許されるとき，移植を目的としないときには脳死判定してはいけないのか，法的脳死判定の要件を満たさないときには脳死はないのか，などという疑問が噴出した。さらに，脳死体から臓器を摘出する医師は，自分たちは死体にメスを入れているのか，あるいは，本当は生きている人をこのようにして殺してしまうことが許されているに過ぎないのか，という倫理的ディレンマを感じさせるを得ないだろう。

2．小児臓器移植問題

　以上の問題も，法の見直しについての重要な論点である。しかし，今年度の本報告は，現在問題とされている「小児臓器移植」実現のための法改正をなすべきか，なすべきだとしたらその内容としてはいかなるものが考えられるかを中心的に問題とする。これは，本人の生前の書面による意思表示がなければ臓器の摘出を許さないという現行法6条1項の態度に由来する問題である。

B．研 究 方 法

　現行法の成立過程を検証し，患者団体，移植医療関係者の意見を聴取のうえ，研究協力者間で意見を交換した。さらに，ドイツ，フランス，韓国での調査をふまえ，国民の意識の問題についても検討した。

C．問題の背景（研究Ⅰ）

　小児臓器移植問題の背景は以下のようである。

1．旧中山案の修正

　1994（平成6）年に国会に提出された臓器移植法の「旧中山案」では，見直しまでの時間は5年であった。しかし，臓器提供の意思が生前に書面によって表示されること，すなわち本人の opt-in (contract-in) を移植用臓器摘出の必須の要件とし，1996（平成8）年に衆議院の厚生委員会に提出された修正案は，これを3年とし，それが現在の法に受け継がれたのである。同時に，この修正案は，本人の opt-in を臓器摘出の要件とすることにより，腎臓，眼球については「角膜及び腎臓の移植に関する法律」（角腎法）（昭和54年法律63号。臓器移植法の成立により廃止された。同法附則3条）より厳しくなることを慮って，これらについては，暫くの間，角腎法の原則に基本的に従うという経過規定を置くことも提案している。

　角腎法は，本人の臓器提供の意思表示がないときには，遺族が書面により承諾すれば（遺族の opt-in (contract-n) があれば），腎臓，眼球を提供しうるとし，旧中山案も基本的にはそれに従っていた。その態度を変更して，諸外国の臓器移植法にも例のないような方法で「死者の自己決定」を重視した法を作るならば，臓器の提供が困難になるであろうことは当然予測されてい

たことであった。また、このような法の下では、小児の心臓移植手術は不可能となるであろうことについても、そうであった。すなわち、本人の承諾意思の表示を臓器提供の必須の要件とする以上、有効な意思表示をなしうる能力の欠如している小児が死後にドナーとなることは不可能である。しかし、移植に用いられる心臓は、移植を受ける小児に適合した小さなサイズでなければならず、例外的な場合もありうるとしても、提供者も小児に事実上限られることになる。上記の修正提案を受けた臓器移植法は、腎臓、眼球の摘出に関しては「当分の間」遺族の承諾だけで摘出しうるとし、これは、基本的に現行法に受け継がれているが（附則4条）、これは、前に述べたように角腎法のときよりも摘出要件が厳しくなってはならないと考えたためであり、当然、心臓はこの経過措置の対象外であった。また、心臓死の下では移植可能な心臓を摘出することが不可能なのであるから、附則に心臓を追加したとしても問題の解決にはならない。

　以上の事情から、見直しを5年から3年に前倒した立案関係者は、移植用臓器摘出要件としての本人の「書面による承諾」の問題、心臓移植を中心とした小児臓器移植の問題を早期に再検討すべきであると考えていたことがわかる。

2．新中山案から現行法へ

　その後、「死体」に「脳死体を含む」とし、本人の書面による承諾を臓器摘出の要件とした新・中山案（平成9年）は、衆議院において、脳死を人の死としないで脳死体からの移植用臓器の摘出を認める、いわゆる違法阻却論に立脚する「金田案」を制して衆議院を通過したが、参議院において「関根案」により重大な修正を加えられた後、現在の姿における臓器移植法が成立した。それは、前述のように、移植用臓器の摘出のときに限って脳死を人の死とするかのような文言を採用し、本人が生前に脳死判定に承諾しかつ遺族もそれを拒まないときのみ脳死判定をなしうるとしたものであった。これによって、脳死問題は新たな局面を迎え、倫理的にはより深刻な検討課題となったのである。しかし、臓器の摘出について本人の書面による承諾を要件として臓器提供の可能性を大きく狭めてしまった以上、さらに脳死判定に本人の承諾を要件としたとしても、臓器移植の要件としては実質的には大きな意味を持つものではなかったともいえる。

III　小児臓器移植

D．小児臓器移植と法改正（研究Ⅱ）

もし小児の心臓移植を実施しようとするなら，法律改正が必要である。

臓器移植法も，同法の施行規則（省令）も，臓器提供に関して有効な意思表示をなし，脳死判定に有効に承諾しうる年齢については何も述べてはいない。「ガイドライン」（平成9年の保健医療局長通知）は，「臓器提供に係る意思表示の有効性について，年齢等により画一的に判断することは難しいと考えるが，民法上の遺言可能年齢等を参考として，法の運用に当たっては，十五歳以上の者の意思表示を有効なものとして取り扱うこと」としている。ガイドラインは，脳死判定への承諾意思の有効性についても同じことが妥当すると考えているようである。

ガイドラインは厚生省の行政指導に過ぎず，法的な拘束力があるわけではない。「十五歳」が低過ぎるのではないかという議論も，逆に高過ぎるのではないかという議論もありうる。しかし，いずれにせよ，子どもが心臓のドナーとはなりえないこと，小児心臓移植が現行法のもとでは不可能であることは確たる事実である。子どもたちの心臓移植手術は，現在では「渡航移植」によらざるをえないことになる。このような事態を打開し，小児の心臓移植に道を開くことを考えるならば法改正が必要となるのであり，ガイドラインの変更で対応しうる問題ではない。

E．意思表示の要件の緩和について（研究Ⅲ）

本人の臓器提供意思の表示という法の要件を緩和することによって，小児臓器移植を実現すべきだという見解も考えられる。

1．小児の意思表示についての特例

ひとつは，小児についても提供意思を表示していなければ臓器提供を認めるべきではない，小児についても臓器提供に関する自己決定権は保障されるべきだとしつつ，その意思表示は現行法の「書面による意思表示」である必要はないとするのである。具体的には，口頭によるものも含めて提供意思が何らかの形で表示されていれば十分だとすることになろう。

しかし，これによっても自然的な意味での意思表示もなしえない幼児は臓器提供の主体とはなりえないことになる。そのことを暫くおくとしても，何

故小児についてだけこのような簡便な意思表示で十分としうるのかは，不明である。また，例えば小学生児の意思表示を有効なものとすべきだとも思われない。意思表示形式と意思表示能力に関して大人について適用されている厳格な要件を，小児については適用しないとすることは，その厳格な要件を正当なものとする前提に立つ以上，明らかに憲法14条の保障する法の下の平等に反するものだと思われる。

　2．意思表示要件の一般的な緩和
　そこで，一般的に意思表示要件を緩和することにより，小児臓器移植を可能にする法改正も考えられる。それには，さらにふたつの方向がありうる。
　a ［書面性不要］　そのうちのひとつは，6条1項の文言から「書面により」を削除することにより，広く，口頭，録音，録画等による提供意思の表示をも認めるようにする法改正である。
　しかし，依然として有効な意思表示の存在は必要なのであるから，意思表示がなかったとき，口をきくことのできない幼児のときはもちろん，意思表示能力の欠如する子どもが提供意思を表示していたとしても，臓器の提供を認めることはできないことになる。
　b ［提供意思の推定］　いまひとつは，本人の提供意思が現実に表示されていなくとも，臓器の摘出が本人の意思に合致していると推定されるときには，臓器の摘出を認めることができるとするものである。実際には，このような意思の推定は遺族が行うことになろうから，本人が意思表示をしていないときには遺族の承諾によって臓器を摘出しうるとすることと同じ結果になることが多い。しかし，本人の推定的承諾が認められれば足りるのであるから，遺族がいないときにも摘出が許容され，さらには，遺族ではなく，死者と親密な関係にある者の供述によって摘出されることもあることになる。
　だが，「意思の推定」という考え方によるなら，自然的な意味での意思も存在しない幼児については，その推定をなしえないのではないかという疑問がある。

F．臓器提供者が年少者であるときの特則（研究Ⅳ）
　1．法改正の二つの方向

以上のようなことから，現在では，小児の心臓移植を可能にするために，二つの法改正の方向が考えられる。

一つは，小児・少年者からの臓器の摘出を可能にするために，誰かが彼に代わって臓器提供を承諾する意思を表示することを認める特則を設けるという方法である（A案）。いま一つは，死者本人の臓器提供に承諾する意思表示がなければ許されないとする現行法の立場を修正することによって，子どもにも大人にも平等に移植医療を可能とする方向をとることである（B案）。

ここでは，まずA案の可能性を検討する。

2．親権者（であった者）の承諾

A案の場合，小児に代わって臓器の提供に同意する人としては，その親権者が考えられることになる。これにも，(a)小児の生前に，その親権者が，彼のために書面によって死後の臓器提供の意思表示をすることを認める，(b)小児の死後に，その親権者であった者が，書面によって彼の臓器提供の意思表示を行うことを認める，(c)その両者とも認める，という法改正が考えられる。いずれも，現行法6条1項の後に特則として2項を加えるという形をとることになる。

[A—a案]

　　第6条②　当該者が死亡したときに十五歳に満たなかった場合において，その者の生存中にその親権者が当該者の臓器を提供する意思を書面により表示していた場合においても，前項と同様である。

[A—b案]

　　第6条②　医師は，死亡した者が十五歳に満たなかった場合において，その者の親権者であった者が当該者の臓器を提供する意思を書面により表示したときには，移植術に使用されるための臓器を死体から摘出することができる。

[A—c案]

　　第6条②　医師は，死亡した者が十五歳に満たなかった場合において，その者の生存中にその親権者が当該者の臓器を提供する意思を書面により表示していた場合，又はその者の親権者であった者が当該者の臓器を提供する意思を書面により表示した場合には，移植術に使用されるための臓器

を死体から摘出することができる。

　これは，現行法の枠組を大きく動かすことなく，年少者の死体から臓器摘出を可能にすることであり，法改正としては実現性が高いと考える向きもあろう。また，これまで厚生省と移植医療の人々は，本人の opt-in を要件とする厳格な現行法の態度を前提にしつつ，移植医療を推進するために意思表示カードの普及に努めてきた。以上のような特則を設ける法改正は，このような努力との整合性を維持する方策であるとも考えられるのである。

3．親権者（であった者）の権利

　しかし，このような法律は妥当でないように思われる。

　a［自己決定権の代行］　　本人が死後にその臓器を提供する意思を表示していないときには臓器の提供を認めないという現行法の基本原則に固執する以上，A—a案，あるいはA—c案前段のいう親権者の承諾はその子の意思そのものであり，子の意思決定の代行であるということにならざるをえない。しかし，年少者である子が現実にそのような意思決定をしていない以上，これは擬制に過ぎない。本来，自己決定権は本人に一身専属的に帰属するものだからである。

　b［親権者の権利］　　親権者に，その子の意思決定の代行としてではなく，子が生きているときに，その死後にその臓器を移植のために提供する意思表示を行う固有の権限を認めることも困難である。それは，民法（820条）の認める「子の監護及び教育」という親権者の権利・義務には含まれない。それでも以上のような法律を作るということになると，民法の基本原則を修正することを覚悟しなければならない。

　c［親権者であった者と遺族］　　A—b案，あるいはA—c案後段のように，子の死後に親が臓器の提供に承諾することを認めることには，さらに困難が伴う。親権は子が存在する限り存在するが，子が死亡したときには存在しない。「親権者であった者」は親権者ではない。彼は，子の遺族としての権限を有するのみである。そうすると，子の死後にその親権者であった者が臓器の提供を承諾しうるとすることは，本人の表示の反対がない場合には遺族の承諾によって臓器を提供しるとする，旧中山案，後に述べるB案と似たものとなっている。しかし，未成年者一般ではなく，死亡した者が臓器提

供意思能力のないとされる15歳未満であるときに限られていること，承諾する遺族も，親権者であった者に限られている点で，これと異なっている。

おそらくは，親権者であった者の承諾を死亡した年少者の意思表示の代行と考えているA—b案，あるいはA—c案後段は，後に述べるように（G2.c），彼は遺族の中でも最も死亡した者に近しかった者であるからその固有の承諾権を尊重しなければならないと考えることにより，B案の中で適切に位置づけられるであろう。

d［実際性］　実際問題として，自分の子どもが生きているときに，その死後に臓器を提供するという文書を作る親が多いとは思わない。A—1案，A—c案前段は，非現実的であるといわざるをえない。

4．便宜主義的法改正

以上のように，臓器提供者が年少者であるときについて特則を設けるという法改正は，理論的にも，実際的にも大きな問題を含むものである。それにもかかわらずこのような法改正を行うとするなら，それはかなり便宜的な法律を作るということである。提供意思を有効に表示しえない者としては，小児以外にも重篤な精神障害者などが存在する。これらの者についてはこのような特則を設けることなど考えていないところにも，小児移植だけを目的とした便宜主義的な性格が現れている。新たな法改正は安易な妥協に走らず，public acceptance を得られるものであるべきであろう。

G．死者の自己決定権の意義（考察Ⅰ）

1．本人の opt-in（contract-in）から遺族の opt-in（contract-in）へ

第二の法改正の方向は，本人の書面による承諾を要件とする現行法を修正して，本人が反対の意思を表示していないときには遺族の書面の提供を受けるとすることである。これは例えば以下のように現在の6条1項を変えることである。

［B案］

　　第6条①　医師は，死亡した者が生存中に臓器を移植術に使用されるために提供する意思を書面により表示している場合であって，その旨の告知を受けた遺族が当該臓器の摘出を拒まないとき，若しくは遺族がいないと

き，又は死亡した者が当該意思がないことを表示している場合以外の場合であって，遺族が移植術に使用されるための臓器の摘出を書面により承諾したときには，移植術に使用されるための臓器を，死体（脳死体を含む。以下同じ。）から摘出することができる。

　もともと旧中山案は，本人が生前の意思表示によって臓器摘出に反対していたのでないときには，遺族の承諾によって臓器の摘出が可能であるとしていた。それが1955年6月24日に衆議院厚生委員会に提出された修正提案以来，生前の本人の書面による承諾がなければ臓器を摘出しえないとすべきであるとされたことは既に触れた。子どもの心臓移植を事実上不可能とするこの修正案は，移植を待っている心臓病の子どもの家族を落胆させたのである。B案は，この点では旧中山案に戻るべきだとするものである。

　もし「小児臓器移植」を可能にするための法改正がなされるべきだとするなら，それはB案の方向でなされるべきだと思われる。その理由については既に昨年度の報告で「臓器移植の法的事項に関する研究―現行法の3年目の見直しに向けての提言―」として述べたところであるが，以下，これを補足するかたちで，若干検討する。

2．死者の自己決定権の意味

　最大の思想的問題は，死者の自己決定権との関係である。

　a［日本人の国民性］　自分が承諾していないのに，死後に臓器を摘出されるのは嫌だという認識を持つ人はいるであろう。既に見たように，新・中山案は，そのような感情に配慮して，本人がイエスといっていなければ臓器の摘出を認めないことにした。それには，善意の贈り物を無駄にすることは許されない，その範囲では臓器移植を是認していいという考え方もあったものと思われる。諸外国では，本人の承諾がない場合に，遺族の意思に従うなどしてその臓器を摘出しても，死者本人の自己決定権の侵害であるとは考えられていないのに対して，日本の国会はそうなると考えたということだともいえる。これは日本人の国民性に合致した政策決定であり，諸外国と異なっているのは当然だという見解もある。

　しかし，生前に積極的に臓器提供の意思を表示していない以上は死後にも臓器を提供しないという意思があったとみるべきなのが日本人であって，提

供しないことを表明していない以上は死後の臓器提供は本人の意向に沿うものであるとみるべきなのが外国人である，というものではないと思われる。もし日本人はこのような人種で，法律もそれを前提にしなければならないというのなら，遺族の承諾を得て眼球・角膜を心臓死体から摘出することを認めていた角腎法が成立しえ，さらには，臓器移植に取って代わられるまでの20年近くにもわたって国民の支持を獲得し続けられた理由を説明できない。さらに，このような前提に立ったときには，前述の経過規定（附則4条1項）も不当であって，廃止しなければならないということになろう。

b［人間の問題］　問題は法がいかなる人間像を前提にするかである。日本の臓器移植法は，本人が生前に死後に自分の臓器を提供することを申し出ていない以上，彼はそれを提供せず墓の中に持っていくつもりなのだ，と考えていることになろう。そうであるからこそ，本人が何もいっていないのに臓器を摘出するのは彼（死者）の自己決定権に反するのだ，と考えるのである。しかし我々が，およそ人間は，見も知らない他人に対しても善意を示す資質を持っている存在であることを前提にするなら，次のようにいうことになろう。——たとえ死後に臓器を提供する意思を現実に表示していなくとも，我々はそのように行動する本性を有している存在である。もちろん，反対の意思を表示することによって，自分は自分の身体をそのようなものとは考えないとしていたときには，その意思は尊重されなければならない。しかしそのような反対の意思が表示されていない以上，臓器を摘出することは本人の自己決定に沿うものである。いいかえるならば，我々は，死後の臓器提供へと自己決定している存在なのである。

多くの国が，本人の明示の承諾がなくても摘出できるとしているのは，このような人間観に立っているからであろう。これらの国が，死者の自己決定権を軽視していて，日本の現在の臓器移植法だけがこれを重視している，というのではないと思われる。

c［未成年者と遺族の権利］　臓器の摘出に承諾を与え，あるいは拒否する遺族の権利の性質については不明確なものがある。遺族が本人の生前の承諾があるときに摘出を拒まない，そして，本報告の提案のように本人の明示の拒絶のないときには摘出に承諾を与えることを認めるときには，彼（ら）は，本人が上記のような反対意思を持っていなかったことを確認し伝達する

権限を行使しているものと見ることができる。この限りでは、遺族の同意を本人の意思の推定（忖度）と理解することは可能である。しかし、現行法2条1項が本人の提供意思の尊重を要請しているにもかかわらず、遺族は、本人が承諾しているときでも臓器の提供を拒絶することができる。本人が同意・拒絶の意思を表示していないときには、本報告の提案においても遺族は提供を拒絶することができることになる。この面では、遺族には、本人の権利に直接由来するものでない、固有の権利を持つということである。

わが国の臓器移植法は、諸外国のそれのように、例えば「1．配偶者、2．子、3．親、4．兄弟」のように、承諾権者の順位を定めることなく、承諾を与えるべき者を単に「遺族」とし、ガイドライン（第2第1項）は、原則として「配偶者、子、父母、孫、祖父祖母及び同居の親族」すべての者の承諾を得るべきものとしている。そして、「喪主又は祭祀主催者となるべき者」が遺族の総意を取りまとめるべきだとされている。しかし、上記のような遺族の権利の性質からするならば、少なくとも提供者が死亡した未成年者であるときには、このような集団的な権利の行使ではなく、未成年者と最も近い精神的関係にある親権者に許諾の権利を与えるのが適切ではないかとも思われる。韓国の臓器移植法が、16歳未満の者が死亡し提供者となるときは、その父母の承諾がなければ摘出を認めないとしているのは、このことを考慮したためである。本人の許否の意思表示がない場合には臓器の提供を認め、家族の権利を認めないフランス法も、死者が未成年者または意思能力のない成人である場合について、親権者等の文書による同意を要件としている。これは、未成年者等の権利を守るためであるとされているが、日本においても、未成年者の態度を体現し、親としての立場で決定する権限は親権者にのみ留保することが好ましいと考えられる。

　　第6条② 前項後段の場合において死亡した者が未成年者であるときには、移植術に使用されるための臓器の摘出を書面により承諾する遺族は、その者の親権者であった者とする。

　注意すべきことは第1に、上記の規定は、「A―b案」とは異なり、親権者であった者に未成年者に代わって臓器提供の意思表示をすることを認めたものではなく、提供者が死者である未成年者であるときには、固有の権利によって提供に承諾しうる遺族の範囲を親権者に限定したものである、という

ことである。いいかえるなら、「未成年者に関する特則」ではなく、「遺族に関する特則」である。第2に、一律に未成年者を対象とし、15歳などの年齢によって未成年者を区分することはしないということである。これは、本人の意思決定権の存否の問題ではないことによる。第3に、このような規定の下では、親権者であった者が存在しないときには、臓器の摘出は認められないということである。

　この規定を設けなくとも実際にはこのような運用になると思われる、この規定によって親権の概念に混乱が生じる可能性も否定できない、未成年者の場合にだけこのようにする根拠はない、などを理由として、消極的な意見も主張された。

　3．本人の拒否権の尊重
　a［拒絶意思の有効性］　　本人が臓器を提供しない意思を表明していたときには、その意思は尊重されなければならない。廃止された角腎法3条3項は、この場合でも遺族が承諾すれば腎臓・眼球の摘出を可能とするものであったと解されるが、現在ではこのような考え方を支持する者はいない。

　［B案］6条1項は、「死亡した者が当該意思がないことを表示している場合」には、遺族の承諾があっても臓器の摘出を認めないこととしているが、その場合の反対意思表示は書面によることを要しない趣旨である。これは、旧中山案も同様であった。

　拒絶意思が表示されたときの意思能力は、低いもので足りる。フランスの臓器移植法は13歳以上の者に拒否登録を認めているが、かなりの年少者、例えば6歳位の子どもが拒絶意思を口頭で表示していた場合であっても、その意思は尊重されなければならないと思われる。この趣旨を明確にするために、2条を次のようにすることが考えられる。

（基本的理念）
　第2条①　死亡した者が生存中に有していた自己の臓器の移植術に使用されるための提供に関する諾否の意思は、尊重されなければならない。未成年者が提供の意思がないことを表明していた場合にも、その意思は尊重されなければならない。
　②　移植術に使用されるための臓器の提供は、任意にされたものでなけれ

ばならない。
　これに対しては，このような規定を設けなくても，遺族が本人の心情に配慮して摘出を認めないであろうから問題はない，逆に，これによって，乳幼児の意思などについても尊重しなければならなくなるのかというような問題が生じる，などとして，その新設を不要とする見解もあった。
　b ［拒絶意思の確認］　ドイツ法は，本人（死者）の臓器提供に関する書面により意思表示がないときには，摘出医師は，本人の最近親者に彼の意思を問い合わせるべきこととし，最近親者がそれを知らないときに初めて，彼の承諾によって臓器を摘出しうるとしている。フランス法も，医師に家族の証言を収集する義務を負わせている。わが国でも，本人の拒絶意思の存在が看過されてしまうことを回避するために，次のような規定を置くことが考えられる。
　　第6条③　第1項の場合において，死亡した者の臓器提供の許容に関する意思は，遺族に確認されなければならない。
　これに対しては，以上の提案の趣旨は既に実際にコーディネイタによって実践されているところであり，あえて法に規定する必要はないのではないか，という意見もあった。

4．意思表示カードの普及について

　法律が本人の opt-in を移植用臓器摘出の絶対的要件としないとしたとしても，意思表示カード普及の努力が続けられなければならない。
　上述のように，本人の opt-in がないときに臓器の摘出が許されるのは，それが本人の自己決定に反しないものであるからである。そして，意思表示カードによって臓器提供の意思が積極的に表示されているときには，それが死者の現実の意思にも沿うものであるという保障を与えるものとなり，当該移植に携わる人々にさらに勇気を与えるものとなる。また，意思表示カードを普及させ，反対の意思表示の機会を人々に提供することは，望ましいことである。
　意思表示カードを普及させることは，臓器移植に関する人々の関心と理解を，深めるものである。人々が意思表示カードを手にして opt-in/opt-out を考えるときは，生と死，臓器医療を自己のものとして深く考えるのである。

意思表示カードを普及させてきた関係者は，さらに一層の努力を続けなければならないと思われる。

B案のようなものが諸外国の法律であるが，そこでも登録への呼びかけ，意思表示カード普及の努力が続けられているのは，以上のような事情があるからである。

H. 日本における脳死・臓器移植問題（考察 II）

「小児臓器移植」が不可能になっていることは，脳死・臓器移植について，さらには臓器移植一般について消極的な世論に基づいた臓器移植法の態度に基本的に由来している。3年間の研究を締めくくるに当たって，この問題を考察しておくことは必要であると思われる。

1．医療不信について

世界に例を見ないほど厳格な，本人の書面による承諾がなければ死後にその臓器を摘出しえないとする日本の臓器移植法の背後には，脳死に対する懐疑的な世論，自己の身体を提供することに対する消極的な人々の存在，そして，脳死判定を行い，臓器を摘出し，臓器移植を実行する医師の権限行使に対する不信感があると思われる。これらの問題はさらに議論を必要とするであろう。特に医療不信は，脳死・臓器移植問題の「通奏低音」のように人々の心の中に流れているかのようである。

しかし，このような懸念があるからといって，現在の法律の要件を維持すべきであるということにはならない。脳死が人の死であるといえないのなら，むしろ心臓移植は行うべきではないのである。脳死判定の基準・手続に問題があるのなら，それは変えなければならない。医師が権限を濫用するというのなら，それを防ぐために適切な事前措置をとるべきである。医療不信があるならその原因を除く，あるいは何が不当な行為であるかを明らかにして，医師が不当な行為を行ったなら断固たる措置をとる，必要なら処罰もいとわない，とするのが筋道である。医師が，移植用臓器の摘出のために，ドナーの救命に十分な努力を尽くさなかったなら，そのことを非難すべきである。以上のことをせずに，なるべく臓器移植をさせないようにする，というのは筋違いであるように思われる。

2．臓器移植に対する反感について

　臓器移植全体についてのネガティヴな態度が，日本の臓器移植法の死者の自己決定権に関する規定の背後にあることもある。医療不信が第一の「通奏低音」だとすると，これは第二のそれだということもいえる。これも，さらに二つの問題に由来している。

　a「臓器の法的性格」　第一にそれは，身体・臓器の法的性格に関する。例えば，次のような考え方が主張される。――およそ，個人の身体，臓器は公共のものではない，きわめて個人的な人格権の対象なのである。心臓も腎臓も，例えていえば，愛用していた眼鏡，万年筆，ステッキ，あるいは初恋の人の思い出と同じように棺の中に持っていくのがむしろ通常なのである。そのことを認めることと，人間の連帯性，博愛主義とは何の関係もない。自分の人格がしみ込んだものでも人に贈りたいという人が存在しうることは否定できないが，それは例外に過ぎない。――そしてこれは，本人の積極的な承諾がないときにも臓器提供を一般的に認めることは，臓器を物と同じに見ることである，公用徴収を認めることである，という臓器移植に対する漠然とした反発に至る。

　たしかに，個人の身体，臓器は単なる財産権の対象ではない。それは売買を禁止された論理的意味を持った人格権の対象と考えなければならない。しかし，そうだからといって，臓器移植を認めることは，臓器を物としてしまうことだ，ということではない。また，自分の死後に同胞のためにそれを用いることは一般的に予定されてはいない，ということでもない。むしろ，自分が苦労して手に入れ，心から愛してきた「ゴッホのひまわり」であるからこそ，死後には子孫に残したい，あるいはほかの人々の心に返したいと思うのが通例で，棺桶の中に入れて自分の死体と一緒に焼いてもらいたい，誰の目にも触れさせたくないと思うのは異例なのではないだろうか。遺言によってそれを美術館に寄贈するという行為は，臓器を通常の財産と見るとは正反対の心情である。そして，日本人は，臓器に関してアメリカや韓国の人とは違う見方をしているとは思われない。

　b［日本人の遺体感］　第二は，日本人の遺体感に関する。日本人は遺体を大切にする，だから日本人には臓器移植はなじまないのだ，という古くからの考えである。しかし，外国人が遺体を大切にしないわけではない。外

国人は遺体を土葬にし，焼葬にする日本人のやり方になじまないのものを感じるという。しかし，その物理的存続よりも，愛する人の臓器が人の役に立つことを優先させることが遺体を大切にすることだと思うが故に，臓器移植により積極的である。問題は大切にする仕方であるということであろう。そして，この点においても，日本人が臓器について外国人とそれほど違う考え方をしているとも思われない。

3．日本人の国民性

現在の臓器移植法は日本人の国民性に合致した法律であるから，その改正の試みなどは到底許されない，という人もいる。しかし，以上に見たようにそのようなことはない。我々は，脳死と臓器移植は生と死に関する重大な問題であるからこそ，冷静に考えなければならないのである。日本文化固有論，日本人の国民性の議論だけで，問題解決の途が閉ざされてはならない。

I．法改正案（結論）

昨年度の報告で提案したところも含めて，以上の研究と考察の結果，死者の生前の意思表示の尊重を明示した2条1項の修正案をも含めて，次のような臓器移植法改正法が妥当であるとの結論を得た。しかし，我々の研究会内部でもまだ十分に合意のみられていない部分もある。これらの諸点，また一致をみている点，すなわち，脳死概念と脳死判定とを分離すべきだとすること，本人の反対意思表示がないときに臓器の提供を認めるべきだとすることについても，なお，議論が続けられなければならない。

（基本的理念）

第2条①　死亡した者が生存中に有していた自己の臓器の移植術に使用されるための提供に関する諾否の意思は，尊重されなければならない。未成年者が提供の意思がないことを表明していた場合にも，その意思は尊重されなければならない。

②　移植術に使用されるための臓器の提供は，任意にされたものでなければならない。

（臓器の摘出）

第6条①　医師は，死亡した者が生存中に臓器を移植術に使用されるた

めに提供する意思を書面により表示している場合であって，その旨の告知を受けた遺族が当該臓器の摘出を拒まないとき，若しくは遺族がいないとき，又は死亡した者が当該意思がないことを表示している場合以外の場合であって，遺族が移植術に使用されるための臓器の摘出を書面により承諾したときには，移植術に使用されるための臓器を，死体（脳死体を含む。以下同じ。）から摘出することができる。

② 前項後段の場合において死亡した者が未成年者であるときには，移植術に使用されるための臓器の摘出を書面により承諾する遺族は，その者の親権者であった者とする。

③ 第一項の場合において，死亡した者の臓器提供の許否に関する意思は，遺族に確認されなければならない。

④ 第一項にいう「脳死体」とは，脳幹を含む全脳の機能が不可逆的に停止するに至った状態（以下，本法において「脳死」という。）にある死体をいう。

⑤ 臓器の摘出に係る脳死の判定は，これを的確に行うために必要な知識及び経験を有する二人以上の医師（当該判定がなされた場合に当該脳死体から臓器を摘出し，又は当該臓器を使用した移植術をおこなうこととなる医師を除く。）の一般に認められている医学的知見に基づき厚生省令で定めるところにより行う判断の一致によって，行われるものとする。

⑥〈「第二項の判定」が「第四項の判定」となるほかは，現⑤のまま〉

⑦〈「第二項の判定」が「第四項の判定」となるほかは，現⑥のまま〉

J. 文　献

1．アルビン・エーザー「ドイツの新臓器移植法」(上)・(下)『ジュリスト』1138号（1998年）87頁・1140号（同年）125頁．

2．ハンス＝ルードヴィッヒ・シュライバー「人の死はいつなのか？―移植法の基点となる脳死，臨床死および同意をめぐって」『法律時報』71巻（1999年）11号72頁．

(平成11年度報告書)

IV 脳死判定・あっせん業務

臓器移植の法的事項に関する研究(4)
―― 脳死・臓器移植 4 例における脳死判定・あっせん業務の検討 ――

分担研究者：町野　朔　　上智大学法学部教授
研究協力者：長井　圓　　神奈川大学法学部教授
　　　　　　山本輝之　　帝京大学法学部助教授
　　　　　　矢島基美　　上智大学法学部教授
　　　　　　臼木　豊　　小樽商科大学商学部助教授
　　　　　　近藤和哉　　富山大学経済学部助教授
　　　　　　趙　晟容　　上智大学法学部助手

> **研究要旨**　臓器移植法に基づいて実施された 4 例の脳死下における臓器移植について検討を加え、そこでの問題点を指摘しつつ、今後の望ましいあり方を探った。

A. 研究目的

1997年 7 月、臓器の移植に関する法律（いわゆる臓器移植法。以下では、移植法という）が制定され（同年10月施行）、わが国においても脳死下における臓器移植に途が開かれた。しかし、実際の移植例はなかなか生じず、その理由として、移植法が脳死判定および臓器提供について本人の書面による意思表示を要件としたこと（6 条）、「臓器の移植に関する法律の運用に関する指

針(ガイドライン)」(以下では，ガイドラインという)によって臓器提供施設が限定されたこと(第3)を指摘する向きが多かった。このため，厚生省および(社)日本臓器移植ネットワーク(以下では，移植ネットという)を中心にして，意思表示カードの広汎な配布，シール版や英語版の作成など，国民各層への普及を行う一方で，1998年6月，厚生省は臓器提供施設の指定を当初の96施設から約4倍に拡大するところとなった。

移植法施行後約1年5ケ月にあたる1999年2月28日，高知赤十字病院で最初の臓器提供者(以下では，ドナーという)があらわれ，最初の脳死下における臓器移植が行われた(心臓，肝臓，腎臓および角膜を計6人の待機患者に。以下では，第1例という)。その後，5月12日，慶応義塾大学病院(以下では，第2例という)，6月13日，宮城・古川市立病院(以下では，第3例という)，さらに，6月24日，大阪府立千里救命救急センター(以下では，第4例という)で臓器提供者があらわれ，併せて10人の待機患者に心臓，肝臓および腎臓の移植が行われることとなった(その後9ケ月間実施例がないまま推移し，2000年3月29日に第5例が報じられている)。

もともと脳死下における臓器移植に対しては，関係者の強い要望と熱い期待が寄せられており，厚生省，関係医療機関，移植ネット，さらには，マス・メディアとしては，それぞれに想定しうる事態を視野に入れた対応策を検討しておくべきであったし，また，そのための十分な準備期間があったはずである。とりわけ厚生省においては，最初の実施例は「一点の曇りもない移植」，「ガラス張りのフェアな臓器移植」を実現することを強く企図していた。にもかかわらず，情報の公開，ドナーおよびその家族のプライバシー保護，脳死判定，さらには，レシピエントの選定など，多くの点で問題を残すところとなった。

わが国においては，脳死下における臓器移植がなおその緒についたばかりである。しかし，むしろ，その緒にあるからこそ，これまでの4例を踏まえ，その問題点を検討することは必要不可欠であろう。はたして，問題を残すところとなった要因は何か。また，今後採られるべき方途は何か。本研究においては，以上のような観点から，これを論究しようとするものである。

B. 研究方法

主として，公衆衛生審議会疾病対策部会臓器移植専門委員会（脳死判定等に係る医学的評価に関する作業班および日本臓器移植ネットワークのあっせん業務に係る評価に関する作業班）による「臓器移植法に基づく脳死下での臓器移植事例に係る検証に関する中間報告」（1999年6月29日）および「臓器移植法に基づく脳死下での臓器提供事例に係る検証に関する最終報告書」（同年10月27日），新聞記事，雑誌論文あるいは単著によって公刊された関係資料などを参酌するとともに，移植医療にかかわる医療関係者，移植ネットのコーディネーターから意見を聴取した。

C．研究と考察
1．情報の公開とプライバシー保護について
　脳死下における臓器移植において，その透明性を確保すること，したがって，情報を広く公開することは必要不可欠であるといってよい。その一方で，とりわけドナー（となりうる者）およびその家族のプライバシーを保護し，家族が静穏な環境のなかで臓器提供にかかる諾否について意思決定するとともに，最後の別れの時間を得ることが最大限確保される必要がある。本来，これらの要請は，十分に配慮されなければならないはずのものでありながら，法律制定の段階から，あまり意識されることはなかった。わずかに，移植法は，脳死判定—臓器摘出—臓器移植にかかる記録の作成・保存を医師等に義務づけるとともに，遺族その他一定の関係者に対して保存記録の閲覧を認め（10条），他方で，業として臓器のあっせんに従事する者に対して，職務上の守秘義務を課し（13条。医師等についても，同様の守秘義務について，然るべき法条の適用がある），ガイドライン第11の3で，「移植医療関係者が個人情報そのものの保護に努めることは当然のことであるが，移植医療の性格にかんがみ，臓器提供者に関する情報と移植患者に関する情報が相互に伝わることのないよう，細心の注意を払うこと」旨，言及するにとどまる。
　このような態度の背景には，移植医療に寄せられてきた密室性の批判に対しては，脳死下における臓器提供の書面による意思表示（脳死判定および臓器提供について本人および家族の），脳死判定以降の一連の流れの明確かつ厳格化（厳密な手順の明示，関係書類の記録・保存義務）等によってむしろ図られるはずであり，また，そもそも法律によってマス・メディアの報道規制を

行うことは到底望ましいことではなく，むしろ実務レヴェルでのすりあわせに委ねられるべきであるとの判断があったと了解することも可能であろう。かりにそうであれば，脳死下における臓器移植を実施するにあたっては，移植法および関連諸令の定めに適合することが最低限要求されるはずであり，また，主としてマス・メディアを対象とする情報の公開のあり方について十分に詰めておくべきであったはずである。しかしながら，そのいずれについても，問題を残すところとなった。

ここで後者についていえば，第1例における行き過ぎた報道，その反動としての第2例の情報統制等々，ある意味では，紆余曲折もしくは試行錯誤，必ずしも統一的な基準を打ち出すことができないまま事態は推移することになった。もともと情報の公開に関しては，①いつ，②誰が，③どこで，④何を，⑤誰に対して行うか，が問題となる。この点で，第3例の時点で，厚生省および移植ネットが公表した「第3例目の脳死下での臓器提供に係る情報の取り扱いについて」（6月13日）によれば，①第2回目の法的脳死判定終了後に（それ以降は，移植施設の決定時点，摘出手術開始時点，摘出手術終了時のそれぞれの時点，さらに，摘出終了後全体の資料が取りまとまり次第），②移植ネットが主体となり，③厚生省記者クラブで，④家族の同意を得たうえで，患者にかかる事項（性別・10歳階級別年齢・原疾患・意思表示の方法および提供臓器の種類・意思表示の時期・家族署名の有無），提供施設（ブロック単位の所在地域），提供に至る手続（移植ネットへの連絡が入った時刻・脳死判定および臓器摘出にかかる家族の承諾の時刻・承諾された臓器の種類），脳死判定にかかる事項（第1回および第2回それぞれの法的脳死判定を開始した時刻・終了した時刻・その結果）を，⑤マスコミに対して行うこととし，移植手術に関しては，原則として移植医療機関（右機関から連絡を受けた簡単な事実経過に関するかぎりで厚生省）が行うものとしていた。

しかるに，厚生省は，8月12日の公衆衛生審議会臓器移植専門委員会において，情報公開が原則である（第2回目の法的脳死判定終了後に，ドナーの性別，死因，意思表示の方法，脳死判定の開始・終了時刻などの公表は行う）が，家族が公表を望まない事項については除かれ，また，公表をすべて拒否した場合には，情報公開を図ることなく臓器移植を進める意向を明らかにした。これに対しては，脳死下における臓器移植はまったく個人的な領域の事項な

のか，情報非開示は臓器移植の透明性確保，ひいては医療全体に対する信頼確保の観点からするとかえってマイナスではないのか，公表すべき情報と保護されるべき情報とは整理することが可能なのではないか，したがって，家族が一切の情報公開を拒否したら臓器提供そのものを断念すべきではないのか（船橋市立医療センター脳死判定委員会策定のマニュアル（「救命医療を行う病院における脳死判定・臓器提供マニュアル」1999年12月）では，断念するものとされている），などの意見が寄せられ，結局，10月27日の公衆衛生審議会臓器移植専門委員会において，ドナー家族の承諾が得られなくとも脳死下の臓器提供およびその移植が行われた事実だけは公表することとされた。

　はたして，透明性確保のためにはリアルタイム報道が不可欠か，ドナー家族の意向をどこまで優先させるべきか。翻って考えてみると，情報公開の目的は，ドナーとなりうる患者の救命医療がきちんと行われているか，脳死判定は手順どおり正確に行われているか，脳死の判定および臓器の提供にかかる本人および家族の意思表示は任意性をもって行われたものか，臓器の摘出は承諾の範囲に限られているか，レシピエントの選択は公正かつ公平に行われているか，そうしたことを確認し，確保するためのものであろう。その意味では，情報が広くマス・メディアに提供されることによって，マス・メディア自身が，あるいは，マス・メディアの情報資料をもとにそれぞれの専門家が検証・評価の作業を行うことを可能たらしめるという点で，マス・メディアに対する情報提供は有益であろう。とりわけ，現に進行しつつある一連の手続に監視の目があることを関係当事者に意識させるうえでもリアルタイムであることの意義は大きいといえなくもない。

　しかしながら，かりにマス・メディアによるリアルタイム報道が必要であるとしても，死に直面している患者およびその家族に対する相応の配慮・礼節は不可欠であり，社会が患者の死を待つ「死の劇場化」という状況を招来すべきではあるまい。そのかぎりでは，マス・メディアに対して情報が公開されたとしても，それを直ちに報道に結びつける必要はなく，それぞれの段階で，死の厳粛さを踏まえつつ，報じられるべき情報の範囲を限定することも許されるし，また，限定すべきでもあろう。マス・メディアの側でも，こうした観点から，これまでの取材・報道のあり方を検証し，今後のあり方を確認しておく必要がある。上述の，第3例目にかかる「取り扱いについて」

は，マス・メディアかぎりで公開することを念頭に置いた場合，制約に傾きすぎているきらいがある（たとえば，救急救命治療の内容，脳死判定の実際の手順などの事項が含まれていない。また，すべての事項について家族の同意を得なければならないか，検討を要しよう）が，実際に報道がなされることを前提とした場合，おおむね了解できる内容であるように思われる。

　もっとも，ここで留意されるべきは，第一に，情報公開の目的が移植医療の透明性の確保にあるとするならば，何もマス・メディアに対する情報提供だけが唯一の方法ではないということである。とりわけ，脳死下における臓器移植が定着するにつれてマス・メディアの関心が薄れてくると，そのような情報提供を通じた検証・評価作業はもはや期待できないように思われるからである。むしろ，あくまでも第三者的な組織もしくは機関による恒常的な検証・評価システムを構築しておく必要があろう（この点については，後述することとする）。

　第二に留意されるべきは，ドナー家族の同意の問題である。もともと医療情報は個人のプライバシーのなかでも最優先に保護されるべき事項である。上述のガイドライン第11の3も，「匿名の医療」というべき移植医療の特殊性を踏まえてのものを含んでいるが，本旨はそこにある。そのかぎりで，たとえば原疾患については，自殺等を含め，家族において明らかにされたくない場合もあろうから，ドナー（となりうる者）およびその家族の意向を尊重する必要はある。しかし，プライバシー保護を理由として，脳死下における臓器提供のすべてを秘匿してしまうことは，かえって密室性の批判を受ける可能性を高めることになり，それは今後の移植医療に悪影響を与えることにもなろう。公表されるべき範囲を限定しつつも，個人を特定しうるようなコア情報はともかく，それ以外についてはやはり検証にさらされるべきである。

2．検証・評価作業について

　すでに触れたとおり，脳死下における臓器移植は，「密室の医療」なる批判を回避すべく，透明性を確保することが必要不可欠である。その場合，マス・メディアに対する情報公開もさることながら，第三者的な機関による検証・評価作業が極めて有益である。この点に関して，関連諸法令には十分な用意がなく，実際には，4例の実施後それぞれに，脳死判定等に係る医学的

評価に関する作業班および日本臓器移植ネットワークのあっせん業務に係る評価に関する作業班が組織され，脳死下での臓器提供の適切性について検証が行われ，それぞれに報告書が提出されるところとなった。

しかしながら，たとえば，脳死判定等にかかる作業班の構成メンバーは全員医師で，しかも「移植医療推進派」によって占められているのではないか，後述の脳死判定にかかわるミスも医学的に問題はなかった旨結論づける姿勢は，脳死判定等の手続を厳格に定め，かつ，その遵守を義務づける立法趣旨をないがしろにするものではないかなどといったことを理由にして，「お手盛り」あるいは「なれ合い」という批判を生んでいる。このため，「最終報告書」でも，「少なくとも臓器移植が一般の医療として国民の間に定着するまでの間」何らかの第三者機関による検証の必要性が確認されている。もっとも，そこでも，構成員の守秘義務，事務作業の負担，財政基盤などの問題にかんがみ，当分の間，厚生省を事務局とする暫定的な機関として設置・運営することとされている。

将来的には，やはりきちんとした第三者検証機関の設置が図られ，それによって恒常的検証・評価作業が担われていくべきである。その場合，脳死下における臓器移植が増加すれば，ナショナルな組織もしくは機関だけでは対応しきれないことも予想される。また，事後的な検証・評価ばかりでなく，リアルタイムのチェックが要請されることにもなろう。そうしたことを踏まえれば，ナショナルの組織もしくは機関の統括を受けつつ，第3者をも入れた，各施設毎の評価・倫理委員会等にそれらの作業を委ねることも考えられてよい。また，その作業報告の公表とともに，いかなる事項が情報公開の対象とされるべきか，あらかじめ検討しておく必要があろう。

3．脳死判定および臓器摘出について

これまでの4例では，予想外に，脳死判定をめぐるミスが相次いでいる。たとえば，無呼吸テストについては，実施順番ミス（第1例）および二酸化炭素濃度指定範囲外での実施（第3例）があり，前庭反射消失テスト時の温度（第3例），さらには，脳波測定時の脳波計感度設定ミス（第4例）もみられた。その理由として，①提供施設の準備不足，②脳死判定にかかるマニュアルのわかりにくさ，周知徹底不足を指摘することができる。①については，

臓器提供施設の拡大が大きく影響しているという意見もみられるが、提供施設として「指定」するうえで、十分に適切な手順が採られていたのか、今となっては疑問も残る（99年4月実施の厚生省アンケートでは、「まだ整っていないが今後整える」が28.9％あり、現に、第3例の提供施設で「脳死判定・臓器摘出マニュアル」が作成されたのは患者搬送―カード所持の判明した後だった）。今後、このような面での準備・対応は図られていくことになろうが、提供施設としての適格性を確認しないまま、「指定」し続けることは許されるべきではあるまい。

　また、②については、4例でのミスを重くみて、99年9月、厚生省によって、脳死判定マニュアルが大きく刷新されることになった（「法的脳死判定マニュアル」として公表）。もっとも、右マニュアルにおいても、脳死判定の間の観察時間の長さ、脳波の感度を上げて測定する時間の長さ、救急医療で使われた薬剤の脳死判定に及ぼす影響・評価については触れられていない。とりわけ最後者については、脳死判定に影響する薬剤が残存している段階で脳死判定が開始されてはならず、きちんとした取り扱いを明示すべきである。加えて、無呼吸テストが問題になる。現状では、臨床的脳死診断と法的脳死判定が行われることになるが、提供施設のマニュアルによっては、臨床的脳死診断において無呼吸テストの実施を定めている場合もあり、いずれの段階でも実施すれば少なくとも4回になる（ミスも重なったため、第1例および第4例では、5回実施されている）。無呼吸テストについては、患者の生存可能性にとって負担になる可能性が高いのではないかと受け止める向きもある以上、どの段階で、どの程度、どのように行うべきかなどについて再検討を要するように思われる（以上について、前掲船橋市立医療センター策定のマニュアル参照）。

　さらに、ドナー家族の承諾を得るうえでのルーティーンが確立されて然るべきであろう。説明に際して第3者が立ち会うことが考慮されてもよいし（婦長ないし院内コーディネーターなどが同席しているケースが多い）、説明後熟慮する時間を置くべきであろうし、その場合、移植ネットのコーディネーターとは別に精神的なケアをも含む相談相手の用意があればなお望ましいはずである。そして、何よりも静穏な環境において、可能なかぎりゆっくりと、家族の看取りないし別れの時間が設けられなければならない。

なお、救急救命治療に最善が尽くされるべきことはいうまでもない。近年の知見では、脳低温療法は第一次的な脳障害についても有効たりうる場合があるとされつつある。最終的には、個々の医療現場の判断に委ねられざるをえないにせよ、臓器提供の意思表示カード所持者であるか否かによって、医師の判断が左右されるようなことはあってはならない。

4．臓器移植について

臓器移植に関しては、インフォームド・コンセントが、①いつ、②誰に、③どのような内容を含んで行われているか、問題になろう。これまでのところ、ドナーの第2回の法的脳死判定後に、待機患者リストから第1優先順位者に対して行われることになっている。論者によっては、この時点でのインフォームド・コンセントでは時間的制約を受けることから、これを前倒しすべきであると主張する向きもあるが、法的脳死判定が確定していない段階で、まもなく脳死することを前提にした移植手術に着手することは許されるべきではない。もっとも、臓器移植にともなう医学的な必要性について十分に検討を加えつつ、今後も議論していく必要性はあろう。

②については、優先順位にかかわらず、一定の範囲の待機患者に同時にインフォームド・コンセントを行うことも考えられるが、待機患者の期待感をいたずらに高めることは望ましいことではあるまい。やはり、優先順位に即して行われるべきであろう。また、③については、再手術の可能性について必ず触れておくべきで、この点で、肝移植の場合、その家族に対するインフォームド・コンセントも必要となるか、検討されるべきであろう（第1例の肝移植で、移植後肝機能不全（PNF）がみられたが、心移植や腎移植とは異なり、最悪の場合は生体肝移植などによる再移植を要する。そのときの肝臓提供者の任意性を確保する必要があるからである）。

また、選定基準および選定過程が何よりも重要である。脳死下の臓器移植が徐々に定着するにつれ、待機患者数は確実に増加し、一層臓器不足になることが容易に予想できるからである。第1例の心臓移植のレシピエント選定でみられたようなミスは許されるはずはなく、臓器が公正かつ公平に提供されることなくして、移植医療が成り立たないことを思えば、選定基準の見直しや選定過程の透明性を絶えず図っていく必要があろう。

5．移植ネットないしコーディネーターについて

　移植ネットの整備もしくは編制については，指揮系統や財政基盤の確立など，徐々に整備されつつあるが，移植法制定以前の経緯などから，現況においてなお必ずしも十分ではないようである。脳死下の臓器移植に関しては，対策本部方式を採っているが，今後実施例が増加することも念頭に置けば，提供される臓器の種類・数の増加，それゆえの選定対象となる患者数の増加および搬送範囲の拡大などからして，これを専門的に扱う部門の確立が検討されてよい。

　また，4例の実施例を振り返るとき，コーディネーターの数的な人材不足は明らかである。コーディネーターの基本的任務ないし本来的役割については，「何でも屋」的作業に振り回されることのないように，あらかじめ明確にし，そのような任務ないし役割を遂行するうえで必要かつ十分な資格制度，研修制度の確立・充実が急務である。他方，そのような任務ないし役割に入らない部分，とりわけドナーの家族に対する事後的な精神的サポートなどについては，移植ネット以外に，各医療機関において然るべき人材育成を図っていく必要があろう。

6．脳死移植医療のコストについて

　脳死下における臓器移植医療について，法的脳死判定にかかる費用，臓器の搬送費用，臓器の移植（摘出を含む）にかかる費用，さらには，移植後の長期にわたる医療費など，誰が，何を，どのように負担するのか，必ずしも明確にされていない。もっとも，受益者負担が原則であることは明らかであり，そのことからすれば，それらの費用の多くはレシピエント個人において支払われるべきであろうが，高度先進医療の対象外となっている場合（心臓移植）もあり，高額な医療費を負担しきれるような事情には必ずしもない。医療機関によっては，当面対応できる場合（大阪大学医学部附属病院では移植費用について研究予算で肩代わりしている）もあるが，提供施設となる一般の病院の場合，そうでなくとも苦しい財政状況にあり，おろそかにできない問題である（移植ネットから，情報公開などの費用として，100万円を上限に支給されるが，その費目，額ではたして十分か）。また，従来の腎移植の場合とは異

なり，移植に用いられなかった場合（第4例の肝臓）の搬送費用をどのように取り扱うか，結論が得られていない（搬送費用については，その一部をいまだに移植ネットが立て替えている）。

こうした状況を踏まえれば，医療保険制度の拡充が検討されて然るべきであるが，その財源が逼迫していることは周知の事実である。極く限られた患者に対する医療行為でありながら，国民医療費全体を高騰させることになる臓器移植については，医療経済の観点からしてどのように取り扱っていくべきか，今後さらに検討されるべきであろう（国民の死亡原因第1位のがんと対比した場合，がん死約29万人に対し，ホスピス病床は約8千にとどまっている）。

D. 結論

すでに検討を加えてきたとおり，今後わが国において，脳死下における臓器移植が定着し，信頼性を高めていくうえでは，なお数多くのハードルを越えていかなければならない。これから徐々にではあれ，実施例が積み重ねられていくことになろうが，同じ轍は二度と踏まないように最大限努めるとともに，臓器移植における透明性を確保するシステムを早急に構築しておく必要があろう。マス・メディアの，ひいては国民の関心が薄れていく状況においてこそ，より一層適正な臓器移植の検証が要請されるからである。そのような意味において，ここで取り上げた問題についての対応策は，移植法の見直しに際して検討されて然るべきであろう。

（平成11年度報告書）

第2部　比較法

解　題

　一　臓器移植法の改正に向けて具体的提言を行なうためには，わが国法制度と諸外国のそれとを比較・検討することが重要である。そこで，臓器移植研究会では，法改正のために参考になると思われる，韓国，ドイツ，フランスについて，文献調査および研究協力者を派遣するなどして，それらの法制度と運用実態などを調査し，問題点の検討を行なった。Ⅰは，韓国の臓器移植法の内容を紹介し，その問題点を指摘，検討したものである。Ⅱ-1では，ドイツの臓器移植法とわが国のそれとの異同を比較し，わが国の法律における問題点を指摘した。Ⅱ-2では，ドイツの臓器移植法の内容，とりわけ死の概念と承諾要件について詳細に紹介し，検討することにより，わが国の臓器移植法改正に向けての方向を示した。また，Ⅲでは，フランスの臓器移植法の概要と運用実態の紹介，および意思要件の検討を行い，わが国の臓器移植法の見直しに向けての具体的提言を行なった。なお，それぞれの国の法律の邦訳を付けた。

　二　また，研究会では，ドイツにおける臓器移植問題について造詣の深い，2人の刑法学者，アルビン・エーザー（マックス・プランク国際刑法・比較刑法研究所所長）とハンス＝ルートヴィヒ・シュライバー（ゲッティンゲン大学学長）を日本に招聘し，それぞれ，「ドイツにおける新臓器移植法」，「人の死はいつなのか？―移植法の基点となる脳死，臨床死および同意をめぐって―」という題で講演をしていただいた。その内容を翻訳したものがⅣである。また，講演会では，わが国の臓器移植法の問題点などについても，議論が行なわれた。

I 韓 国

1 臓器移植の法的事項に関する研究(3)
――韓国の臓器移植法の脳死の法的地位と死体臓器摘出要件――

分担研究者：町野　朔　　上智大学法学部教授
研究協力者：長井　圓　　神奈川大学法学部教授
　　　　　　山本輝之　　帝京大学法学部助教授
　　　　　　臼木　豊　　小樽商科大学商学部助教授
　　　　　　近藤和哉　　富山大学経済学部助教授
　　　　　　趙　晟容　　上智大学法学部助手

> **研究要旨**　韓国では臓器移植法の制定以前から多くの脳死臓器摘出が行われてきた。同法はその現実を反映しながら，脳死，摘出要件などの法的事項を定めている。脳死の法的地位に関しては，脳死が人の死であるかどうかは明らかにされず，むしろ目的による死概念の相対化を認めるかのように見える規定もいくつかある。しかし，これまでの立法の過程，関連する議論などから合理的な解釈を行った場合，同法が脳死を人の死としているとすることは十分に可能である。脳死体を含む死体からの移植用臓器の摘出は，本人の同意がなくても，意思能力者に対しては遺族の同意によって，未年成者に対しては父母の同意によって，行いうるとされている。これはこれまでの摘出慣行を法律化したものであるといわれる。ここでは，そのような摘出要件は死者の自己決定権に反するもの

> ではない，という考え方が前提になっていると思われる。

A. 研 究 目 的

韓国では「臓器等の移植に関する法律」(以下，韓国法という。)が施行されて1月が経った2000年3月8日現在，8件の脳死臓器摘出が行われた。この中で本人の書面による同意を根拠とするものは1件だけで，残りは遺族の書面同意によるものである。マスコミは，このような現象を肯定的に評価しているし，同法の施行によって脳死は法的にも人の死として認められるようになった，と報道している。以下では，韓国法における脳死の法的地位と臓器摘出要件について検討を行い，それを，我が国の改正の方向性を検討する資料としたい。

B. 研 究 方 法

政府の臓器移植の担当者，立法過程に参加した学者，移植現場の医師，移植登録機関とネットワークの関係者から意見を聴取するとともに，以前の法案，政府の審議記録，論文，マスコミの報道記事などを参照して，検討を行った。

C. 研究と考察

1. 臓器移植法の背景と概要

(a) 背 景

韓国法は1999年2月8日に制定され，9月7日に一部改正が行われた後，2000年2月9日から施行されている。同法は政府によって1998年12月2日に国会に提出され，翌年1月5日に国会の本会議を通過したものである。同法の目的は日本の臓器移植法（以下，日本法という。）のそれと大きく異なる。日本法がこれから国民の信頼を得て，脳死臓器移植の道を開くことをその目的としたのに対して，韓国法はすでに行われていた死体臓器移植の法的整備をその目的としているのである。具体的には次の三つをあげることができる。

まず，臓器配分の効率化である。1969年に心臓死体からの腎臓移植手術が成功してから，腎臓と角膜に対する心臓死臓器移植が活発に行われるように

なった。そして，1988年に脳死体からの肝移植術が行われてからは，1998年現在まで，475件の「脳死体からの臓器摘出」（以下，脳死臓器摘出という。）臓器摘出が行われるほどに，法制定以前から脳死臓器移植も活発に行われてきた。脳死臓器摘出の件数は，1988年から1992年まで15件，1993年に20件，1994年に47件，1995年に71件，1996年に62件，1997年に98件，1998年に162件と，増加の趨勢であった。しかし，統一的な全国ネットワークが形成されていなかったため，臓器配分の効率性が低かった。したがって，このような死臓器移植の現実的な問題を解決し，それをより活性化させるため，臓器移植法の制定の必要性が生じたのである。

　第2に，脳死の法的問題の解決である。「心臓死体からの臓器摘出」（以下，心臓死臓器摘出という。）の際に問われうる刑法上の死体損壊罪の問題は，心臓死臓器摘出の要件を規定している，1995年に改正された「屍体解剖及び保存に関する法律」（以下，死体解剖法という。）5条2項（同条は後に臓器移植法の制定によって削除された。）によって，法律的に解決されていた。これに対して，1993年に大韓医学協会（現在の大韓医師協会）によって，脳死は医学的に人の死であるという「脳死に関する宣言」がなされたことがあり，実際に法律上の問題も起きなかったものの，脳死はまだ法的に人の死として定着していなかった。それで，脳死臓器摘出は理論上は刑法上の殺人罪または嘱託殺人罪として問われるおそれが残っていた。したがって，なるべく早く脳死の法的問題を解決しなければならなかったのである。

　第3に，生体臓器移植の過程で起こっていた臓器売買の根絶である。死体臓器移植が盛んに行われるようになったとはいえ，依然として移植用の臓器は足りない状況であったため，臓器売買が生じ始めた。しかし，それを処罰できる法律がなかったため，これを禁止できる法的根拠が必要になったのである。

　(b)　概　要

　韓国法は，死体臓器移植だけでなく，生体臓器移植に関する事項をも定めているという点において，日本法と異なる。その他の主な特徴は以下のとおりである。骨髄と組織をも移植の対象としていること，「本人の臓器提供の反対意思表示」（以下，本人の反対という。）がない場合にも遺族の書面同意によって死体から臓器を摘出できるとしていること，これによって小児などの

Ⅰ　韓　国

死体からの臓器摘出も可能であること，脳死臓器摘出の要件と心臓死臓器摘出のそれとが同じであること，臓器摘出のための脳死判定は脳死判定医療機関の長の申請を受けたその医療機関の倫理委員会によって行われるということ，レシピエントの選定を原則的には国立臓器移植管理機関に委ねていること，施行令に委ねられている事由が生じた場合，たとえば臓器摘出後1順位のレシピエントへの移植が不可能で，次順位のレシピエントに移植する時間的な余裕もない場合には，臓器移植病院の長がレシピエントを選定できるとしていること，などである。

　その他は日本法とそれほど異ならない。例えば，遺族の書面同意を得てから臓器移植手術が行われるまでの過程も，その同意が死体を治療していた各病院（臓器摘出病院がほとんどである。）に所属するコーディネイターによって得られるという点を除いては，日本の状況とほぼ同じである。

2．脳死の法的地位

　韓国法は，議論の絶えなかった脳死の問題について，韓国では初めて法的な立場を示したという点において，大きな意味を持つものである。しかし，同法はこれまでの論争に終止符を打ったわけではなく，かえってそれをより困難にし，法的な死の概念に混乱をもたらした。

(a)　死の概念

　韓国で脳死の議論が始まったのは，人工呼吸器の登場以後である。しかし，それが社会的な問題となったのは，1988年の最初の脳死臓器移植手術以後である。伝統的に死の判定は呼吸停止（肺死）・脈拍停止（心臓死）・瞳孔拡大（脳死）の確認によって行われてきた（三徴候説）。人工呼吸器の登場によって，この三つの臓器は「生命の環」（vital triangle）として互いに依存する，という考えが少なくとも現象的には破られ，心臓死説が一人歩きにすることになった。現在も心臓死の人の死としての地位は不変である。

　現在，脳幹を含む全脳機能の不可逆的な停止を人の死とするという全脳死説（以下で脳死説というときには全脳死説をいう。）は一般的に認められつつある。しかし，これは，脳死のみが人の死であるという脳死一元説ではなく，心臓死とともに脳死も人の死であるという心臓死・脳死二元説である。医学界では1983年から脳死に関する議論が積極的に行われるようになり，1989年

には大韓医学協会によって心臓死・脳死二元説を人の死とする脳死立法の要請が保健福祉部（日本の厚生省に当たる。）に対してなされた。1991年の保健福祉部の研究依頼に対する同協会の答弁書にも，心臓死・脳死二元説は維持されている。特に，同年には同協会によって，心臓死と脳死をともに死とする，という定義規定を医療法18条に新設する改正案と，このような死の概念の上で本人または遺族の同意による脳死臓器摘出をも認める，という規定を旧屍体解剖保存法（1995年改正以前の法律を示す。）に新設する改正案とが，保健福祉部に出されていた。1992年に全国にわたって行われた脳死賛否に関する与論調査では，約71.1％の国民が脳死に賛成し，反対者は17.4％にすぎなかったが，その賛成者が心臓死説を否定したわけではない。刑法の学説においても脳死説が有力になりつつあるが，この場合も心臓死は人の死ではないとまで主張するものは，多くはない。

　このような社会的雰囲気の中で，1992年9月，大韓医学協会によって催された脳死公聴会に参加した各分野の関係者は，脳死に対する世論の聴取が十分になされたこと，脳死と脳死臓器移植などに関する立法を急ぐこと，これに伴う医学的・社会的・法的問題を解決するための法的措置を講ずることに合意した。そして，これに基づいて，大韓医学協会は，脳死に対する国民の信頼を得るため，脳死判定基準，臓器移植医療機関の要件など発表し，1993年には脳死が人の死であることを宣言した。1993年以後臓器移植法の制定までには，ソウル大学とソウル市立ボラメ病院を除く他の病院は，この大韓医学協会の脳死判定基準（判定基準，脳死判定を行った専門医2人と担当医師の臓器摘出・移植への参与禁止など，現在の法的基準とほとんど同じである。）を採用していた。このような医学界の努力などによって，それまでの脳死説の医学的な問題に対する国民の不信は相当少なくなったといえる。

(b)　脳死の法的地位

　保健福祉部は，このような趨勢を反映して，1996年6月に臓器移植法制定協議案（以下，96年度6月案という。）を，1996年10月にはそれの修正案（以下，96年度10月協議案という。）を，各々同法制定推進議会に提出した。96年度6月協議案は，まず，脳死体の定義について，脳死体とは大統領令で定める脳死判定基準によって脳幹を含む脳全体の機能が永久的に停止し，あらゆる医学的治療によって蘇生する可能性のない状態に至った者をいうとしてい

る（3条7号）。これは，法的な脳死判定によるものだけを脳死とし，その判定以前には脳死が有り得ないとしているかのような問題点をはらんでいるが，これまでの脳死説に対する医学的な不信をなくし，その信頼を得るためのものであった。そして，その目的について，「生きている者」と「死亡者」からの臓器摘出・移植に関する事項を規定することを目的とするとし（1条），基本理念について，「生きている者」または「死亡者」の臓器提供意思は尊重すべきであるとしている（2条2項）。脳死臓器摘出については死亡者からの臓器摘出とは別の章である「第4章 脳死者臓器移植」で規定しているものの，その要件については死亡者からの臓器摘出の要件によるとしている（28条2項）。同案には死の定義に関する規定はないが，これらの三つの規定と同協議案の趣旨から考えると，同案が心臓死・脳死二元説を前提にしていることがわかる。96年度10月協議案は，以上の内容をまったくそのまま維持しながら，「第3章 死亡した者からの臓器摘出」の中に「死亡者からの臓器摘出要件」（15条）と「脳死者からの臓器摘出要件」（18条）とを一緒に規定している。これは，同案が心臓死・脳死二元説に基づくものであることをより明確にしたものであるといえる。そして，そこでの死亡者という用語は心臓死者を示すものであると思われる。

しかし，1997年度8月の臓器移植に関する政府案（以下，97年度政府案という。）では，このような立場に修正が加えられるようになった。脳死体の定義については以前の両協議案と同じである。目的規定では「生きている者，死亡者，または脳死者と判定された者から臓器を摘出し，……移植するに必要な事項を規定する」（1条）と，基本理念規定では「生きている者，死亡者，または脳死者と判定された者が表示した……意思は尊重しなければならない。」（2条2項）と変わっている。脳死者からの臓器摘出要件については死亡者からのそれを「準用」するとし（19条3項），後者は「第3章 死亡した者からの臓器摘出」に，前者は「第4章 脳死者からの臓器摘出」に各々別に規定している。このような変化は，死亡した者を心臓死した者と解すれば，以前の協議案の立場とあまり変わりはないとも言える。しかし，以下の規定に照らして考えると，このように解釈することは無理であるという指摘がある。すなわち，「この法によって脳死者と判定された者が，この法による臓器摘出によって死亡したときには，脳死の原因となった行為によって死

亡したものとみなす」(19条4項) という「脳死の死亡原因」規定と，脳死臓器摘出に対してのみ「脳死者が臓器摘出によって死亡した場合，……管轄地方検察庁（または区検察庁）の長に書面で通知しなければならない。」(20条6項) という「通知」規定とが新設されたのである。これらの規定は脳死立法に対して消極的であった法務部（日本の法務省に当たる。）の意見が反映されたものである。1998年10月の臓器移植に関する議員立法案（以下，98年度議立法案という。）も上記の点については97年度政府案と同じである。結局，以前の心臓死・脳死二元説の立場は，相当後退した結果となったかのように見える。

　韓国法も基本的にはこの両法案とあまり変わっていないといわれる。目的規定と基本理念規定から「生きている者，死亡した者，または脳死者」云々とする記述がなくなり（1・2条），彼らからの臓器摘出要件を一緒に「第4節 臓器等の摘出及び移植」に規定している。しかし，両法案と同様の「脳死者の死亡原因」規定（17条）と「通知」規定（24条3項）が定められており，死亡した者に対応しては遺族という用語を，脳死者に対応しては家族という用語が新しく使われているのである（18条2項）。この新しい規定はやはり脳死立法に消極的である法制処（日本の内閣法制局に当たる。）の意見が反映されたものである。それについては，脳死は実は人の死ではないとした以前の両法案の立場をより明確にしたものであるとする見解がある。しかし，脳死者からの臓器摘出要件と死亡者からのそれをまったく同じ条文で規定している（18条2項）。これについては，両法案が後者を前者に「準用」するとしたことに比べて，脳死者を死亡者と同様に取り扱っているから，両者が法的に同等の死であることを示すものであるとする見解もある。そして，脳死者の定義については，前段に「『生きている者』とは人の中で脳死者を除いた者を言い」という新たな規定が設けられ，後段には「『脳死者』とはこの法による脳死判定基準および脳死判定手続きによって……判定された者をいう。」とされ（3条4号），これまでの規定に「脳死判定手続き」という条件が追加されるようになった。この新しい内容については，まず，前段の「人の中で」というところに注目して脳死否定説をより明らかにしたものであるとする見解がある。他方では，結論的に脳死者は生きている者でない，脳死判定は移植のとき同法の基準と手続によって行われなければならない，

ということであるから，他の規定と総合的に考えると，結局同法による臓器摘出に限って脳死を人の死としようとする趣旨であるとする見解もある。後者のように解すると，同法は，脳死の法的地位については，日本法とほぼ同じ立場をとったことになる。すなわち，意思による死概念の相対化（日本法の6条3項）を認めるような規定がないという点においては，日本法と違うが，目的による死概念の相対化（日本法6条2項）をもたらす点においては，それと同じなのである。

(c) 妥当な解釈について

現在，韓国法における脳死の法的地位については，まず，同法は脳死説を否定しているとする見解（違法性阻却説）と，同法は臓器移植においてのみ脳死説を認めているとする見解（機能的脳死説）とが，主張されている。両見解は，脳死は実は人の死ではないという立場をとるという点においては，同じである。しかし，このように考えると，次のような問題が生じることになる。まず，同法は，国民に，目的のためには人を殺してもいいと，殺人を助長していることになる。脳死が限りなく死に近付いているものであるとしても，脳死が死でないとする限り，脳死臓器摘出は生きている者を殺すことになるからである。第2に，同法は，現実的に心臓死・脳死二元説が国民の意識に定着しつつあることに反するものになる。これまで行われた脳死臓器摘出において，遺族が，臓器の提供者が生きていると思いながら，臓器の摘出に同意していた，そして，医師が，そのように思いながら，それを摘出していたとは，考えられないからである。これからの脳死臓器摘出についても，これと同じことが言えるであろう。また，本当に国民が脳死を人の死でないと思っていたのであれば，少なくとも法制定以前に，脳死臓器摘出に同意した遺族およびそれを行った医師を殺人罪で告発する事件が何件かは起こったはずであるが，そのような事件は1件も起こっていないからである。

やはり韓国法は，いくつかの法文上の問題点にもかかわらず，脳死を心臓死とともに人の死としているものであると言わざるを得ないであろう。善良な人を殺す行為は，その目的に関係なく，緊急避難，被害者の承諾，業務行為といった違法性阻却事由によって，その違法性が阻却されうるものではない。正当化され得ない殺人行為である以上，それを法令によって合法化するのも，許され得ない。同法は，以下のように解することによって，心臓死・

脳死二元説をとっていると言うべきであるし、その趣旨を明確にするためなるべく早く問題の規定を改正すべきであろう。現存マスコミが、同法の施行によって脳死が人の死として認められることになったと、報道を続けていることは、このような考えを裏付けるものでもある。

まず、「脳死体の定義」規定（3条4号）の前段は、脳死者が生きている者でないこと、すなわち死んだ者であることを明記したものである。死と生の間に「第3の概念」は存在し得ないからである。その後段は、それが設けられた前述の趣旨から考えると、脳死に対する国民の信頼を保つため同法の基準と手続によらずに脳死の確認を行ってはならないという趣旨であって、移植のための法的な脳死判定を行った場合にのみ脳死がありうることを示すものではない。

第2に、同法の「死亡した者」は心臓死した者のことである。同法の制定以前までの死亡の判断は、心臓死をもって行われたからである。「心臓死した者」という用語が使われなかったのは、臓器移植以外の場合においてはこれからも死の判断はやはり心臓死をもって行われることがほとんどであるはずであるため、「死亡した者」という用語を使ったほうが、国民に混乱をもたらさないと立法者が判断したからである。

第3に、「脳死者の死亡原因」規定（17条）の「脳死者がこの法による臓器などの摘出によって死亡したとき」というのは、「脳死者がこの法による臓器などの摘出によって心臓死したとき」を意味するものである。

第4に、臓器摘出要件規定で脳死者に対応して「家族」という用語を使っているのは、脳死者が生きている者であるという意味ではない。国民の信頼を得るという同法の趣旨から言うと、同法の判定基準と手続によって脳死の確認がなされる前に、脳死を認めることはできない。そのため、その確認の前になされる臓器摘出の同意のときには、まだ脳死であるといえないのが現実であるから、同意の資格のある近親者を「家族」というだけなのである。

第5に、臓器摘出要件規定（18条2項）が「脳死者」と「死亡した者」に同じ臓器摘出要件を求めるのは、両者がまったく同等の死の現象であることを示すものである。

3．死体臓器摘出の要件

I 韓 国

(a) 韓国法における摘出要件の特徴

　韓国法は死体臓器摘出（脳死臓器摘出を含む）の要件について次のように規定している。「脳死者と死亡した者の臓器などは，次の各号に該当する場合にのみ摘出することができる。但し，精神疾患者および精神遅滞者の臓器などの場合には，第1号に限って摘出することができる。1　本人が脳死または死亡前に臓器などの摘出に同意した場合。但し，その家族または遺族が臓器などの摘出を明示的に拒否する場合は除く。2　本人が脳死または死亡前に臓器などの摘出に同意または反対した事実が確認されない場合であって，その家族または遺族が臓器などの摘出に同意した場合。但し，本人が16歳未満の未成年者である場合には，その父母が臓器などの摘出に同意した場合に限る。」（18条2項）。

　18条2項は，以前の死体解剖法5条2項の心臓死臓器摘出要件と96年度6月協議案の死体臓器摘出要件に比べて遺族（脳死者についての「家族」を含む。以下同じ）の権利がより強くなっている。というのは，両者は18条2項2号（以下では「2号」という。）本文と同一の要件とともに，本人の書面表示がある場合には，それだけで臓器の摘出ができるとしていた（死体解剖法5条2項1号，96年6月協議案13条1項1号）からである。本人の同意または遺族の同意によって臓器摘出を認める「広い同意方式」から，本人の同意があっても遺族の反対がある場合には，臓器摘出を認めない「制限された広い同意方式」に変わったことになる。これは，脳死臓器摘出の場合にはもちろんのこと，死体解剖法5条2項1号下の心臓死臓器摘出においても，実際には遺族の反対がある場合には，その臓器の摘出が行われなかったことに起因するものである。

　18条2項は，死体解剖法5条2項の心臓死臓器摘出の要件と，96年度6月・10月の協議案，97年度政府案および98年度議員立法案の死体臓器摘出の要件とに比べて，本人・遺族の権利侵害的な要素がなくなった。これらは，本人の反対意思表示がなく遺族もない場合には，地方自治体の長の許可によって心臓死臓器摘出ができる（死体解剖法5条2項2号），本人の反対意思表示がなく遺族または引受者がない場合には，大統領の定めるところによって死体臓器摘出ができる（その他の協議案と法案）としていたからである。これらは移植用臓器を確保するための規定であったが，実際にはその要件下で

死体臓器摘出が行われたことはなかった。この要件を設けることについては，本人の自己決定権および遺体に対する遺族の権利を侵害するものであるという批判が多かったのである。

18条2項は，本人の同意方式において，死体解剖法5条2項1号の書面方式に比べて，より広くなった。11条1項1号によると，本人の同意は署名入りの書面だけでなく民法上の遺言方式によってもできるからである。しかし，現実の同意方式が充分に反映されていないという批判がある。というのは，まず，これまで民間の臓器登録機関によって臓器提供意思表示カードが配布されてきたとはいえ，依然としてその数が少ない（以前からそのカードの配布を主導的に行っている「愛の臓器寄贈運動本部」は，全国的に約250万部のカードを配布したという。）からである。そして，本人が，生前に死後の臓器提供のために，それをわざわざ書面に書いて署名したり，厳格な民法上の規定に従って提供意思を遺言として残したりすることは，あまり多くないだろうからである。どちらかといえば，本人の同意は臨終直前に家族の前で口頭で行われる場合が多いであろう。実際に法制定以後の脳死臓器摘出の中では，脳死直前にしばらくの間意識を回復していた本人（未婚の男性）が父に提供意思を口頭で明かし，死後それに従って父母が臓器摘出に同意したケースがある。11条1項11号によると，このようなケースは18条2項1号（以下，1号という。）の要件によるものではなく2号によるものにならざるを得ない。このような口頭による遺言は1号の同意方式に該当せず，2号の「本人が……同意……したという事実が確認されなかった場合」に該当することになるからである。11条1項1号は，本人の明示的な同意による臓器摘出を促進させようとする本来の立法趣旨に反する結果をもたらしている。上記の両協議案と両法案は，書面または遺言によって本人の意思を確認することができない場合には，遺族の証言によるとしていた（例えば，98年度議員立法案16条2項）が，これは現実的な同意方式と本来の趣旨を反映するものであったと思われる。

18条2項は，本人の同意はあるが，遺族がのない場合については，明記していない。しかし，同規定においてもその場合の臓器摘出は許されると思われる。というのは，1号の趣旨は，本人の同意がある以上原則的に臓器提供はできるが，例外的に遺族の反対がある場合に限って摘出を認めないという

ことであるからである。97年度政府案と98年度議員立法案では，本人が同意しているが，遺族がない場合には大統領令による（16条1項3号）として，その場合において臓器摘出ができることをよりはっきりしていた。

2号によると，本人が反対意思表示をしていない以上，遺族の同意によって臓器摘出ができる。しかし，その反対意思が保障されうる制度的な措置は講じられていない。すなわち，日本のように臓器提供意思表示カードに同意意思表示だけでなく拒否意思表示もできるカードは配布されていないし，フランスのように反対意思を登録できる拒否登録簿もない。したがって，これからは臓器提供意思表示カードに本人の拒否欄をも設けるべきである。運転免許を発給するとき，それに本人の同意または拒否の意思を記載すべきである，という意見が主張されている。

18条2項但し書きによると，精神障害者または精神遅滞者については，本人の同意がなければ臓器摘出は一切許されない。これは以前の法案または協議案にはなかった摘出要件である。実際に彼らの意思は一般人のそれに比べ無視されやすく，彼らからの臓器摘出においては，本人の意思は考慮されずもっぱら遺族の意思のみが摘出の要件となりやすい。それ故に，但し書きのように規定することによって，彼らの自己決定権を保護する必要がある，というのがその理由のようである。しかし，彼らの中には，意思能力者もあれば，意思無能力者もある。また，意思能力の有無を医学的に正確に判断すること自体がかなり難しく，その精神状態も刻々変化する。にもかかわらず，彼らすべてを意思能力者として取り扱って本人の同意がある場合にのみ臓器摘出ができるというのは，妥当とは思われない。意思無能力者と判断される精神障害者の意思は法的には有効なものとしては取り扱われないからである。同規定は，自己決定権と意思能力を同一視することによって生じた立法ミスのように思われる。

18条2項によると，日本法によって禁止されている15歳未満の未成年者からの臓器摘出，特に乳幼児からのそれも可能である。2号によって，16歳未満の未成年者からの臓器摘出も父母の同意によって可能であるからである。この場合，2号但し書きがその同意権者を父母に限定しているのは，これまで未成年者の臓器摘出が父母の同意によって行われてきた現実をそのまま反映したものであるといわれる。しかし，2号によって，父母のない16歳未満

の未成年者からの臓器摘出は許されなくなった。これに対しては，未成年者本人の自己決定権が無視されうる，祖父母や成人の兄弟姉妹など本人の意思を充分に保護できる後見人であった者が存在しうるにもかかわらず，親権者であった父母にのみ同意権を認める根拠が明らかでない，という批判もある。

18条2項の遺族の範囲は，14歳以上の者であって，配偶者，直系卑属，直系尊属，兄弟姉妹，そして，彼らがない場合には4親等以内の親族をいう（3条5号）。遺族の順位はこの順番による（11条1項2号）。遺族の同意権の行使は，原則的にはこの順位による先順位者2人によって行われるが，その2人中1人は必ず成人でなければならない（11条1項2号）。遺族の拒否権の行使はこの先順位者2人中1人が行う（11条2項）。以上によると，法的には祖父母，曽祖父母，孫，曽孫も同意権または拒否権を行使できる。しかし，実際の行使者は配偶者，子女，父母，兄弟姉妹である。これは，韓国法が，99年9月7日の改正によって，同順位が多数いるときには親等を優先するとしている（11条3項）ことからもわかれる。また，1996年度現在，同意権の行使者は，父母が38.6％，兄弟が36.4％，配偶者が13.6％，子女が6.8％，その他が4.6％であるという統計によってもわかる。その他の4.6％の中には祖父母や孫も入っているが，その他の近親者がない場合である。このような同意権または拒否権の行使方法は，近親者の総意によって同意権などを行使するようにしている日本のガイドライン第二に比べ，早く脳死臓器摘出の同意を得られうるという利点を持っている。ただ，韓国においても実際その同意権の行使は，遺族の合意によってなされるのが通常であるという。すなわち，法律上1順位と2順位の配偶者と子女が同意をしても，3順位と4順位の父母と兄弟姉妹がそれに反対する場合には，配偶者などが同意権を行使することは，あまりないという。前の統計は，最終的に同意表示を行った者の数値であって，単独同意の数値ではないように見える。

(b) 死者の自己決定権

韓国で死体臓器摘出のほとんどは，2号の要件によって行われている。例えば，1998年にまで行われた475件の脳死臓器摘出中の1件と法制定以後の2件（1件は前の事例であるが，正確に言うと，1号の要件によるものではない。）を除いては，すべてが遺族の同意（16歳未満の未成年者の場合には，父母の同意である。以下同じ）によってなされたものである。

しかし，遺族の同意による臓器摘出を規定している2号の要件については，批判がある。それによると，本人の反対意思表示がないということが，彼が同意していることを示すものであるとは言えないため，2号の要件は本人の自己決定権を侵害するものであるとする。このように主張する者は，本人の同意がある場合以外の場合には，本人が意思能力者であれ，意思能力のない未成年者であれ，彼らの死体臓器摘出は当然禁ずるべきであるとする。

このような主張は，立法過程において，法の死体臓器摘出の要件が本人の自己決定権に反しないよう，政府をして慎重を期させたという点においては，意味のあるものであった。しかし，これによると，意思表示はしていないものの，心の中で臓器提供の意思を持っていた本人の自己決定は無視されることになる。また，死体臓器摘出の現状から見て，死体臓器移植はほとんど行われ得なくなる。現在この見解は世論の支持を得ていないようである。

現在多くの見解は，本人の臓器提供の意思を推定可能な遺族によってなされる同意は，本人の自己決定権そのものではないが，彼の提供意思に合致するものであるという「本人意思の推定説」の観点から，2号の要件が本人の自己決定権を侵害するものでないとする。臓器摘出に携わる医師によると，実際，遺族の同意による臓器摘出のとき，本人が臓器提供に反対する意思をもっていたと推定されるにもかかわらず，遺族が同意する場合は，まずないという。死体臓器摘出のほとんどは，本人の提供意思の推定に基づく遺族の同意によって行われているという。

しかし，「本人意思の推定説」を徹底すると，遺族が幼児などのような意思無能力者の提供意思を推定して同意することは，許されない。意思無能力者には法的に有効な意思そのものが存在していないため，その意思を推定すること自体が不可能であるからである。その説によって2号の摘出要件を説明する者の中には，父母の書面同意によって16歳未満の未成年者の死体臓器摘出を認める2号の但し書きは，これまでの慣行をそのまま法律化したものに過ぎず，結局移植目的のための便宜主義を肯定するものである，とする者もいる。このような主張は，意思無能力者には自己決定権がない，同じ小児からの心臓の提供を受けなければ救いの道のない心臓病の小児は我慢しなければならない，とするものにほかならない。しかし，16歳未満の未成年者であっても，人間は誰でも憲法上保障されている自己決定権を持っているはず

である。そして，臓器移植以外には救いの道のない心臓病の小児にも，憲法上の治療を受ける権利は当然あるはずである。さらに，移植のためにこれまでの慣行を法律化するのがあってはならないことであるとも言えない。問題なのは，そういう法律化が国民に受け入れられ得る論理的な根拠のない，もっぱら便宜主義によるものであるかどうかにあるのである。すなわち，2号の要件に基づく，意思能力者または意思無能力者からの臓器摘出を，本人の自己決定権という考え方の上で論理一貫して説明できるか，そして，これが国民に受け入れられ得るかが，問題なのである。

　人間は生前に何の意思表示もしていなくても，実は他人のために役立ちたいと思っており，自分が信頼する者がこの意思を尊重し臓器を他人に提供することを望んでいる存在であるか，あるいは，将来このように考える資質を持っている存在である。このような人間像を前提にすると，遺族の同意による臓器摘出を認める2号の要件も，本人が意思能力者であれ意思無能力者であれ，彼の自己決定権を侵害するものではない。ここで，この人間像を前提にして法を制定することは，決して本人の反対する権利を否定するものでもなければ，何かの理由で臓器提供に反対する者を非難するものでもない。これは，前述した，反対意思表示のできる日本の意思表示カードやフランスの拒否登録簿，そして本人の同意とは異に彼の反対については特別な方式を要求しない上記の2号の規定からもわかれる。この人間像において，本人が信頼する者と解すべきかは，国によって多少異なるであろうが，結局的には法律によって定めざるを得ない。韓国では意思能力者の場合には前述した範囲内の遺族が，16歳未満の未成年者の場合には父母が，各々本人が信頼する者となる。

　以上の考え方は，本研究会の昨年度の報告書（「臓器移植法の法的事項に関する研究―3年目の見直しに向けて―」『平成10年度厚生省科学研究費補助金 免役・アレルギー等研究事業（臓器移植部門）研究報告書』（1999年）332頁以下）から影響を受けたものである。ただ，人間は死後自分の代わりに臓器提供意思を行う者まで決定している存在であると考える点においては，異なるところがある。問題は，このような人間像が国民に受容されうるかである。前述したように，韓国ではすでに多くの死体臓器摘出が行われており，ほとんどが遺族の同意によるものである。それには父母の同意による小児などからの

臓器摘出も含まれている。このような現状は，その遺族が，人を愛し互いに助け合わなければならないという博愛精神や連帯感を持っていることと深い関係があるといわれる。しかし，それだけで遺族の同意による臓器摘出が頻繁に行われるとは思われない。依然として遺体を大事にし，今も埋葬にこだわる現実から見て，それだけの理由で遺族が同意することは，国民に受け入れられにくいだろうからである。やはり，本人もこのような精神を持っており，臓器提供の意思を持っている存在であると前提しているからこそ，遺族も同意できるのである。そして，これまでの遺族の同意による臓器摘出のほとんどが，本人意思の推定によって行われているとよくいわれるが，本人意思の推定であるといわれる遺族の同意は，実は上記の人間像を前提にしてなされたものであると言える。遺族は，自分の推定が本当に本人の意思に合致すると思って同意するのでなく，上記の人間像と同一視された本人の意思を前提として同意するであろうからである。1992年と1996年に全国的に行われた「脳死後，自己または家族の臓器を提供する意思をもっているか」という与論調査においては，応答者の63.4％と71％があると答えた。これは，上記の人間像が多くの国民に受け入れられうることを示すものであるように見える。

(c) 遺族の権利

しかし，このように，2号の要件によって死体臓器摘出を行うことが本人の自己決定権に反しないとしても，臓器の摘出如何は結果的に遺族の意思によって決定されることになる。特に，1号の要件の場合は，死者の明白な提供意思表示が存在するにもかかわらず，遺族が明示的に拒否するときは臓器を摘出できないわけである。したがって18条の2項の遺族の拒否または同意の性質をどのように理解すべきかが，また問題となる。

同規定の遺族の権利については，まず埋葬権説が主張されている。しかし，埋葬権は死体を埋葬または火葬によって葬る範囲内で認められる固有権にすぎないので，その範囲を超えて他人の死体からの臓器摘出について拒否したり同意したりする権利を埋葬権と言うことはできない。そして，代理権説も主張されている。しかし，代理権は本人の意思に従って行使されなければならないので，本人の明白な臓器提供の意思に反する遺族の拒否を代理権と言うことはできない。また，本人が未成年者である場合には，親権者が法的代

理人となるが，親権は監護または教育についてのみ認められるものであるから，臓器摘出に対する拒否権または同意権を親権と言うこともできない。

同規定の遺族の拒否権または同意権は，臓器摘出によって傷つけられうる遺族の感情を保護するためのものであって，同規定によって与えられた遺族の固有権であると言える。この考え方に対しては，このような遺族の固有権が死者の自己決定権に優越する根拠が明らかでない，遺族の固有権の優先は本人の同意は尊重しなければならないとしている同法の基本理念（2条2項）に反することになる，という批判がある。しかし，本人の自己決定権を尊重すべきであるというのは，遺族の感情を無視し，彼を悲しませてもいいということを意味するものではない。本人が同意する場合または上記の人間像の同意を前提する場合，その同意が遺族の感情を傷つけてまで臓器を提供するとするものであるとは到底考えられない。本人の同意は尊重すべきであるという基本理念の規定は，本人の同意が遺族の拒否権または同意権に優先するとしているものではない。それは，遺族の感情を侵害しない範囲内で，本人の提供意思が無駄にならないように，遺族，臓器移植関係者および一般の国民が協力することを呼びかけるものである。前述したように，韓国法は，同意の場合には先順位の遺族2人のそれを，拒否の場合には先順位の遺族1人のそれのみを要求し，同意については書面方式を要求しながら，拒否についてその方式を定めていないが，これは，傷つけられうる遺族の感情をより保護しようとする趣旨であるように思われる。

D. 結 論

前述したように，韓国法は，脳死が人の死であることを明らかにしていない。むしろ，いくつかの規定によると，同法は，脳死を臓器移植の場合に限って人の死として扱っているかのようにも見える。しかし，このように解した場合生じうる問題点については前述したとおりである。当分の間は合理的な解釈によって，同法が心臓死・脳死二元説をとっているとするしかないが，早い内に法改正が望まれる。これは，心臓死・脳死二元説が韓国の国民の支持を得ている現状から見て，必要かつ妥当なことであろう。我々は，昨年度の研究報告書で，脳死が人の死であることを明らかにする改正案を提言した。日本の現状から見て，この提言がより多くの国民に受容されるためには，韓

Ⅰ　韓　国

国法の成立過程からもわかれるように医師や政府が中心となって，医療に対する国民の信頼感が定着できるよう努めなければならないと思われる。

　そして，韓国法は，本人の同意による場合だけではなく，それがなくても遺族または父母の同意によって意思能力者または16歳未満の未成年者の死体から臓器を摘出できるとしている。遺族または父母が博愛精神や社会的連帯感の上で，本人の意思を推定し，同意を行っていた慣行を法律に反映したともいわれる。しかし，前述したように，この場合の推定は，実は本人が臓器提供意思を持っているか，あるいはそのような資質をもっている人間であるという人間像を前提にするものであるように思われる。そして，このような人間像が韓国の国民の意識に反するものでないことは，前述したとおりである。我々は，昨年度の研究報告書で，臓器摘出要件を本人のopt-inから遺族のopt-inにすることを提言している。これは，このような人間像に基づいて遺族のopt-in方式へ法の改正を行っても日本人の意識に反することはないという考えの上でなされたものである。この提案が日本人に受け入れられうるものかどうかは，まだ明らかではない。しかし，日本人が韓国人より博愛精神や連帯感を持っていない，自己決定権の意識が薄いとは思われない。また，このような人間像は韓国人には受け入れられうるが，日本人にはそうでないといえるほどに，日本人と韓国人が違うとも思われない。日本でも，角膜と腎臓の場合には，以前から遺族のopt-in方式による臓器摘出が行われてきた。これを，このような人間像をもって説明することは十分可能である。その他の臓器においても，この方式による臓器摘出は，韓国人に受容されうるように，日本人にも受容されうる余地があるように思われる。

（平成11年度報告書）

2　韓国臓器移植法法文訳（平成11年度報告書）

趙　晟容訳

臓器等の移植に関する法律

制　定　　99．2．8法律第5858号
一部改正　99．7．7法律第6023号［下線部分］
一部改正　02．8．26法律第6725号［波線部分］

第1章　総則

第1条（目的）　この法律は，臓器等の提供に関する事項及び人の臓器等を他人の臓器等に機能回復のために摘出，移植するために必要な事項を規定することによって，臓器等の摘出及び移植の適正を図り，国民保健の向上に資することを目的とする。

第2条（基本理念）　①臓器等の摘出及び移植は，人道的精神に則って行われなければならない。
②臓器等を提供しようとする者が自己の臓器等の提供に関して表示した意思は，尊重されなければならない。この場合，臓器等を提供する者の意思は，自発的なものでなければならない。
③臓器等の摘出及び移植は，倫理的に妥当で，医学的に認められた方法によって行われなければならない。

第2条の2（臓器等の提供者の尊重）　臓器等の提供者の人に対する愛と犠牲精神は恒久的に尊重されなければならない。［2002．8．26　本条追加］

第3条（定義） この法で使用する用語の定義は次のとおりである。
 1 「臓器等」とは，人の内臓の器官等で，次の目のいずれかに該当するものをいう。
  A 腎臓，肝臓，膵臓，心臓，肺
  B 骨髄，角膜
  C 人の器官又は組織のうち，他人の臓器等の機能回復のために，摘出して移植しうるものであって，大統領で定めるもの
 2 「臓器等の提供者」とは，他人の臓器等の機能回復のために，対価なしに自己の特定の臓器等を提供する者をいう。
 3 「臓器等の移植待機者」とは，自己の臓器等の機能回復の目的で，他人の臓器等の移植を受けるために，第12条第1項の規定により臓器移植登録機関に登録した者をいう。
 4 「生きている者」とは，人の中で脳死者を除いた者をいい，「脳死者」とは，この法による脳死判定基準及び脳死判定手続に従って，脳全体の機能が不可逆的な状態で停止したと判断された者をいう。
 5 「家族」又は「遺族」とは，生きている者，脳死者若しくは死亡した者であって，次の各目のいずれかに該当する者をいう。但し，14歳未満の者は除く。
  A 配偶者
  B 直系卑属
  C 直系尊属
  D 兄弟姉妹
  E A目ないしD目の家族又は遺族がいない場合には，4親等以内の親族

第4条（適用範囲） この法律は，他人の臓器等の機能を回復させる移植の目的で，生きている者等から摘出及び移植される臓器等に適用される。

第5条（国家及び地方自治団体の義務） 国及び地方自治団体は，臓器等の移植を必要とするすべての人に，臓器等の移植を受ける公平な機会を保障

し，臓器等の摘出及び移植が適正に行われるよう努めなければならない。

第6条（臓器等の売買の禁止）　①何人も金銭又は財産上の利益その他反対給付を授受し，又はそれを約束して，次の各号のいずれかに該当する行為をしてはならない。
   1　他人の臓器等を第三者に提供し，そのために提供を受け，又はこれを約束する行為
   2　自己の臓器等を他人に提供し，自己に移植するために他人の臓器等の提供を受け，又はこれを約束する行為
   3　第1号又は第2号の行為を教唆・斡旋・幇助する行為
②何人も第1項第1号及び第2号に違反する行為を教唆・斡旋・幇助してはならない。
③何人も第1項又は第2項の規定に違反する行為があったことを知ったときには，その行為と関連のある臓器等を摘出又は移植してはならない。

第2章　生命倫理委員会及び臓器移植管理機関

第7条（生命倫理委員会）　①臓器等の摘出，移植及び脳死判定等に関する，保健福祉部長官の諮問に応ずるため，保健福祉部に生命倫理委員会（以下，「委員会」という。）を置く。
②委員会は次の各号の事項を審議する。
   1　脳死判定基準に関する事項
   2　臓器等の移植を受ける者（以下，「移植対象者」という。）の選定基準に関する事項
   3　第12条第1項の規定による臓器移植登録機関及び第21条の規定による臓器移植医療機関の指定基準に関する事項
   4　その他臓器等の摘出，移植に関して保健福祉長官が審議に付す事項

第8条（委員会の構成と運営）　①委員会は委員長を含めて15人以上20人以下の委員で構成する。委員は医師又は弁護士の資格のある者，裁判長，検察官，公務員ならびに学識と社会的徳望のある者の中から，保健福祉部長官

が任命又は委嘱する。

②委員長は委員の中から互選する。

③委員会は委員会の効率的な運営のため,分野毎に専門委員会を置くことができる。

④委員会及び専門委員会の構成と運営に関する必要な事項は,大統領令で定める。

第9条（国立臓器移植管理機関）　①臓器等の移植に関する事項を適正に管理するため,臓器移植管理機関を設置する。それは国・公立医療機関又は保健福祉部の所属機関の中で保健福祉部令で定める機関（以下,「国立臓器移植管理機関」という。）とする。

②国立臓器移植管理機関の業務は次の各号のとおりである。

1　移植対象者の選定

2　臓器等の提供者及び移植待機者の人的事項と身体検査の結果に関する資料の管理

3　第12条第1項の規定による臓器移植登録機関,第15条第1項の規定による脳死判定機関及び,第16条の2の規定による脳死判定対象者管理専門機関第21条の規定による臓器移植医療機関に対する指導・監督

4　臓器等の摘出及び移植に関する調査・研究,情報・統計の管理及び広報

5　その他臓器等の摘出及び移植に関して大統領令で定める業務

③国立臓器移植管理機関の運営等に関して必要な事項は,大統領令で定める。

第3章　臓器等の摘出及び移植等

第1節　通則

第10条（臓器の摘出・移植の禁止等）　①次の各号のいずれかに該当する臓器等はこれを摘出し,又は移植してはならない。

1　臓器等の移植に不適合な伝染性病原に感染された臓器等

 2 癌細胞に侵された臓器等
 3 その他移植対象者の生命・身体に<u>危害をもたらすおそれのある</u>もので，大統領令で定める臓器等

②移植対象者が決まってない場合には臓器等を摘出してはならない。但し，角膜等相当の期間を経た後もなお移植が可能な臓器等で大統領令で定める臓器等の場合には，その限りではない。

③次の各号のいずれかに該当する生きている者の臓器等は，これを摘出してはならない。但し，第1号の場合には骨髄に限って，それを摘出することができる。
 1 16歳未満の者
 2 妊婦，出産後まだ3月が経過していない者
 3 精神疾患者，精神遅滞者
 4 麻薬・大麻又は向精神性医学品に中毒している者

④16歳以上の生きている未成年者の臓器等（骨髄を除く）は，配偶者・直系尊卑属・兄弟姉妹又は4親等以内の親族に移植する場合を除いては，これを摘出してはならない。

⑤生きている者から摘出できる臓器等は，次の各号のものに限る。
 1 腎臓は正常なもの2個中1個
 2 肝臓，骨髄及び大統領令で定める臓器等は，医学的に認められる範囲内の一部

第11条（臓器等の提供に関する同意）　①この法による臓器等の提供に関する本人及び家族・遺族の同意は，次の各号によるものでなければならない。
 1 本人の同意
   本人の署名した文書による同意又は民法の遺言に関する自定による遺言の方式による同意
 2 家族又は遺族の同意
   第3条第5号各目の規定による家族又は遺族の順位による先順位者2人（家族又は遺族が1人である場合には，1人）の書面による同意。但し，先順位者<u>2人</u>がいずれも未成年者である場合には，当該未成年者の同意以外に未成年者でない次順位の家族又は遺族1人が同意した

ものでなければならず，先順位者が行方不明その他大統領令で定めるやむを得ない事由によって同意できない場合にはその次順位者が同意することができる。

②第18条第2項第1号の規定による脳死者又は死亡した者の臓器等の摘出に関するその家族又は遺族の拒否の意思表示は，第3条第5号各目の規定による家族又は遺族の順位による先順位者2人中1人がそれを行う。

③第1項第2号及び第2項の規定による先順位者2人を確定するにおいて，先順位者に含まれる者が3人以上である場合には，次の各号の方法によって先順位者2人を確定する。

1 最先順位者が3人以上の場合：最先順位者中，親等，年長者順（親等が優先する）による2人

2 最先順位者が1人であり，その次の順位者が2人である場合：最先順位者1人とその次の順位者中，親等，年長者順（親等が優先する）による1人

第2節 臓器等の提供者及び臓器等の移植待機者の登録

第12条（臓器移植登録機関） ①臓器等の提供者，臓器等の提供希望者及び臓器等の移植待機者の登録に関する業務を遂行しようとする者は，大統領令で定める施設・人員等を備えて，保健福祉部長官から臓器移植登録機関（以下，「登録機関」という。）として指定を受けなければならない。この際，保健福祉部長官は，大統領令で定めるところによって，当該登録機関の指定を臓器別に行うことができる。

②登録機関として指定を受けることができる者は，次の各号のとする。

1 国家又は地方自治団体
2 大韓赤十字社組織法によって設立された大韓赤十字社
3 医療法第3条の規定による医療機関（以下では「医療機関」という。）
4 臓器等の提供及び移植に係わる事業を主な目的として設立された非営利法人

③登録機関の業務は次の各号とする。

1 臓器等の提供者又は臓器等の移植待機者等の登録に関する業務

2　臓器等の提供者又は臓器等の移植待機者として登録しようとする者の身体検査に関する事項
　3　臓器等の提供者又は臓器等の移植待機者等の登録結果の国立臓器移植管理機関への通報
　4　その他第1項の規定による登録に関して大統領令で定める業務

　第13条（臓器等の提供者等の登録）　①臓器等の提供者又は臓器等の移植待機者として登録しようとする者は，保健福祉部令で定めるところによって登録機関に登録申請をしなければならない。但し，登録する提供者が脳死者又は死亡した者である場合には，その家族又は遺族のうちの1人が登録申請をすることはできる。
　②登録機関の長は，第1項の規定による申請を受けるときには，次の各号の基準によって登録如何を決定しなければならない。
　　1　臓器等の提供者の場合
　　　　第11条及び第18条の規定による本人又は家族若しくは遺族の同意の有無と，登録機関の長が実施する身体検査（登録機関が医療機関でない場合には登録機関の長の指定する医療機関が実施する身体検査をいう。以下同じ。）の結果に基づく臓器等の提供者としての適合性。但し，臓器等の提供者としての適合性を確認できる身体検査結果が既にある場合には，身体検査を省くことができる。
　　2　臓器等の移植待機者の場合
　　　　登録機関の長が実施する身体検査の結果に基づく臓器等の移植待機者としての適合性
　③登録機関の長は，将来臓器等を提供するという意思表示のみをした者に対しては，第11条の規定による本人の同意の有無のみを確認した後，臓器等提供希望者として登録することができる。
　④登録機関の長は，第2項及び第3項の規定によって登録の決定をした場合には，その登録をし，ただちにその結果を申請人及び国立臓器移植管理機関の長に通知しなければならない。
　⑤第2項の規定による身体検査の項目，方法及びその他の実施に関する事項は，国立臓器移植管理機関の長が保健福祉部長官の承諾を得てこれを定め

る。

⑥登録機関の長は，登録をした者が臓器等の提供等に関する意思表示を撤回したときには，ただちにその登録を抹消しなければならない。

第3節　脳死の判定

第14条（脳死判定医療機関及び脳死判定委員会）　①臓器等の摘出及び移植のため，脳死判定業務を行おうとする医療機関は，保健福祉部令で定めるところによって国立臓器移植管理機関の長に通報しなければならない。

②脳死判定業務を行おうとする医療機関は，第1項の規定による通報前にまで保健福祉部令で定める施設・装備・人員等を備え，当該医療機関に脳死判定委員会を設置しなければならない。

③第2項の規定による脳死判定委員会は，大統領令で定めるところによって，専門医3人以上を含む6人以上10人以下の委員によって構成する。

④脳死判定委員会の運営に関する必要な事項は，大統領令で定める。

⑤第1項の規定によって通知した医療機関でなければ，臓器等の摘出及び移植のための脳死判定業務を行うことができない。

第15条（脳死の判断申請）　①脳死と推定される者（以下，「脳死判定対象者」という。）の臓器等の提供のための脳死判定を受けようとする者は，保健福祉部で定めるところによって，脳死判定対象者に関する検査記録及び診療を担当した医師の所見書を添付して，第14条の規定によって国立臓器移植管理機関の長に通知した医療機関（以下，「脳死判定機関」という。）の長に，脳死判定の申請をしなければならない。

②第1項の規定によって脳死判定の申請ができる者は，次の各号に該当する者とする。

1　脳死判定対象者の家族
2　脳死判定対象者の家族がいない場合には，診療を担当した医師（脳死判定対象者が第13条3項の規定によって臓器等の提供に同意した場合に限る）

第16条（脳死の判定等）　①脳死判定機関の長は，第15条1項の規定による脳死判定の申請を受けた場合には，保健福祉部令で定めるところによって，専門医2人以上と診療を担当した医師が一緒に作成した脳死調査書を添付して脳死判断委員会に脳死判断を要請しなければならない。

②第1項の規定によって脳死判定の要請を受けた脳死判定委員会は，在籍委員3分の2以上の出席（専門医の委員が2人以上含まれなければならない）と出席委員全員の賛成によって脳死判定を行う。この場合の脳死判定の基準は別表のとおりである。

③脳死判定委員会は，脳死判定のため必要であると認める場合には，脳死調査書を作成した専門医と診療を担当した医師とを脳死判定委員会に出席させ，意見を陳述させることができる。

④脳死判定委員会は，第2項の規定によって脳死判定を行った場合には，大統領令で定めるところによって，出席委員全員が署名又は記名捺印した脳死判定書及び会議録を作成し，これを脳死判定機関の長に提出しなければならない。

⑤脳死判定機関の長は，第4項の規定によって脳死判定書及び会議録の提出を受けた場合には，その写しと保健福祉部令で定める資料とを国立臓器移植管理機関の長に送付し，脳死判定申請書に脳死判定書の写しを送付しなければならない。

第16の2（脳死判定対象者管理専門機関）　①国立臓器移植管理機関の長は第15条第1項の規定によって脳死判定の申請がなされた脳死判定対象者に対して臓器等の提供，脳死判定，臓器摘出・移植などに関する一連の業務を統合して遂行できる脳死判定対象者管理専門機関を指定することができる。

②第1項の規定によって脳死判定対象者管理専門機関として指定され得る機関は，次の各号の要件をすべて備えなければならない。
　1　第12条第1項の規定によって指定された登録機関であること
　2　第14条の規定によって通報を行った脳死判定機関であること
　3　第21条の規定によって指定された臓器移植医療機関であること

③脳死判定対象者管理専門機関の指定基準・業務・その他必要な事項は保健福祉部令で定める。[2002．8．26　本条追加]

第17条（脳死者の死亡原因）　脳死者がこの法による臓器等の摘出によって死亡したときには，脳死の原因となった疾病又は行為によって死亡したものとみなす。

第4節　臓器等の摘出及び移植

第18条（臓器等の摘出要件）　①生きている者の臓器等は本人が同意した場合に限ってこれを摘出することができる。但し，16歳以上の未成年者の臓器等と16歳未満の未成年者の骨髄とを摘出しようとする場合には，本人の同意とともにその父母（父母がなく兄弟姉妹に骨髄を移植するため摘出しようとする場合には，法定代理人）の同意を得なければならない。
　②脳死者と死亡した者の臓器等は，次の各号に該当する場合に限り摘出することができる。但し，精神疾患者及び精神遅滞者の臓器等の場合には，第1号の場合にのみ摘出することができる。
　　1　本人が脳死又は死亡前に臓器等の摘出に同意した場合。但し，その家族又は遺族が臓器等の摘出を明示的に拒否する場合は除く。
　　2　本人が脳死又は死亡前に臓器等の摘出に同意又は反対した事実が確認されない場合であって，その家族又は遺族が臓器等の摘出に同意した場合。但し，本人が16歳未満の未成年者である場合には，その父母が臓器等の摘出に同意した場合に限る。
　③第1項又は第2項の規定による同意をした者は，臓器の摘出のための手術が始まるまでの間，いつでも臓器等の摘出に関する同意の意思表示を撤回することができる。

第19条（臓器等の摘出時の遵守事項）　臓器等を摘出しようとする医師は，次の各号の事項を遵守しなければならない。
　　1　第18条による同意があったことを確認すること
　　2　臓器等の提供者が生きている者である場合には，本人か否かを確認し，本人とその家族に次の各目の事項を充分に説明すること
　　　A　臓器等の提供者の保康状態

第2部 比較法

　　B　臓器等の摘出手術の内容と健康に及ぼす影響
　　C　臓器等の摘出後の治療計画
　　D　その他臓器等の提供者が臓器等の摘出において事前に知っておくべきこと

　第20条（解剖又は検視の優先）　刑事訴訟法又は検疫法によって解剖又は検視をしなければならない場合には，その解剖又は検視の前に臓器等を移植のために摘出しなければならない。但し，診療を担当した医師が摘出する臓器等と死亡の原因との間に相関関係がなく，解剖又は検視を待つことによって摘出の時期を失うおそれがあると判断する場合には，管轄地方検察庁もしくは区検察庁の検査官又は管轄検疫所長の承認と，遺族の同意とを得て，臓器を摘出できる。

　第21条（臓器移植医療機関）　①臓器等の移植のため，臓器等を摘出し，又は移植しようとする医療機関は，保健福祉部長官から臓器移植医療機関（以下，「移植医療機関」という。）としての指定を受けなければならない。
　②移植医療機関としての指定を受けようとする医療機関は，大統領令で定める施設・装備・人員等を備えなければならない。
　③移植医療機関でなければ，臓器等の移植のため，臓器等を摘出し，又はそれを移植してはならない。

　第22条（移植対象者の選定等）　①国立臓器移植管理機関の長は，第13条第4項の規定によって臓器等の提供者の登録結果の通知を受けたときには，大統領令で定める臓器等の移植対象者の選定基準によって臓器等の移植待機者の中から移植対象者を選定しなければならない。この場合，国立臓器移植管理機関の長はこれを臓器等の提供者又は移植対象者が登録されている登録機関の長に通知し，登録機関の長は選定事実を登録されている臓器等の提供者又は移植対象者とその家族・遺族とに直ちに通知しなければならない。
　②第1項の規定にもかかわらず，角膜の場合，移植対象者の選定を待つことによって移植の時期を失う著しいおそれがある場合など，大統領令で定めるやむを得ない事由がある場合には，移植医療機関の長が移植対象者を選定

できる。この場合，移植医療機関の長はその事由及び選定結果を国立臓器移植管理機関の長に通知し，登録機関の長，臓器等提供者，移植対象者及びその家族・遺族に選定結果を通知しなければならない。

　③生きている者の中で20歳以上の臓器等の提供者と20歳未満の者の中で骨髄を提供しようとする者は，第１項の規定にもかかわらず，自己の臓器等の移植対象者を選定することができる。この場合，保健福祉部令で定めるところによって事前に国立臓器移植管理機関の長の承認を得なければならない。

　④移植対象者の選定は，第２項及び第３項，第10条第４項の規定に該当する場合を除いては，第１項の規定によって国立臓器移植管理機関の移植対象者の選定手続きを経なければならない。

第23条（脳死判定医師の臓器等の摘出等の禁止）　次の各号に該当する者は，当該脳死者の臓器等を摘出し，あるいは移植する手術に参与してはならない。
　　１　当該脳死者に関する脳死調査書を作成した専門医と診療を担当した医師
　　２　当該脳死者について脳死判定を行った脳死判定委員会に委員として出席した医師

　第５節　記録の作成及び閲覧等

第24条（記録の作成及び臓器等の摘出事実通知等）　①臓器を摘出又は移植した医師は，保健福祉部令で定めるところによって，その記録を作成し，当該臓器等を摘出又は移植した移植医療機関の長に提出しなければならない。

　②第１項の規定によって記録の提出を受けた委嘱医療機関の長は，保健福祉部令で定めるところによって，その内容を国立臓器移植管理機関の長に通報しなければならない。

　③脳死者の臓器等を摘出した移植医療機関の長は，直ちにその事実を管轄地方検察庁又は区検察庁の長に書面で通報しなければならない。

第25条（記録の保存）　①脳死判定機関の長は，第16条第４項の規定によ

る脳死判定書及び会議録その他保健福祉部令で定める脳死判定に係わる資料を15年間保存しなければならない。

②移植医療機関の長は，第24条第1項の規定による臓器等の摘出又は移植に関する記録を保健福祉部令で定めるところに従って，保存しなければならない。

第26条（記録の閲覧等）　移植医療機関の長は，次の各号のいずれかに該当する場合には，臓器等の摘出又は移植に関する記録を閲覧させ，又はその写しを交付しなければならない。但し，診療を担当した医師が，その記録の内容を臓器等を提供し又は移植された者本人が知った場合には，その治療又は回復に著しい支障をもたらすおそれがあると判断したときには，これを拒否することができる。

1　臓器等を提供した者又はその家族・遺族が，当該臓器等の摘出に関する記録の閲覧又はその写しの交付を要求する場合
2　臓器等を移植された者又はその家族・遺族が，当該臓器等の摘出に関する記録の閲覧又はその写しの交付を要求する場合

第27条（秘密の維持）　①国立臓器移植管理機関，登録機関，脳死判定機関又は移植医療機関に携わる者であって大統領令で定める者は，この法律で特別に規定した場合を除いては，当該臓器等提供者等の登録又は臓器等の摘出あるいは移植に付わる業務を担当する者以外の者に，次の各号のいずれかに該当する行為をしてはならない。

1　臓器等の提供者と摘出された臓器等に関する事項を知らせる行為
2　移植対象者と移植された臓器等に関する事項を知らせる行為
3　臓器等の提供者及び臓器等の移植待機者に関する事項を知らせる行為

②次の各号のいずれかに該当する場合には，第1項の規定は適用しない。

1　犯罪捜査のため，捜査機関が臓器等の摘出又は移植に係わる資料を要請した場合
2　裁判と関連して裁判官が臓器等の摘出又は移植に係わる資料の提出を命じた場合

第4章　監督

第28条（報告，調査等）　①保健福祉部長官又は国立臓器移植管理格関の長は，臓器等の提供，摘出，移植等と関連して必要であると認める場合には，登録機関，脳死判定機関又は移植資料の提出を命じることができる。

②保健福祉部長官又は国立臓器移植管理機関の長は，第1項の規定による登録機関等の関係書類等を関係公務員に調査させることができる。この際，調査を担う関係公務員はその権限を証明する証票を提示しなければならない。

③第1項及び第2項の場合，登録機関，脳死判定機関又は移植医療機関の長及び従事者は，正当な理由がない限り，これに応じなければならない。

第29条（是正命令）　保健福祉部長官は，登録機関，脳死判定機関又は移植医療機関の長及び従事者が次の各号のいずれかに該当する場合には，該当機関の長に一定の期間を定め，違反した事項の是正を命じることができる。

1　第13条第4項の規定による，臓器等の提供者等の登録結果の通知を懈怠した場合
2　第16条第5項の規定による，脳死判定書及び会議録の写し等の国立臓器移植管理機関の長への送付を懈怠した場合
3　第24条第1項の規定による，臓器等の摘出又は移植に関する記録の作成を懈怠した場合
4　第24条第2項の規定による通知を懈怠した場合

第30条（指定取消等）　①保健福祉部長官は，登録機関又は移植医療機関が次の各号のいずれかに該当する場合には，その指定を取消し，あるいは1年以内の期間を定め臓器等の提供者等の登録，臓器等の摘出又は移植に関する業務の停止を命じることができる。

1　第12条第1項前段又は第21条第2項の規定による施設，装備，作員等を備えていない場合
2　第12条第1項後段の規定によって登録を受けるができる臓器等以外の臓器等に対する登録業務を行った場合

3　第28条第1項の規定による命令を履行せず，又は同条第2項の規定による調査に応じない場合
　　　4　第29条の規定による是正命令を履行しない場合
　　　5　その他大統領令の定める事由に当たる場合
　②保健福祉部長官は，脳死判定機関が次の各号のいずれかに該当する場合には，3年以内の期間を定め，脳死判定業務の停止を命じることができる。
　　　1　第14条第2項の規定による施設，装備，人員等を備えていない場合
　　　2　第14条第2項ないし第4項の規定による脳死判定委員会を設置していない場合
　　　3　第16条の規定に違反して，脳死判定業務をした場合
　　　4　第28条第1項の規定による命令を履行せず，又は同条第2項の規定による調査に応じない場合
　　　5　第29条の規定による是正命令を履行しない場合
　　　6　その他この法律又はそれによる命令に違反した場合
　③保健福祉部長官は，登録機関又は移植医療機関が第1項の規定による業務の停止命令に違反して，業務を行った場合には，その指定を取消すことができる。
　④第1項及び第3項の規定によって指定が取消された登録機関又は移植医療機関は，その指定が取消された日から1年以内に登録機関又は移植医療機関として指定を受けることができない。

　第31条（廃業等の申告・通報及び資料移管）　①登録機関又は移植医療機関が廃業しようとし，あるいは臓器等提供者及び臓器等移植待機者の登録，臓器等の摘出又は移植業務を終了しようとするときには，保健福祉部令で定めるところによって，国立臓器移植管理機関の長に申告しなければならない。
　②脳死判定機関が脳死判定業務を終了しようとするときには，その事実を国立臓器移植管理機関の長に通報しなければならない。
　③第1項及び第2項の規定によって廃業し，又は業務を終了しようとする登録機関，脳死判定機関又は移植医療機関の長，第30条の規定によって業務停止の命令を受け又は指定が取消された登録機関・移植医療機関・脳死判定機関の長は，大統領令で定めるところによって，関連資料を国立臓器移植管

理機関の長に移管しなければならない。

第5章　補則

第32条（国立臓器移植管理機関等に対する支援）　国家又は地方自治体は，国立臓器移植管理機関，登録機関，脳死判定機関，脳死判定対象者管理専門機関及び移植医療機関に対して，必要な支援をすることができる。

第33条（協助業務）　保健福祉部長官又は国立臓器移植管理機関の長は，臓器等を安全で迅速に摘出，運搬，移植するため，必要な措置を関係機関の長に要請することができる。この場合，関係機関の長は正当な理由のない限りこれに応じなければならない。

第34条（国立臓器移植管理機関等の名称使用禁止）　この法律による国立臓器移植管理機関，登録機関，脳死判定機関，脳死判定対象者管理専門機関又は移植医療機関でなければ，当該名称を使用してはならない。

第35条（権限の委任）　この法律による保健福祉部長官の権限は，その一部を大統領令で定めるところによって，所属機関の長，特別市長，広域市長，道知事，市長，郡守又は区庁長（自治区の区長をいう。以下同じ）に委任することができる。

第36条（聴聞）　保健福祉部長官は，第30条第1項及び第3項の規定による取消処分をするときには，聴聞を実施しなければならない。

第37条（臓器等の摘出・移植費用の負担等）　①臓器等の摘出及び移植にかかる費用は，当該臓器等の移植を受けた者が負担する。但し，移植を受けた者が負担する費用について他の法令で別に定める場合には，その法令で定めるところによる。
　②第1項の規定による費用の算出は，国民健康保険法で定めるところによる。但し，国民健康保険法で規定していない費用の算出は，保健福祉部令で

第2部　比較法

定めるところによる。

第38条（手数料）　①臓器等の移植待機者として登録しようとする者は，登録機関の長に手数料を納付しなければならない。

②第1項の規定による手数料の金額については，保健福祉部令で定める。

第6章　罰則

第39条（罰則）　①次の各号のいずれかに該当する者は，無期懲役又は2年以上の有期懲役に処する。

1　第10条第1項の規定に違反して，伝染性病原に感染された臓器等，癌細胞に侵された臓器等又は移植対象者の生命・身体に危害をもたらすおそれのある臓器等を摘出し，又は移植した者
2　第10条第2項の規定に違反して，移植対象者が決まっていない臓器等を摘出した者
3　第10条第3項の規定に違反して，同項の各号のいずれかに該当する者から臓器等を摘出した者
4　第10条第4項の規定に違反して，16歳以上の未成年者の臓器等を摘出した者
5　第10条第5項の規定に違反して，生きている者から摘出してはならない臓器等を摘出した者
6　第16条の規定による脳死判定を受けていない脳死判定対象者の臓器等を摘出した者
7　第16条第2項の規定に違反して，脳死判定を行った者
8　第18条第1項の規定に違反して，本人等の同意を得ないで臓器等を摘出した者
9　第18条第2項の規定に違反して，脳死者から臓器等を摘出した者

②第1項の各号のいずれかの規定に違反して，人を死亡させた者は，死刑，無期懲役，又は5年以上の有期懲役に処する。

第40条（罰則）　①第6条第1項第1号又は第3号の規定に違反して，臓

器等を提供し，そのために提供を受け，これを約束をし，又はこれを教唆・幹旋・幇助する者，又は同条第3項の規定に違反して，臓器等を摘出し，又は移植した者は，2年以上の有期懲役に処する。

②第6条第1項第2号の規定に違反して，臓器等を提供し，そのために提供を受け，又はこれを約束し，又は同条第2項の規定に違反して，同条第1項第1号及び第2号の行為を教唆・幹旋・幇助した者は，10年以下の懲役若しくは5千万ウォン以下の罰金に処し，又はこれを併科する。

③第22条第1項ないし第3項の規定による移植対象者の選定又はその承認と関連して，その対価としての金銭，財産上の利益又はその他の供与を受けた者は，7年以下の懲役若しくは3千万ウォン以下の罰金に処し，これを併科する。

④第1項ないし第3項の罪を犯し，よって得た金銭又は財産上の利益はこれを没収する。これを没収することができないときには，その価額を追徴する。

第41条（罰則）　①第16条第1項の規定による専門医又は診療を担当した医師が，脳死調査書を虚偽に作成し，脳死者でない者に対する脳死判定を行わせたときには，1年以上の有期懲役に処する。

②第1項の罪を犯し，よって人を傷害したときには，2年以上の有期懲役に処する。

③第1項の罪を犯し，よって人を死亡させたときには，死刑，無期懲役又は5年以上の有期懲役に処する。

第42条（罰則）　①第16条の規定による専門医又は診療を担当した医師が，業務上の過失によって事実と異なる脳死調査書を作成し，脳死者でない者に対する脳死判定を行わせたときには，5年以上の禁固又は2千万ウォン以下の罰金に処する。

②第1項を犯し，よって人を傷害したときには，7年以下の禁固又は3千万ウォン以下の罰金に処する。

③第1項の罪を犯し，よって人を死亡させたときには，10年以下の禁固又は5千万ウォン以下の罰金に処する。

43条（罰則）　次の各号のいずれかに該当する者は，5年以下の懲役又は3千万ウォン以下の罰金に処する。
　1　第14条第1項の規定に違反して，国立臓器移植管理機関の長に通知せずに脳死判定業務をし，又は第30条第2項の規定による脳死判定業務の停止期間のうちに脳死判定業務をした医療機関の長
　2　第14条第2項及びび第3項の規定による施設，装備，人員等を備えず，又は脳死判定委員会を設置せずに脳死判定業務をした医療機関の長
　3　第18条第2項の規定に違反して，死亡した者から臓器等を摘出した者
　4　第21条第3項の規定に違反して，臓器等を摘出又は移植した者
　5　第22条第1項前段の規定に違反して，脳死対象者の選定基準に従わずに移植対象者を選定した者
　6　第22条第4項の規定に違反して，移植対象者を選定し，又はその臓器等を移植した者
　7　第23条の規定に違反して，脳死者の臓器等の摘出又は移植手術に参与した者

第44条（罰則）　①次の各号のいずれかに該当する者は，3年以下の懲役又は2千万ウォン以下の罰金に処する。
　1　第22条第2項後段の規定に違反して，移植対象者の選定事由及び選定結果を国立臓器移植管理機関の長に通知しなかった者
　2　第24条第3項の規定に違反して，脳死者の臓器等の摘出事実を管轄地方検察庁又は区検察庁の長に書面で通知しなかった者
　3　第27条の規定に違反して，同条第1項各号のいずれかに該当する行為を行った者

第45条（罰則）　次の各号のいずれかに該当する者は，2年以下の懲役又は1千万ウォン以下の罰金に処する。
　1　業務上の過失によって第10条第1項の規定に違反して，伝染性病原

に感染された臓器等，癌細胞に侵された臓器等，若しくは移植に不適合な臓器等を摘出し，又は移植した者
2　第12条第1項の規定に違反して，登録機関としての指定を受けずに臓器等提供者等の登録業務を行った者
3　第16条第5項の規定に違反して，脳死判定書及び会議録の写しと当該資料を国立臓器移植管理格関の長に送付していない者
4　第20条の規定に違反して，臓器等を摘出した者
5　第22条第3項の規定に違反して，国立臓器移植管理機関の長の承認を得ずに移植対象者を選定して臓器等を提供した者
6　第24条第1項の規定に違反して，臓器等の摘出又は移植に関する記録を作成せず，又は虚偽の記録を作成した者
7　第25条第1項の規定に違反して，脳死判定書等脳死判定に関する資料を15年間保存しなかった者
8　第25条第2項の規定に違反して，臓器等の摘出又は移植に関する記録を保存しなかった者

第46条（資格停止の併科）　この法律に違反した者を有期懲役に処する場合には，10年以下の資格停止を併科することができる。

第47条（両罰規定）　法人の代表者又は法人若しくは人の代理人，使用人，その他の従業員が，第40条第2項及び第3項，第42条ないし第45条の違反行為をしたときには，行為者を罰するほか，その法人又は本人に対しても，各本条の罰金刊を科する。

第48条（過科）　①次の各号のいずれかに該当する者は，300万ウォン以下の過科に処する。
1　第13条第4項の規定に違反して，登録結果を国立臓器移植管理機関の長に通知しなかった者
2　第19条の規定に違反して，同意事実または本人か否かを確認せず，又は必要な説明をしなかった者
3　第22条第1項後段又は第2項後段の規定に違反して，移植対象者の

選定事実を臓器等提供者，移植対象者及びその家族又は遺族に通知しなかった者

4 第31条第3項の規定に違反して，国立臓器移植管理機関の長に関連資料を移管しなかった者

②次の各号のいずれかに該当する者は，200万ウォン以下の過科に処する。

1 第28条第1項の規定による命令を履行せず，又は同条第2項の規定による調査を拒否，妨害又は忌避した者

2 第34条の規定に違反して，国立臓器移植管理機関，登録機関，脳死判定機関，脳死判定対象者管理専門機関又は移植医療機関という名称を使用した者

③次の各号のいずれかに該当する者は，100万ウォン以下の過科に処する。

1 第26条の規定に違反して，記録の閲覧又は写しの交付の要求に応じなかった者

2 第31条第1項及び第2項の規定による申告又は通知をしなかった者

第49条（過科の賦課・徴収手続）　①第48条の規定による過科は，大統領令で定めるところによって，保健福祉部長官又はその所属機関の長，特別市長，広城市長，道知事，市長，郡守又は区庁長（以下，「賦課権者」という。）が賦課，徴収する。

②第1項の規定による過科処分に不服する者は，その処分の告知を受けた日から30日以内に賦課権者に異議を申し立てることができる。

③第1項の規定による過科処分を受けた者が第2項の規定によって異議を申し立てたときには，賦課権者はただちに管轄裁判所にその事実を通知しなければならなく，通知を受けた管轄裁判所は非訟事件手続法による過科の裁判をする。

④第2項の規定による期間内に異議を申し立てず，過科を納付しなかったときには，国税滞納処分又は地方税滞納処分の例に従ってこれを徴収する。

附　則

第1条（施行日）　この法律は公布後1年が経過してから施行する。

第2条（登録機関等に対する経過措置）　この法律の施行当時，臓器等の提供者等の登録，臓器等の移植のための臓器等の摘出及び移植業務を行っている者であって，この法律の施行日から14日以内に保健福祉部長官に次の各号の事項を申告した者は，この法律の施行日から6月以内にまでは，各々第12条第1項及び第21条第1項の規定にもかかわらずこの法律による登録機関と移植医療機関の業務を行うことができる。

　　1　当該機関の名称，所在地及び代表者の人的事項
　　2　当該機関の設立根拠，法人の場合にはその定款
　　3　当該機関の臓器等の提供者等の登録，臓器等の摘出及び移植の業務実績，その設備・装備・人員
③（他法律の改正）屍体解剖及び保存に関する法律を次のように改正する。
　　1　第1条中「解剖，保存及び部分分離」を「解剖及び保存」とする。
　　2　第5条を削除する。
　　3　第11条第2項前段中「区庁長」を「区庁長（自治区の区庁長をいう。以下同じ）」とする。
　　4　第19条第3号・第4号と第21条第1項第1号を削除する。

附　則

この法律は2000年2月9日から施行する。

附　則

この法律は公布後6月が経過した日から施行する。

第 2 部　比 較 法

[別表]　脳死判定基準（第16条第 2 項関係）

1　6 歳以上の者に対する脳死判定基準

次の先行条件と判定基準に適合しなければならない。

A　先 行 条 件
　(1)　原因疾患が確実で，治療の可能性のない器質的な脳病変があること
　(2)　深い昏睡状態で自発呼吸がなく，人工呼吸器で呼吸が維持されていること
　(3)　治療可能な薬物中毒（麻酔剤・睡眠剤・鎮静剤・筋肉弛緩剤又は毒物等による中毒），代謝性又は内分泌性障碍（肝性昏睡，尿毒性昏睡，低血糖性脳症等）の可能性がないこと
　(4)　低体温状態（直腸温度が摂氏32度以下）でないこと
　(5)　ショック状態でないこと

B　判 定 基 準
　(1)　名部刺激に全然反応がない深い昏睡状態
　(2)　自発呼吸が不可逆的に喪失していること
　(3)　両眼の瞳孔が拡大・固定していること
　(4)　脳幹反射が完全に喪失していること：次の反射がすべて喪失されたことを示す。
　　　a　光反射（light reflex）
　　　b　角膜反射（corneal reflex）
　　　c　眼球頭部反射（oculo-cephalic reflex）
　　　d　前庭眼球反射（vestibular-ocular reflex）
　　　e　毛様体脊髄反射（cilio-spinalreflex）
　　　f　咳反射（cough reflex）
　(5)　自発運動・除脳強直・除皮質強直，痙攣等があらわれないこと
　(6)　無呼吸検査の結果，自発呼吸が誘発されないため，自発呼吸が不可逆

的に不可能と判断されること
　※無呼吸検査：自発呼吸が喪失された後，自発呼吸の回復可能性の有無を判定する臨床検査で，その検査方法は次のとおりである。
　―100％酸素（O_2）と５％二酸化炭素（CO_2）とを10分間人工呼吸器で吸入させた後，人工呼吸器を除去した状態で，100％酸素（O_2）６l/minを器官内管を通じて供給しながら，10分以内に血圧を観察して血液の二酸化炭素分圧（$PaCO_2$）が50torr以上上昇することを確認したにもかかわらず，自発呼吸が誘発されない場合，自発呼吸が不可逆的にできないと判定し，検査が不充分又は中断された場合には，血流検査によって追加確認をしなければならない。
(7)再確認：(1)から(6)による判定結果を６時間後再確認しても，その結果が同じであること
(8)脳波検査：(7)による再確認後，脳波検査を実施して平坦脳波が30分以上持続すること
(9)その他必要と認められる，大統領令で定める検査に適合すること

2　６歳未満の小児に対する脳死判定基準

　１の先行条件と判定基準に適合しなければならず，年齢によって再確認と脳波検査を次のように実施する。

A　生後２月以上１歳未満の小児
　前記１B(7)による再確認を48時間後に実施し，１B(8)による脳波検査を再確認前と後に実施する。

B　１歳以上６歳未満の小児
　前記１B(7)による再確認を24時間後実施する。

II ドイツ

1 日本とドイツの臓器移植法:比較と検討

長井 圓

　1．ようやく昨今，日本とドイツの両国において，臓器移植法が新たに成立して，「脳死」が人の死であると認められた[1]。第二次大戦後半世紀を超える両国の文化と歴史の共通点と相違点に鑑みても，感慨深いものがある。
　ドイツでは，その立法以前から，脳死を「人の死」と解するのが，医学のみならず法学においても通説であり，いわゆる「広い同意方式」により脳死者からの臓器移植が数多く実施されてきたようである。しかし，わが国では，臓器移植法の施行後一年近くを経た今日，この新法の下での脳死者からの移植例はない。その実体は，「臓器移植防止法」に近いのである。それは，単なる法の「運用」の問題というよりも，「法」それ自体が抱える問題であろう[2]。マスメディアの報道の姿勢に問題があるとの声も聞く。しかし，新法自体が，脳死を「人の死」とする観念を人々に定着させて「臓器提供」の意思を形成させる力において，余りにも弱かった。このようにも考えられるとすれば，その問題性は，そのまま刑法学の責ともなろう。ここでも，その理論は十分に確定している，とは言えないのである。

　2．このような問題意識に立脚するならば，わが国の臓器移植法は，施行後3年後の見直し（附則2条参照）に向けて，根本的な再検討が必要にな

る(3)。その基点の一つとして,ドイツの新移植法との比較研究が重要になる。

　本年3月下旬に,マックスプランク国際・外国刑法研究所長のアルビン・エーザー教授が来日の折,「ドイツにおける臓器移植の新立法(規制)」と題する講演をお引き受け頂ける幸運に恵まれた。その講演録(筆者による翻訳を含む。)は,井田良・慶應義塾大学教授により訂正・加筆して頂いた後に,「ジュリスト」に掲載される(4)。

　このドイツ移植法の「仮訳」(後出・資料(3))も,本来は,その参考資料として同時掲載を意図しながら作成されたものであった。しかし,その分量の問題もあって,これを果たすことができなかった。この未熟な仮訳を補正しうる時間もなまま放置することになるよりはと思い直して,急遽本誌に掲載の機会を得た。すなわち,ドイツの移植法に関しては,国会図書館調査立法考査局(石井五郎・監修)「ドイツにおける臓器移植法案」レアァレンス558号(平成9年7月号)67頁以下に,極めて詳細な解説つきで「法案」が訳出されている。しかし,法案自体が未完成であり,また公布された新法は,法案と較べると,章名・法条番号を含めて相当な変更が加えられている。そこで,前記講演録の資料として,多少の役に立たないでもない,と考えたのである。なお,本稿(後出資料)では,新法の立法経過の概要(5)を示すものとして,「ドイツ連邦議会第13会期・保健委員会の決議案と審議」(BT Drucksache 13/8017)および連邦議会可決後・連邦参議院送付前の「政府公報」(Sozialpolitische Umschau Nr. 291/1997)を併せて訳出した。

　3. 日独両国の臓器移植法の異同を,以下では,単に全体像として粗略に比較してみることにしたい。

　第一に,日本法の全25条(別に附則全12条)に対して,ドイツ法の全26条であって,全体の法条数はほぼ等しい。しかし,日本法では適用対象となる臓器の「定義」を始めとして「厚生省令で定める」ところが多い(5条・6条・9条・10条・12条・14条・19条)。そのため,「臓器の移植に関する法律施行規則」(平成9年10月8日厚生省令78号)全16条・附則全6条,さらに「「臓器の移植に関する法律」の運用に関する指針(ガイドライン)」第1～第11までを含めると,日本の臓器移植法規は,少なくとも量的には「肥満型」である。それにもかかわらず,その内実は,「脳死移植業法」に近く(6),ドイツ

法と較べると，法律としての「完結性」に欠け，充分に国民に開かれたものとなっていない。それは短期間の拙速な審議(7)のみで成立した議員立法の問題点を反映している。ドイツ法のように，動いている移植実務の経験をもとにして，1970年代末から連邦および州（ラント）において様々な立法案・法令(8)が積み重ねられて来たことと対比すれば，その準備過程に大きな差異が認められるのである。

4． 規制対象が，日本法では「死体からの臓器移植」に限定されているが，ドイツ法では「生体からの臓器移植」を含んでいる。そして，生存する提供者の臓器摘出は，死亡した提供者の臓器が利用しえない場合にのみ許容される（8条1項3号）。このように，死体移植に対する生体移植の補充性が認められている。それは，提供者の生命・身体の完全性を保護すべき要請からして，不可欠な立法である。日本法でも，早急な検討が必要であろう(9)。しかし，脳死体からの臓器摘出自体が実施されていない現状では，このような補充性も機能しうる余地が乏しいのである。

なお，ドイツ法では，「死体」ではなく「死者」という文言が用いられている。これは，ドイツの基本法の解釈としても，「死者」には「人格権」があるとするのが通説であって，これに対応した表現になっているものと思われる。もっとも，その人格権の実質・保護すべき程度については，臓器移植との関係について検討が必要であろう(10)。

5． 臓器摘出の前提となる「死の概念・基準・判定手続」については，日本・ドイツ共に厳しい論争が繰り広げられた。その結果，特に「死の概念」に関する定義規定が，両国共に欠けている(11)。「脳死」は，単に「臓器摘出の要件」として定められているにすぎないが，同時に疑いなく「人の死」であるとして定められていることに変わりはない（日本法6条，ドイツ法3条）。

脳死の「実体的判定基準」として，「全脳死基準」が共通して採用されている。しかし，その「手続的判定基準」は，ドイツ法では，「医学の専属領域」であるとして，「医学的知見の水準に適合する手続基準」による判定に委ねられ（3条1項2号，2項2号），その基準は連邦医師会が指針（準則）

として定めることになっている（16条1項）。ここでも，「人間の尊厳」の基礎に関わる「死の概念」についての規範的決定は，「法学」の領域に属し，その「科学的判定基準」については「医学」の権能に委ねるとして，信頼の原則に基づいた分配が行われている。これに対して，日本法では，「一般に認められている医学的知見に基づき厚生省令で定める」判定基準に従って行われる（法6条4項，施行規則2条）。

　さて，いずれにせよ，統一的な死の基準をめぐり「脳死」と「心臓死」との関係が問われる。日本法では，「死体」に「脳死した者の身体を含む」と定められているので（6条2項，さらに附則4条参照），「脳死体」の他に「心臓死体」があることが前提とされている[12]。ドイツ法でも，「心臓・循環の不可逆的停止」による死の判定が維持されており，脳死判定と異なり，二人の医師の独立した診断ではなく，その停止後3時間を経過すれば，一人の医師による判定でも足りる（5条1項）。しかし，この規定は，「証明の手続」に関するものであることが明示されており，「死の基準」に関するものではない。したがって，脳死一元論からすれば，心肺機能停止後の「3時間」を通じて正しく「脳死」が判定されるのであるから，「二つの死」を法が認めたことにはならない[13]。

　二つの異なる死の基準を認めると，「心臓死と脳死との選択権」を認めようとする見解[14]が登場しうる。しかし，死の事実は，本人の意思で変更しうるものでなく，その意思に関わりなく，何人にも等しく定まるべきものである。また，人の死は，臓器移植とは関係なく，発生しうるものである。それゆえ，臓器移植との関係でのみ「脳死」が人の死であって，それ以外では「心臓死」が人の死である，として「二つの死」を法が認めることも許されない[15]。さらに，脳死が「残された僅かな生ある状態（dying）」であるとしながら，いわゆる心臓死が切迫する場合と異なり，この場合にのみ本人に「死の評価」を選択させることも許されない。それは，死の伝統的概念に反するのみならず，憲法13条・14条の趣旨にも反することになる。

　日本法6条3項も，「脳死」の選択権でも拒否権でもなく，単に脳死の「判定手続」拒否権を認めたものにすぎない[16]。この場合にも，「脳死」という事実は厳然と発生する。しかし，その手続拒否によって脳死時期が不明になる場合には，結果的に脳死拒否権を認めたに等しいことになるであろう[17]。

それにしても，患者の「脳死」を防止するための救命措置として，その「判定手続」は不可欠なのである[18]。

6． ドイツにおいても，脳死した妊婦の胎児が孤児になるのを防止しようとして人工心肺装置を維持しようとしたエアランゲン・ベイビー事件を機に「全脳死基準」への疑問が強まり，生物学的な生命観からすれば「脳死」は「有機体全体としての死」とは言えない，とする見解が勢いを得た[19]。この対立は，基本法2条2項に定める「生命権」をめぐるヘフリンク教授[20]とホイン教授[21]との激しい憲法論争によく示されている。

その対立点の一つとして，脳死批判論者や同盟90・緑の党の提案によると，脳死者には，前述した「二つの死の選択権」とは異なり，「生死の選択権」が憲法上認められる。すなわち，①脳死は，生死のいずれでもない「第三の状態[22]」ではなく，「死につつあるが，なお生きている状態」であるものの，②「死への限定された不可逆的な過程」であるから，その生命維持を中止して「尊厳死」させうるにもかかわらず，③他人の救命（移植）のために敢えて本人を「延命」させる行為についての適法化事由として，個人の自己決定権（生死の選択権）を承認することができる[23]。

このように主張するのであるが，結局，脳死者は他人への臓器移植のために生命を削除されるのであるから，それは単なる「尊厳死の延期」ではないように思われる。その人の生命は「相対化」（他人の生命との利益衡量）されており[24]，もはや「尊厳死」とはいえないのである。したがって，この見解は，ドイツ刑法216条（本人の要請に基づく殺人罪）と調和不可能である，と批判されたのである。

ドイツの移植法の立法過程において，このような「生死の選択権説」も排斥されたことになる。もっとも，脳死者が生きているというのであれば，その殺人となる臓器摘出を否定すればよいのであって，生物学生命観を基礎とする生命権の憲法的保障が「全脳死基準」とは適合しえない，とする批判までも誤りであるとは断定しえないのである。それゆえ，憲法と適合しうる「死の概念・基準」を明確化することが，今後も求められている。

7． 日本法では「臓器摘出」および「脳死判定」について，各々「本人

の同意」に加えて「遺族・家族が拒まない」ことが、要件とされている（6条1項・3項）。

　この根拠の乏しい厳格な二重の要件によって、移植の許容は極めて限局されてしまう。本人の明示的同意（書面）があっても、本人とは疎遠な一人の遺族でも強く反対するだけで事実上移植を阻止しうることになる。ガイドライン第2にいう「総意」とは、こうなってしまうのである。このような家族の「和」に依拠した同意方式は[25]、この問題に馴染み難いと思われる。ドイツ法のように、近親者の実質を考慮した上で順位づけられた同意権者の意思が優先されるべであろう（4条）。

　さらに、「脳死判定」は、本人自身の生死に関わるのであるから、承諾能力を備える本人の意思が明示されている場合に、これと独立して、本人の生活に関して相続等の利害の対立しうる家族が決定関与しうる事項ではない。医療の現場では、家族に反対がある限り、それ以上の措置を進め難いという事情があるにせよ、これに安易に妥協すれば「医の倫理」を放棄するに等しくなる。この限りでは、ドイツの脳死批判論者（生死選択権説）が主張した「狭い同意方式」が適切であるようでもある。しかし、本人の意思表示が欠ける場合に限り、その代弁者の役割をなしうる近親者に認めるのであれば、「広い同意方式」も排斥されるべき理由はないであろう。これに対して、日本の「二重同意方式」には、問題が多い。この方式は、本人の書面化された意思が後に変更されたことを家族が知って本人の意思を代弁するような場合に限らなければ、適切ではない。

8．「脳死判定」について「拒否権」を認めるべき理由が問題となる。それが、医療への不信を理由とするのであれば、少なくとも拒否権は「心臓死判定」にも必要としなければならないが、それは何を意味するのであろうか。「脳死判定の過誤と濫用」の防止を目的とするならば、その判定拒否者のみの救済では足らず、すべての患者が等しく保護されねばならない。したがって、「拒否権」による差別的解決は、不適切であって、正当根拠を欠く。

　むしろ、臓器移植における過誤と濫用を防止するには、脳死判定の拒否という個人によるリスク回避よりも、移植システム全体の「権力の分立化」と「手続の透明化」という組織法・手続法による積極的な規制の充実こそが、

効果的なのである。すなわち，臓器移植に直接・間接に関与するすべての人と機関について，その行為・権限・手続を各々独立して配分・規定して各々の責任を明確にし，その過誤を相互に監視・是正して，また同時に各々の手続の文書記録化を義務づけて，その責任追及を容易にすることが，必要である。特に，脳死判定および臓器摘出に当たる各医師等の医療関係者の権限・手続の分離・独立化，その外部からの監査，ならびに濫用の動機となる金銭等の利益供与を阻止するために臓器受容者との関係を切断するための方策，つまり個々の臓器提供情報の管理，移植臓器の配分の自動化・公平化，臓器取引の禁止担保などが，重要であるといえる。

このような観点から，両国の移植法における関連規定を対比してみると，日本法は手続・組織法的規制において充分ではない。例えば，脳死判定について，日本法では「二人以上の医師」による「判断の一致」が要件となるが（6条4項），ドイツ法のように「相互に独立して」診断することまでは要件とされていない。また，臓器移植の組織・体制に関する基本的規制は，日本法には見られない。ただ許可制の「臓器あっせん機関」に関する規定（12条〜17条）を除くと，附則2条2項において「政府は，ドナーカードの普及及び臓器移植ネットワークの整備のための方策に関し検討を加え，その結果に基づいて必要な措置を講ずるものとする。」と定めるのみである。さらに，「臓器の移植に関する附帯決議」には，「公正・公平なレシピエント選定が行われる適正な基準の設定，臓器移植ネットワークの体制整備」，「コーディネーターの資質向上」等の単なる要望があるにすぎない。さらに，ガイドライン第3には，「法に基づく脳死した者の身体からの臓器提供については，当面，次のいずれの条件をも満たす施設に限定する」とあり，「臓器提供施設内の倫理委員会」，第4には「コーディネーター」の定義と手続についての定めがある。しかし，その遵守がどのように担保されるかは明らかでない。勿論，日本法にも，記録の作成・保存・閲覧（10条），臓器売買等の禁止（11条）および臓器あっせん機関の秘密保持義務（13条）等の定めには罰則担保まであるものの，総じて組織規定への立法者の関心は乏しい。

9. これに対して，ドイツ法の臓器移植の体制と組織，特にその情報の提供と保護に関する規則は，充実している。

Ⅱ　ドイツ

　その適用対象になる臓器は，「臓器，臓器の一部又は組織」（ただし，血液，骨髄，胚，胎児の臓器・組織を除く。）である（1条）。しかし，その内の「心臓，腎臓，肺臓，膵臓および腸」については，許可を受けた「移植センター」でなければ移植してはならないと定め，「これらの臓器」が本法（3条・4条）により摘出されるときに，これを「幹旋義務のある臓器」（「幹旋を義務づけられた臓器」とするのが正確であるが，本稿および後出資料では簡明さを尊んで，このように訳出した。）と呼び，「幹旋機関」により幹旋される場合に限り，その移植が許される（9条，その違反は20条1項2号による過料処罰）。すなわち，ドイツ法では，適用される臓器・組織を二つに分けて，重要な臓器（幹旋義務のある臓器）についてのみ「移植センター」および「幹旋機関[26]」の組織的な統制下に置く。

　さらに，各地域の「移植センター」（10条）を中心に，「調整機関」（コーディネーター）（11条）および「幹旋機関」（12条）の各任務・相互協力・情報交換等について，詳細な組織・手続規定を定めている。この「調整機関」および「幹旋機関」は，健康保険・医療に関わる諸団体の協力により設置され，その財政および組織の独立性が保障され，この諸団体及び移植センターとの協約によって各々の任務の細目が定められることになっている。

　これらの組織規定は，臓器移植に関わる過誤・濫用の防止に有効なばかりでなく，公正な臓器移植の推進にとっても不可欠である。特に後者に関しては，臓器提供に関する啓発文書，臓器提供証明書，臓器提供申請機関，臓器提供登録所，その情報の提供・管理（2条），また臓器提供をなしうる者の措置をした医師等による情報提供義務[27]，臓器摘出を予定する医師への情報提供義務（7条）についても，具体的な定めがある[28]。さらに，「情報の提供・開示」と同時に「個人情報の保護」に関する規定も充分に整備されていることに注目すべきであろう。

　要するに，昨年相次いで成立・施行された日独の臓器移植法であるが，移植の濫用防止と推進のいずれの面においても，ドイツ法が実効的であるのに対して，日本法の的外れが目につくのである。その見直しに向けて，「死の概念」を含めて本格的な検討が必要であるように思われる。あるいは，日本の移植医療の現場においても，公正さが担保しうる体制・組織は，既に充実

している，との主張もあるであろう。しかし，正に生命に関わるがゆえに，「移植医療」に対する人々の不安と不信が強いのであるとすれば，その不安と不信を取り除くことができるように，その制度・組織を一層と法定化したうえ，国民への啓発に力を入れることが必要であろう。そうしない限り，「脳死」やその「判定」を拒否することによって，自己の安全を確保しようとする人々の考えを克服することは，難しいのではないであろうか。

(1) ドイツ法，Gesetz über die Spende, Entnahme und Übertragung von Organ（Transplantationsgesetz—TPG）Vom 5, November 1997 : Bundesgesetzblatt Jahrgang 1997, Teil I Nr. 74, 2631—2639 の翻訳として，後出資料(3)（長井圓・仮訳）参照。この新法の刑罰規定については，Ulrich Schroth, Die strafrechtlichen Tatbestände des Transplantationsgesetzes, JZ 1997, S. 1149—1154，新法全体の概説・論評として，Erwin Deutsch, Das Transplantationsgesetz vom 5, 11, 1997, NJW 1998, S. 777—S. 782，および Albin Eser, Die neue Regelung der Organtransplantation in Deutschland, S. 1—S. 16，アルビン・エーザー・後掲注(4)がある。

日本の「臓器の移植に関する法律」（平成9年7月16日法律104号，施行平成9年10月16日）については，包括的な逐条解説・資料として中山研一・福間誠之編・移植法ハンドブック（日本評論社・1998年），立法基礎資料として町野朔編・脳死と臓器移植（資料・生命倫理と法Ⅰ・第二版追補・信山社・1998年）がある。さらに，甲斐克則「脳死移植立法の意義と問題点」法律時報69巻8号（1997年）2—5頁，中山太郎「臓器移植法—適正な移植医療を目指して」法学セミナー513号（1997年）110—111頁，H「脳死移植法論議は決着したか—臓器移植に関する法律」法学セミナー514号（1997年）115頁，日野勤「脳死」法学教室201号（1997年）1頁，唄孝一「脳死論議は決着したか—臓器移植法の成立」法律時報69巻10号（1997年）34—43頁，星野一正「臓器移植法の問題点　法改正への提言」時の法令1549号（1997年）60—69頁，秋葉悦子「臓器移植法の成立—死の選択権の認容」法学教室205号（1997年）43—47頁，島崎修次・中森喜彦・野本亀久雄・唄孝一・町野朔・丸山英二「〈座談会〉臓器移植法をめぐって」ジュリスト1121号（1997年）4—29頁，平野龍一「三法一両損的解決—ソフトランディングのための暫定的措置」ジュリスト1121号30—38頁，伊東研祐「「死」の概念」ジュリスト1121号39—45頁，宇都木伸「提供意思」ジュリスト1121号46—53頁，長谷川友紀「臓器移植法の運用と課題」ジュリスト1121号54—62頁，丸山英二

Ⅱ ドイツ

「脳死と臓器移植―臓器移植法の成立」神戸法学雑誌47巻2号（1997年）229―254頁，井田良「臓器移植法と死の概念」法学研究70巻12号（1997年）119―223頁，同「脳死説の再検討」西原春夫先生古稀祝賀論文集第三巻（1998年）43―58頁，中山研一「迷走した臓器移植法の軌跡」法学セミナー517号（1998年）13―17頁，同「臓器移植法と脳死問題」法学セミナー517号18―21頁，丸山英二「臓器移植法における臓器の摘出要件」法学セミナー517号22―26頁，水越治「臓器移植法の施行と残された課題―医学からのコメント」法学セミナー517号27，30頁等々多数の文献があるが，その全てを網羅することはできていない。

(2) 例えば，水越・前掲注(1)27頁は，本法では，「種々の考え方が調整されたため，基本となる重要な課題の判断が明確にされないままに結論が導き出されており，基盤の思想が非常にわかりにくいように感じる」として，その問題点として脳死の相対化および脳死・移植の是認手続の二点が指摘されている。

(3) その代表的見解として，平野・前掲注(1)31頁。これに対して，甲斐・前掲注(1)5頁では，「間違っても臓器不足を理由に，安易に要件をさらに緩める方向に向かわないように注視する必要がある。」とされ，また中山研一・前掲注(1)21頁では，「これをどちらの方向に動かすことも，これまでの脳死論議を再燃させるおそれがある。当分の間は，脳死を臓器移植の場面に局限しておくのが望ましい」とされている。しかし，その実質的根拠は示されていない。

(4) アルビン・エーザー，長井圓・井田良共訳「ドイツの新臓器移植法（上）・（下）」ジュリスト1138号87頁，1140号（1998年）125頁参照。

(5) 斉藤誠二「ドイツの臓器移植」西原春夫先生古稀祝賀論文集第三巻（1998年）59―82頁参照。

(6) この点につき，星野・前掲注(1)61頁では，生存中のドナーからの移植が定められていないので，本法の名称を「死者からの臓器移植法」と改名するか，法の大改正をする以外にはない，とされている。

(7) 唄・前掲注(1)34頁，中山研一・前掲注(1)13頁・18頁参照。

(8) それは，1979年の連邦政府・連邦参議院の草案（Drucksache 8/2681）に始まる。諸案の概観については，Deutsch, NJW 1998, S. 777 参照。

(9) 前注(5)参照。

(10) なお，Schroth, JZ 1979, S. 1152 は，次のように論じている。さらに問題になるのは，近親者が自らの権利により臓器摘出に同意しうるのか，それとも，近親者は死者の推定的意思に従うことが死後の人格権から要請されてい

るのか，という点である。後者の場合には，親族は自己の権限に基づいて臓器摘出について同意しえず，これについて死者の価値判断が知らされている場合にのみ同意しうることになる。これに関して先ず解明すべきは，およそ死後の人格権についてどのように理解すべきかである。死後の人格権については，近親者の感情の集積が中心的に考慮されていることから出発するならば，近親者に固有の権利を付与することに賛成となる。この場合には，近親者は固有の権利により臓器摘出に賛成することができる。これに対して，死者の人格権においては，人の人生の計画はその死後も暫く尊重されるという期待が保護されるという考えから出発するならば，近親者には，臓器摘出に同意する固有の権利がなく，死者を基準とした価値判断に合わせるべき義務が近親者に課せられることになる。この死者の意味に法益を解すべきことに賛成しうる。これに賛成するならば，死者は，自分のために決定する人を定めることもできることになろう。すなわち，立法者は，明らかに死者の人生計画を死を超えて臓器摘出に関しては保護しようとしたのである。

(11) 例えば，星野・前掲注(1)62頁では，本法では心臓死も窒息死も脳幹死も定義せず，なぜ，「脳幹を含む全脳の機能が不可逆的に停止するに至った脳死」だけを成文化したのであろうか，とされている。しかし，そこでは「死の概念」と「死の基準」とは区別されていないようである。

(12) この点からして，井田・前掲注(1)法学研究70巻12号209頁・210頁では，「法の文言にもっとも忠実で，立法者意思にも合致する解釈は，この法律は二つの死の概念ないし基準を認めたもの」とする「解釈は法論理的に不可能だといわなければならない」とされながらも，同219頁・220頁では，「脳死を人の死とする基本的立場からは，同じ死体でありながら，脳死体とそれ以外の死体を区別することは矛盾である」，「この点は，今回の臓器移植法を脳死説の立場から首尾一貫して解釈することの限界といわざるをえない」とされている。しかし，その結論は妥当とは思われない。法6条2項によれば，「脳死した者の身体」とは全脳機能の不可逆的停止と「判定されたものの身体をいう」とされている。同様に，いわゆる「心臓死体」も，心臓機能停止が「手続的に判定された」死体でしかないから，本文で後述するように，「脳死基準」と何ら矛盾するものではない。「死体には二種類あること」は，「二つの死」の概念・基準を認めることにはならないであろう。すなわち，脳死説を一貫することは可能である。ただ「脳死判定拒否」の結果，脳死時期を具体的に特定しえない死体が発生しうるが，そうでなくとも一般的に死期に一定の幅のある死体はいくらでも発生しうるのであって，これを法は防止しえない。

⒀　なお，Deutsch, NJZ 1998, S. 778 は，ドイツの移植法（3条・5条）が「二つの死の概念」を用いている，とする。それは，「死の概念・基準」と「死の判定手続」との混同であるように思われる。

⒁　石原明「臓器移植における「承諾論」」ジュリスト987号（1991年）45頁，同・医療と法と生命倫理（1997年，日本評論社）250―256頁，同・法と生命倫理20講（1997年，日本評論社）176―178頁。

⒂　町野朔「「死」の決定の必要性？」法哲学年報・生と死の法理（1993年）77頁，井田・前掲注⑴210―211頁。これに対して，前掲注⑶の中山教授の見解参照。

⒃　なお，秋葉・前掲注⑴44頁では，「これは，きわめて限定された範囲においてであるが，とりもなおさず，本人の意思に基づいて死を選択する権利を認めたものにほかならない」とされている。

⒄　平野・前掲⑴31頁。

⒅　ガイドライン第5参照。

⒆　脳死批判論の立場から，対立する両論の諸見解を編集した文献として，Johannes Hoff und Jürgen in der Schmitten (Hrsg.), Wann ist der Mensch tot? Organverpflanzung und "Hirntod" -Kriterium, Erweiterte Ausgabe (1995, Rowohlt Verlag) S. 1―S. 522 参照。

⒇　Wilfram Höfling, Um Leben und Tod : Transplantationsgesetzgebung und Grundrecht auf Leben, JZ 1995, S. 26―S. 33; ders, Erwiderung, JZ 1996, S. 615―S. 618.

(21)　Werner Heun, Der Hirntod als Kriterium des Todes des Menschen―Verfassungsrechtliche Grundlagen und Konsequenzen, JZ 1996, S. 219―S. 219 ; ders, Schlußwort, JZ 1996, S. 618f.

(22)　なお，石原・医療と法と生命倫理234頁では，「脳死状態は dead ではないが living でもなく，それは dying だと考える」として，生死の中間段階を認める。

(23)　Stephan Rixen, Todesbegriff, Lebensgrundrecht und Transplantationsgesetz, ZRP 1995, S. 461―S. 466 また，Höfling, JZ 1995, S. 33 では，脳死説への批判は，決して移植への原理的拒否を意味するものではない，とされている。

(24)　同旨・井田・前掲注⑾207頁注(9)。

(25)　石原・前掲注⒀ジュリスト987号44頁では，「臨終に立ち会った者全員の承諾」が提案されている。

(26)　なお，Deutsch, NJW 1998, S. 780 は，私的な組織によって創設される幹

第 2 部　比　較　法

　旋機関に国家の規制的任務（法12条 4 項 3 号）を委託することは，憲法的に疑問であるとする。
⑵７　Deutsch, NJW 1998, S. 779 は，この義務違反は，刑罰・過料のいずれでも処罰されないので，実効性の乏しい不完全な規定である，と批判している。
⑵８　なお，日本法とドイツ法とを比較した研究として，川口浩一「臓器移植法の日独比較―同意規定と臓器売買の禁止に関して―」奈良法学会雑誌10巻 2 号（1997年）43―63頁がある。

　　　　　　　　　　　　　　　　　（初出：神奈川法学32巻 2 号，1998年）

2 ドイツ臓器移植法について

臼 木　　豊

一　始めに——我が国の臓器移植法の諸問題——

「臓器の移植に関する法律」（平成9年法律第104号）は，（旧）「角膜及び腎臓の移植に関する法律」による心臓死体からの角膜・腎臓の移植のみが可能であった我が国において，長く閉ざされていた脳死者からの臓器移植を可能にした画期的なものである。だが，1997年10月の施行から3年余りを経た現在，同法に基づき実施された臓器摘出はわず12例にとどまる[1]。

現行の臓器移植法にはさまざまな問題点である。その主たるものは，死の概念の問題，承諾要件（意思表示方式）の問題，そして小児臓器移植の問題である。

すなわち，生存に重要な臓器を摘出するためには提供者が死者であることが必要であるが，移植法は，「脳死した者の身体」を「死体」に含むとしながらも（6条1項），その脳死判定の有無を，本人の事前の書面による意思表示および家族の意思にかからしめている（同2項，3項）。そのため，本人が臨床的脳死判定に加えさらに法的脳死判定を行う必要があるばかりでなく，移植用途の場合のみ脳死状態を死とする死概念の二元化ないし相対化を，あるいは個人（およびその家族）に死概念の選択権を認めるかの如きものとなっている。

また，脳死者からの臓器摘出につき，本人が生前に臓器提供意思を書面により表示していたことに加え，遺族が摘出を拒否しないことも要件としている（6条1項）。右の脳死判定に加え，提供・摘出についてもこのように本人および遺族の二重の承諾を要求することは，諸外国に比して極めて厳格かつ制約的である。

さらに，「臓器の移植に関する法律施行規則」（平成9年厚生省令第78号）

2条は6歳未満の者を脳死判定対象から除外し，さらに行政通達である「ガイドライン[2]」第1は，臓器提供に関する本人の意思表示につき，有効になしうる者を原則的に15歳以上としている。これに従う限り，年少提供者からの臓器摘出は行えず，適合臓器サイズ等に制約のある小児患者への臓器移植は，事実上一切閉ざされている。

　これらの問題はいずれも移植医療の円滑な遂行と進展を妨げるもので，至急是正を要するといえる。

　他にも，次のような問題もある。

　摘出対象が「臓器」に限られ「組織」が除外されている（5条，規則1条）。また，法的脳死判定と臓器提供につき拒否することができる「家族」「遺族」につき定めがない[3]。

　さらには，摘出臓器が具体的に受容者へ移植されるまでの手続も明確ではない。実際には，ガイドラインおよび他の通達[4]に沿って社団法人「日本臓器移植ネットワーク」が受容者の選定とコーディネートを一元的に担っているが，法規定上は，業として臓器の斡旋を行おうとする者がいる場合に，これを「臓器あっせん機関」として，厚生大臣による許可制，許可に際しての当該機関の非営利性，受容者選択の公平性，守秘義務，厚生大臣の指示権限等を定めるにとどまる（12条―17条，規則11条―13条）。

　すでに脳死移植の解禁以前から行われてきた生体間移植に関して規定がないことも問題であろう。

　移植法は制定当初から3年後の見直しを予定して制定され（附則2条1項），その作業はすでに始まっている。本稿は，この機に，我が国とほぼ同時期に制定されたドイツの臓器移植法について若干の考察を試みるものである。ただし紙幅の関係上，ドイツ臓器移植法を全てにわたって詳細に検討することは他日に譲らなければならない。これはそのための準備作業であり，いわば覚え書きである。なお，ドイツ臓器移植法の規定内容については，次節に拙訳を掲げておいたので，参照されたい。

二　ドイツ臓器移植法の概要[5]

1　立法経緯

II ドイツ

　ドイツ連邦共和国においても，我が国とほぼ同時期の1997年12月1日より，「臓器の提供，摘出，および移植に関する法律」("Gesetz über die Spende, Entnahme und Übertragung von Organen": Transplantationsgesetz-TPG) が施行された。だがドイツでは，我が国とは異なり，すでに法制定の前から脳死移植が活発になされており[6]，しかもその際臓器の提供と受容は，後述のユーロトランスプラントを介して他国との間で国際的に行われてきた。

　もっともその間に立法化の動きが全くなかったわけではなく[7]，かつて1975年に連邦法務省により移植法案が提出されたこともあったが，これはいわゆる「反対意思表示方式」（異議方式）によるものだったため，連邦参議院で否決された。こうして立法化の機運は一旦沈静化し，医療実務においては法規定のないまま，自主制定の規範集などに基づき，「広い同意方式」により脳死者からの臓器摘出が行われてきたという。

　しかし立法化の動きは90年代に入り再度活発化することになった。その直接的な契機は提供臓器の不足といえる。移植技術が進歩し必要な臓器数が増加する一方で，90年代に入って以降，親族が脳死者からの臓器摘出に同意する割合が顕著に減少し，臓器不足が深刻化した。またそのため，臓器交換を行っている他国との間で相互の臓器提供数に不均衡を生じてドイツが輸入超過状態に陥り，対外的にも問題を生じることになった。そのように提供臓器数が減少した原因としては，不任意に摘出された臓器の売買等のスキャンダラスな事件が報じられたため国民の間に移植医療に対する不信ないし不安が生じたこと，国民だけでなく医療側においても脳死が人の死か否かにつき意見が分かれて抑制傾向が出たこと，臓器配分の公正さへの疑念が広まったこと等が挙げられる[8]。このようにして，臓器取引の禁止や意思に反した臓器摘出の禁止を定め，公正な移植医療を保障し，臓器提供を活発化するため，法的基礎を求める動きが再び強まったのである[9]。

　こうして，まず95年11月，同盟90／緑の党により連邦議会へ，脳死説を否定しつつ「狭い同意方式」により臓器摘出を認める内容の法律案が提出され[10]，ついで96年4月，キリスト教民主同盟（CDU）・キリスト教社会同盟（CSU）・ドイツ社会民主党（SPD）・自由民主党（F. D. P.）の議員団らにより，脳死説を前提として「広い同意方式」により臓器摘出を認める内容の法律案が提出され[11]，この両案が審議された結果，修正・補充を加えた上で後

者の案が可決され，されに連邦参議院を通過して，TPG が成立した。

2　個別的内容

こうして97年12月より施行されたドイツ臓器移植法（以下 TPG）は，基本的に従来移植医療の実務で行われていた実態を追認するものであるが，個別的には新たな部分も含まれている。

(1)　適用範囲

摘出・移植の対象となる「臓器」とは，血液，骨髄，胚および胎児の臓器および組織を除いた，「人の臓器，臓器の一部，または組織」とされている（1条）。なお，このように広範囲を対象とするため，角膜や脳硬膜，少々の骨実質など従来は推定的承諾の法理や社会的相当性の概念により摘出が行われていた[12]場合も，すべて TPG が適用され，その要件の下でのみ許されることとなった。なお，我が国においても，移植法の施行に伴う旧角腎法の廃止により，遺族の承諾のみで摘出が可能であった角膜と腎臓については要件が厳しくなったが，この点は附則4条により経過措置として対応されている。しかし TPG にはこのような経過規定は設けられていない。

(2)　死の概念

TPG は，その提案理由からは脳死説に立脚していることが明らかであるが，規定上は一義的な定義を避けている。直接的な死の定義は，3条1項2号「提供者の死亡が医学知識水準に合致するルールに従って確認されているとき」である。現在ドイツ医学界で脳死説が通説であることを読み込み，また，3条2項2号による全脳死が確認されていない場合の摘出の禁止を反対解釈することにより，脳死が死であることが間接的に表現されているにとどまる。しかも，5条の証明手続では，1項2文で，3条1項2号の死の確認につき，呼吸・循環の不可逆的停止後の場合の特則を定めている。そのため，脳死が本質的な死であって心臓死を人工呼吸器装着下にない状況での間接的な脳死判定方法と位置づける解釈も可能である半面，「医学的基準による死」の中に脳死と心臓死の二つが含まれるとする二元的な死概念を認めるものと解する余地も残している。脳死反対論者に配慮した巧妙な妥協的規定と思われるが[13]，やはり死概念が若干曖昧化していることは否めない。

(3)　承諾要件・意思表示方式

TPGは，いわゆる「広い同意方式」をとっている。まず基本的に，本人の生前の承諾があった場合に移植が許され，逆に本人の拒否があった場合には摘出は許されないものとし（3条1項，2項），そのような本人による承諾も拒否もない場合には，近親者の承諾があれば摘出が許されるものとする（4条1項）。これはTPGの成立以前から実務的に行われていた方式でもあった。

　㋐　2条2項は，本人による意思表示を，承諾（及び後述の決定権委任）については満16歳以上，拒否については満14歳以上から可能としている[14]。

　その際，この本人による意思表示の方式につき，2条2項，3条1項1号，同2項1号にはとくに定めはない。2条は1項で「臓器提供証」（ドナーカード）につき規定しているが，意思表示方式をこれに限定するものではなく，他の形式の書面や口頭による場合も認める趣旨であろう[15]。本人意思の確認方法として，ドナーカード等の書面がない場合は，近親者への質問も用いられることになる（4条1項1文）。

　なお，TPGは，本人による意思表示の方法として，「臓器提供登録簿（レジスタ）」をも予定しているが（2条3項，4項），これは現在のところまだ運用に至っていないようである[16]。

　㋑　本人の意思が書面によっても親族への質問によっても確認できないときは，近親者が摘出の是非を決定することになるが（4条1項2文），その際TPGは，第1位として配偶者，第2位として成年の子供等々，決定を行いうる近親者の範囲と順位を定めている（4条2項）。これらは本人との類型的な近しさによる序列といえようが，さらに，その近親者が現実に本人の死亡前2年間に接触があったことも要件としている。また，近親者のみならず，「本人と死亡時まで個人的関係があって明らかに親しかった成人の第三者」にも，近親者と同等の決定権限を認めている。

　さらにTPGは，決定権の委任も認めており（2条2項），本人から委任された者がある場合は，親族に代わってこの者が臓器提供に関する決定を行うものとしている（4条3項）。

　㋒　本人の両親，ないし未成年者の本人の監護権者にも決定権限があるが

（4条2項3号），その際，本人が有効な承諾ないし拒否に関する年齢要件を満たしていたことはとくに要求されていない。本人がこの年齢に満たない未成年者であった場合でも，両親ないし監護権者の承諾があれば摘出が許され，小児臓器移植も可能であることになる。上記の各場合が，本人のありうる意思決定を中心としたうえでそれがない場合に近親者や第三者へ決定権を拡張するものであるのに対し，ここでは両親ないし監護権者に本来的な決定権があることになろう。

㈣ なお，我が国では，ガイドライン第4によると，患者が脳死状態に至った場合，まず医師がドナーカードの有無等を確認するが，家族に対して摘出につき説明しその承諾を得ることは，医師から連絡を受けて派遣されるコーディネーターの任務とされている。これに対してTPG 4条では，本人の意思の確認だけでなく，これに代わる近親者の承諾を得ることも，医師の役割である。

(5) 生体間移植

TPGは，生体間移植についても規定を設けているが（8条），そこでは，生体間移植は，死体からの移植に比して，補充的・例外的なものと位置づけられている。すなわち，摘出の要件として，本人が成人で同意能力があり，説明を受けたうえで承諾していることばかりでなく，摘出による重い健康上の被害がないこと，死体からの提供臓器が得られない場合に限られること，臓器提供の非任意性や臓器取引のおそれがないことをラント法に基づく委員会が審査すること等，非常に制約的な要件が掲げられている。

さらに，再生不可能な臓器が対象である場合は，受容者となりうる者は1親等又は2親等の親族，配偶者，婚約者，ないし提供者と特別の個人的関係があって明らかに親密である者に限られている（8条1項2文）。

(6) 臓器の斡旋機関，コーディネート機関

㈠ TPGは，心臓，腎臓，肺，膵臓，腸の移植については，その許可を受けた病院またはその付属施設である「移植センター」でのみ行えるものとし，さらに，これらの臓器が死体からの提供臓器である場合を，「斡旋義務のある臓器」として，単一の「斡旋機関」による斡旋を介することを義務づけている（9条）。

また，斡旋義務のある臓器の摘出に関して，斡旋機関とは別に，「コ

ーディネート機関」についても定め，移植センターとの協力を義務づけている（11条）。

　斡旋機関もコーディネート機関も，健康保険組合中央組織，連邦医師会，ドイツ病院協会等により，設立または委任される（11条1項，12条1項）。

　さらに，斡旋機関については，外国の機関に委任することも可能とされている（12条2項）。

　我が国では，臓器の「あっせん」とは「①臓器の提供者の募集及び登録，②移植を希望する者の募集及び登録，③臓器の提供者，臓器提供施設，移植実施施設等の間の連絡調整活動など」であり[17]，提供された臓器につき適切な受容者を選定する臓器配分手続もその中に含められ[18]，これら全てを日本臓器移植ネットワークが一元的に行っているが，TPGはこの任務を分け，2つの機関に振り分けているのである。

　もっとも，このように規定したことは，移植医療の性質による必然的要請というわけではない。実際には，斡旋機関とは，オランダのライデンにある財団法人ユーロトランスプラント（Eurotransplant[19]）であり，コーディネート機関とは，ドイツ臓器移植財団（Deutsche Stiftung Organtransplantation: DSO）のことである。ドイツは法制定以前から，DSOを介した各病院とユーロトランスプラントとの契約により，多国間での移植ネットワークに加盟しており，提供臓器の受容者への配分選定は主にユーロトランスプラントを介して国際的に行われていた。規定はこのような従来の実態に合わせて作られたものである。

(イ)　TPGによる，臓器の提供から移植に至るまでの具体的な流れは，おおむね以下のようなものといえる。

　まず医師は，斡旋義務のある臓器の移植に医学的適応のある患者がいる場合，本人の書面による同意を得て，移植が行われるべき移植センターへ遅滞なく届ける義務がある（13条3項）。届け出を受けた移植センターはその患者を待機リストに登録するかどうかを決定するが，その決定は，「医学知識水準に合致するルール，とくに臓器移植の不可欠性および成功の見込みに従って」なされなければならない（10条2項1号，2号）。待機リストに登録された場合，移植センターは，その患者のデ

ータを，書面による同意により，斡旋機関（ユーロトランスプラント）へ届け出ることになる（13条3項）。斡旋機関では，各移植センターの待機リストは，統一的なリストとして扱われる（12条3項）。

　病院は，斡旋義務のある臓器の提供者となりうる患者が脳死状態に至った場合，移植センターへ報告する義務があり，報告を受けた移植センターは，コーディネート機関（DSO）へ報告し，コーディネート機関と移植センターは協力して，摘出の要件が揃っているかどうかを確認する（11条4項）。さらにコーディネート機関は，臓器のデータを斡旋機関へ届け出る（13条1項）。

　そして，斡旋機関が，待機リストの中から，提供臓器に適合する受容者を選択することになる。その際には，その斡旋機関による斡旋は，「医学知識水準に合致するルール，とくに成功の見込みと要緊急性に従って」なされなければならず，また，待機リストは統一的なものとして扱われなければならない（12条3項）。

(ウ)　なお，設立ないし委任された斡旋機関およびコーディネート機関と，健康保険組合中央組織，連邦医師会，ドイツ病院協会等との間では，その任務について契約がなされなければならず（11条2項，12条4項），また契約ないしその変更には連邦健康省の許可および連邦官報での公布を要する（11条3項，12条5項）。

　斡旋機関による提供臓器の斡旋に関する具体的方式も，契約の中に定められることになる（12条4項3号）。

　もしも契約がTPGの施行後2年以内に成立しない場合には，連邦健康省が自ら斡旋機関・コーディネート機関およびその任務について定めることとされている（11条6項，12条6項）が，この契約はすでに締結され，連邦健康省の認可と公布を経たようである[20]。

(7)　連邦医師会の指針制定権限

　記述のように，TPGは，（全脳）死概念（3条1項2号，2項2号），待機リストへの受け入れ（10条2項2号），斡旋義務のある臓器の斡旋機関による斡旋（9条，12条3項）につき，「医学知識水準に合致するルール」によるべきことを定めている。

　これらも含む多くの事柄につき，TPGは，連邦医師会に，医学知識水準

に関する指針を制定する権限を与えており，さらに，この連邦医師会の指針が遵守されている場合には法にいう医学知識水準の遵守が推定されるものとした（16条1項）。これにより，連邦医師会の制定する指針の内容は，脳死判定を行う医師，待機リストを管理運営する移植センター，臓器配分を行う斡旋機関に対し，一種の法的拘束力が付与されることになる。

むろんそこでは，もっぱら摘出や移植を行う側の立場に偏ることのないよう，他の立場の関与が要求されている（16条2項）。だが，私的団体にすぎない連邦医師会にこのような指針制定権を与えたことは，移植医療に関して，従来の実績もふまえ，医療側の自律を尊重したものといえよう。

このような連邦医師会の指針については，連邦健康省による認可等の要件は定められていない。もっとも，臓器配分に関しては，指針に従って詳細が定められるべき関係機関と斡旋機関との契約が連邦健康省に審査されることにより，指針そのものも間接的に審査されることになり，公的統制が働くことになる。

なお，現実の斡旋機関であるユーロトランスプラントは，外国の法人であるから，これに対してTPGや指針が直接に効力をもつわけではない。締結される契約の中で，連邦医師会の指針に沿った具体的な斡旋ルールおよびこれが拘束力をもつ旨が約定されることになろう[21]。

脳死判定，待機リスト受け入れ，臓器斡旋に関する指針は，すでに作成され公表されている[22]。

三　いくつかの問題点

以下では，TPGに関するいくつかの問題点をとりあげ，若干の検討を加えてみよう。

1　死の概念

TPGの立法論議の中で主要な争点となったのは，第1に脳死（全脳死）が人の死であるかという問題，第2には摘出が許されるための承諾要件の問題であった[23]。提出された2つの法律案では，同盟90／緑の党の案が，脳死は死ではなく脳死者は生きているとしつつ，臓器摘出については「狭い同意方式」により，本人の承諾があった場合に限り許されるとし，CDU・

CSU・SPD・F.D.P の案が，脳死者を死体であるとし，その臓器摘出は，「広い同意方式」により，本人の承諾があった場合は許され，拒否があった場合は許されないが，いずれでもないときは近親者の承諾がある場合に許されるとする立場をとっていた。実質的には摘出のための承諾要件を巡る争いであったが，その前提となったのが人の死の概念であった。

　法案審議の中では，脳死説の側からは，人は「肉体と精神の統一体」であり，脳こそがその総合機能を担う中枢器官で，全脳機能の不可逆的停止により，有機体としての統合性も，個人としてのアイデンティティも失われる，とする生物学的根拠および人間学的根拠が挙げられ，これに対して脳死反対論の側からは，脳死状態の妊婦が人工呼吸器により呼吸・循環を維持されながら妊娠を継続したエアランゲン事件等を引き合いに出しつつ，人工呼吸器に依存しながらであれ，生殖機能や免疫機能がある以上，脳死者は有機体としての統合性が失われてはいないとの反論がなされていた[24]。

　ここでは脳死説について詳細な検討を行うことはできないが，こうした反対論にも見られるように，脳死説の絶対的な正当性が論証済みであるとはいいがたいように思われる[25]。全脳死説の2元的根拠のうち，精神機能は決定的とはいえず，また生物学的根拠も，身体をただ生きた器官の寄せ集めではなく「1個の有機体として統合した状態」あるいはそのような状態に「自律的に統合する機能」の概念が，必ずしも明確とはいえない。有機体の備える諸機能があるかどうかではなく，それが自律的かどうか，すなわち機械の力によるのか自発作用なのかが問題であるとしても，その中枢作用を担うという脳幹そのものが機械の助けを借りて機能しているならば（人工心肺や人工心臓により機能している場合はまさにそうであろう）どうなるのかなど，なお疑問は残るのである[26]。

　他方，心臓死説も，いわゆる3徴候が脳幹の不可逆的機能停止の旧式の確認方法として意味があったのならば現在では脳死説に到るべきであるし，また，呼吸・循環の不可逆的停止により全体死がまもなく確実化する点に根拠があるなら，それが人工呼吸器により人為的に相当長期の範囲で操作可能となった現在，人の死の時点とする説得力は乏しい。

　法的な死の概念は，不可逆的に始まった最初の1個の細胞の死から最終的な全細胞の死に至るまでの生物学的な死プロセスの中で，どの部分の死・ど

Ⅱ ドイツ

の時点に定めるのがより合理的かという評価と選択の問題である。むろん脳死説も，脳死時点がいずれかの脳死判定の時期により定まるとすれば，判定をいつ行うかで死亡時点が多少人為的に前後する難点はある。だが現在のところ，蘇生不可能な点を過ぎた以後のいつの時点を死とすべきかと考えるなら，心臓死説よりは合理性をもつものと思われる。脳死はその意味で現在の「確実な死」である。

2　承諾方式

(1)　脳死を人の死ではないとする立場も，狭い同意方式により脳死者からの臓器の摘出を認める。否決された同盟90／緑の党案がこのようなものであった。このような立場は，その際，脳死は死の要件ではなく，摘出許容要件であるとする[27]。脳死者はまだ生きている人として生命に対する権利・身体の不可侵の権利（基本法2条2項）があり，他人の意思決定による臓器摘出はこの基本権侵害であって許されず，それはただ本人の自己決定権によってのみ正当化しうるとするのである。

このような立場に対し，脳死者がまだ生きているなら，その意思に基づき主要臓器を摘出することは嘱託殺人罪（216条）に該当し許されないはずである，それを認めることは利他的動機による積極的安楽死を認めることにつながる，あるいは，人の生命の価値に差を認めるものである，との批判が加えられている[28]。だがこれに対しては，「殺害」とは本来起こらなかったはずの死を意図的に惹起することであって，脳死者からの臓器摘出は，殺害ではなく「治療の中止」の問題にすぎないとの反論がなされている。すなわち，脳死状態は，蘇生不可能となり，もはや治療が無意味で，本来は呼吸・循環の不可逆的停止が切迫する段階であるから，それ以上の処置はもはや治療ではなく[29]，本人が望まない限り打ち切られるべきであって，このような段階に至った以後は，人には個人の尊厳に基づき死に方を自己決定する権利があり，ここで本人の意思により他人のための臓器摘出の時まで人工呼吸器を装着しておき，そして外すことは，本人の望む範囲で一時的に死期を遅らせた後に自然な死への過程を再開することにすぎず，死の原因は臓器摘出ではなく，人工呼吸器等の取り外しなのである，という。

だが，このような論理がかなり強引なものであることは否めない。例えば

人工呼吸器を装着した状態で，開腹し腎臓等を摘出することは，この論理によっても少なくとも傷害罪の成立を否定できないはずであるし，また，動いている心臓を，摘出のため，あるいは他の臓器を摘出した後の処置として，薬剤を注入してただちに停止させれば，それが殺害に当たることは明白であろう。

なお，脳死者を生きている人とするとしても，臓器摘出を違法阻却論によって許容するという論理もありえなくはない。その際，優越利益原理，つまり蘇生不可能な脳死者の生命・身体と，移植により救われる受容者のそれとの利益衡量によることは，人の生命・身体の価値に優劣をつけるものでむろん不当である。しかし被害者の承諾の法理によるなら，嘱託殺人の禁止の根拠は，自己の生命の処分権の絶対的否認ではなく，短慮に基づく一時的な死願望を抑止して翻意の可能性を確保するパターナリズムにあるというべきであるから，蘇生不可能であり意識もありえない脳死状態に陥った場合は，本人の事前の意思決定をそのまま実現させることを抑止すべきパターナリスティックな要請はもはや存在しない，ということも論理としては可能である。だが現実問題としては，臓器摘出が生きている人の傷害・殺害に当たるとすれば，たとえ違法阻却されるとしても医療側には強い抵抗感があろうし，現に死期が切迫し本人がその時点で真摯に死を求めている場合の積極的安楽死も一般に否定的に解されている以上，こうした論理は説得力をもたないであろう。

やはり脳死を死と認めないかぎり，脳死者からの臓器摘出は無理なのである。

(2) 他方，脳死が人の死であると認める立場は，承諾要件につき「広い同意方式」をとる。脳死者が死者であるなら，臓器摘出は，傷害や殺人ではなく，死体損壊が問題となりうるにすぎない。もっとも，その点自体争いがあるようである。ドイツ刑法では，我が国の死体損壊罪に当たる死者平穏妨害罪（168条）の構成要件は，死体やその一部等を権限ある者の占有から権限なく奪取等することであるから，病院内の死体の占有は病院ないし医師にあるとすれば，そこで行われる臓器摘出はそもそもこの構成要件に該当しないともいえるからである。

だが，それはおくとしても，脳死が死であるとしつつ広い同意方式により

摘出を認めるのであれば，そこでは，死者となった以後においても摘出の是非につきまず優先されるものが本人の生前の意思であるのはなぜなのか，そしてその本人の生前の意思がなかったときに近親者らに二次的な決定権限が認められるのはなぜなのか，が問われることになる。

　ドイツにおいて，現行法にもつながったこのような立場は，ほぼ一致して，人は死によって全く無権利となるわけではなく，死後もなお「残存人格権」があり，死体となったその身体に対しなお一種の支配権・処分権があるが，死者本人はそれを現実には行使できないので，近しい者がそれを代弁することになるという(30)。近親者は，書面以外の形で表明されていた本人の生前の意思を質問され答える場合（4条1項1文）だけでなく，本人の生前の明示の意思がないため自ら決定する場合（4条1項2文）においても，代弁者であって，そこで表明される意思は近親者自身のものではなく死者本人のものである，とするこうした考え方は，「使者モデル」と呼ばれている。死者平穏妨害罪や死者の名誉毀損罪（死者追憶誹謗罪：189条）の法益論の中で主張されているこのような死後残存人格権という考え方は，我々にはややなじみにくいものがあるが，ここでこれを根拠とすることは，法益主体である本人が死んだにもかかわらずその身体に対する第三者による勝手な干渉がなお禁止されること，死後もなお第一次的に本人の生前の意思内容が優先されること，それがない場合に近親者に摘出の諾否が許されることの説明としては，たしかに巧みである。

　TPGは，親族が決定する際には「本人の推定的意思を考慮しなければならない」とする（4条1項）。その際，既述のように，本人との親密さを類型的に認めうる序列で，決定権者の順位が定められ，かつ，現実に本人と一定期間内の接触があったことも必要とされている。これらの条件により，たしかに決定権をもつ親近者は，他の者よりも，本人意思を推定しやすい立場にあるといえる。だが，近親者により表明される提供に関する諾否が「本人の意思」であるべきなら，そこに憶測・推測など近親者の主観が混入している疑いを排除する，相当の根拠が必要であろう。この点，提案理由は，「例えば生前に表明されていた信条，および臓器提供の問題に関する本人の態度を推測させるような重要な手がかりを考慮すること」としている(31)。

　しかしさらに，提案理由は，「もしも推定的意思のための手がかりもない

場合は，近親者は，倫理的に責任を負える自己の裁量によって，その死者監護権の範囲内で決定を任される」という(32)。

だが，監護権とは法的性質上，本人の福利のために認められる権利なのであるから，本人の承諾意思を推定できず，従ってその意思に反するおそれのある場合にまで，近親者が摘出に同意することを正当化するものではない。これを認めることはすでに，「本人の意思の代弁者」「使者」ではなく，「固有の決定権者」と認めることに等しい(33)。

近親者による決定が，本人意思の代行なのか，固有の決定権によるものなのかは争いのあるところであるが，もしも本人意思に由来するものであるべきならば，近親者が自己の裁量により臓器提供に関する諾否の決定を行いうるのは，それが諾否いずれであっても本人の意思に反しない場合，換言すれば，本人が臓器提供に関する諾否の決定を近親者に委任する意思であった場合に限られるであろう。

TPGは臓器提供に関する決定を第三者へ委任することも認めている。第三者への委任が許されるなら，同じことは近親者へも許されてよいはずである。また実際に，本人が近親者に臓器提供に関する諾否の決定を黙示的に委ねる意思である場合も多いと思われる。

TPGが近親者に本人の推定的意思を考慮しつつ決定権を与えているのは，臓器提供に関する本人のイエスの意思の推定，ノーの意思の推定だけでなく，イエスかノーかの決定を任せる意思の推定も含み，これに基づいて決定することを許す趣旨と解すべきなのであろう。

(3) たとえそのように諾否の決定自体を委ねる意思の推定まで許すとしても，そもそも提供に関する有効な自己決定が不可能な，年齢要件を満たさない年少者の場合は，有効な本人意思がないのであるから，摘出を可能にするような本人意思の代行や推定なるものは，ありえないはずである。TPGはそれにもかかわらず，上述のように，両親あるいは親権者による決定を認める（4条2項3号）。提案理由は，本人が年齢に満たない者であったときも，生前に提供意思を表明していた場合等は，「自然な意思」を考慮するものとしている(34)。だが，有効な自己決定能力を認められないはずの子供が「提供したい」との言葉を発した事実があったからといって，その「無効な意思」が親の決定権を基礎づける理由にはならないであろう。もしなんらかの説明

を試みるとすれば，もはやここでは，いわば親の感情が満たされる利益があるからとでもいうほかはあるまい。

なお，本人以外の者による決定を排除する狭い同意方式の立場の同盟90／緑の党案も，「本人の認識可能なまたは明示の意思に反しないかぎり」という留保付きであるが，本人が子供の場合は「例外」として両親の承諾により摘出が認められるとし，その根拠は基本法6条2項の両親の子に対する監護教育権であるとする[35]。だが，脳死した子供はまだ生きているとするのがこの立場の前提であり，また，脳死状態になった以後はなされる処置はもはや治療ではないのだから，その子供に本来まもなく訪れるはずの自然な心停止を意味なく遅らせることが，子の福利に寄与する範囲で認められるはずの親の監護権を越えていることは，明らかである。

(4) なお，TPGの広い同意方式の是非が争われた憲法異議の訴が，現在までのところ2件ある[36]。いずれも，人はいつ何時脳死状態に陥るかもしれず，そうなれば他人の決定により臓器を摘出されるおそれがあり，それに対して抵抗する手段がないのであるから，このような事態を許す4条の規定は，個人の自己決定権に反する旨の申し立てがなされたものであるが，連邦憲法裁判所はいずれについても，そのような基本権侵害のおそれは摘出への拒否を表明しておけば避けられるのであるから，申し立ては不当として却下した。

摘出の要件となる意思表示方式としては，「狭い同意方式」「広い同意方式」の他にも，本人が生前に摘出の拒否を表明していなかったときは摘出が許されるとする「反対意思表示方式」，本人による意思表示がなかった場合は医師が近親者に摘出の計画を知らせ，一定期間中に諾否の決定がない場合も摘出が許されるとする「通知方式」等もある。しかし反対意思表示方式は，沈黙を同意と同視すること，摘出を望まない人が意思表示を強制されることが不合理とされ，支持者はほとんどおらず，また通知方式も，身内の死亡という重圧に見舞われている状態で近親者に摘出に同意するか拒否するかの決断と表明を迫ることの苛酷さに配慮した方式であるものの，やはり沈黙を同意と同視する点の不当性が批判されているのである。

しかし連邦憲法裁判所の上のような考え方によるなら，脳死状態に陥った際の臓器摘出を嫌うのであれば当然に拒否を表明しておくべきものと国民に要求しても不合理でなく，反対意思表示方式や通知方式でさえ許容されるこ

とになってしまう。ドナーカードという小さな紙片1枚に記入し携帯するだけのこととはいえ、個々人に自己の価値観や信条に関わる事柄の表明を余儀なくさせるような事態は、あってはならないことである。

広い同意方式は、本人意思の代行の名下に、実質上近親者に広い裁量の余地のある固有権を与えるような内容、ないし解釈運用をするときは、反対意思表示方式と変わりがないことは、注意すべきであろう。

3 臓器の配分

(1) TPG は幹旋機関による臓器配分につき、基本的に2つの原則をもつといえる。一つは、「医学知識水準に合致するルール、とくに成功の見込みと要緊急性に従って」の配分である。

今一つは、移植センターおよび幹旋機関における待機リストの「統一的扱い」である。すなわち、個々の移植センター内や一地域内の患者のみを範囲としたローカルな臓器配分方式（「センター本位」(zentrumorientiert) の方式と呼ばれることがある）は禁止されたことになる。ローカル配分システム、センター本位方式は、摘出臓器の迅速な搬送と移植につながり、また、自らの地域にいる患者を治療するためのセンターの臓器獲得努力の向上がもたらされるなど、一定のメリットも考えられる（逆に、この方式を抑制することは、各地のセンターの臓器獲得努力の低下をきたすおそれもある）。しかし TPG は、このようなメリットよりも、全ての待機患者の移植医療を受けるうえでの機会均等性ないし公平性を重視したことになる。ローカルな配分は、その臓器の冷阻血時間の短さなどの理由により事実上そうなる場合があるにとどまる[37]。

(2) TPG が幹旋機関として予定したユーロトランスプラントにより従来行われてきた受容者選定配分方式は、臓器ごとにそれぞれ異なるが、おおむね以下のようなものであるという[38]。

例えば腎臓の場合は、「患者本位」(patientenorientiert) の配分方式で、加盟国から報告された提供臓器につき、各加盟国を総合した1個の待機リストの中から、次のような基準で受容者を選定する。ABO 式血液型適合性や HLA 抗原のクロスマッチテストをパスした患者群のうち、さらに HLA 適合度、HLA 頻度、待機時間、提供者・受容者間の距離、受容者の属する国

の臓器収支等の項目につき，一定の比重を設けたうえで得点化を行う。高度要緊急性（High Urgency＝HU）患者や小児患者についてはさらに加算点が与えられる。このようにして合計得点が最高となった患者が候補者に選定され，これはコンピューター処理によってなされる[39]。

これに対して，心臓や肝臓の場合は，やや「センター本位」の方式が採られ，提供臓器のうちの何割かについてはユーロトランスプラントの選定を介さずに，摘出した移植センターの自己保有と地域内での自主配分が認められていたようである。

このようなセンター本位の方式も含んでいた従来のユーロトランスプラントの方式は，TPGが「斡旋義務のある臓器」につき斡旋機関による一律的な斡旋を定めることとは整合せず[40]，変更を要することになる。

なお，各病院とユーロトランスプラントとの間の契約のみを根拠に斡旋がなされていた従来は，患者本位のルールが建前であった腎臓等についても，病院側が摘出臓器を一部秘匿して地域内での自主配分を行う場合もしばしばあったとされ[41]，これを抑止する方策はなかったが，現在では，斡旋義務のある臓器の斡旋機関を介さない移植は過料の対象となっている（20条1項2号）。

(3) 医学知識水準に合致するルールも，どのような内容が「医学的」なのかは難しい問題である。「とくに」と掲げられる「成功の見込み」と「要緊急性」の2つそれ自体がしばしば矛盾する場合もある。また，さらにそれ以外に何を含めるべきかは判断が分かれる可能性もある。

例えば，上述のように，ユーロトランスプラントは，患者本位方式の腎臓配分の基準の中に，その受容候補者の属する国の「臓器収支」を含めた。これにより，個々の提供腎臓につき患者を受容候補者としてリストアップする際には，当該臓器に対する組織適合性等のその患者自身の事情だけでなく，その患者の属する国の過去一定期間内に受け取った臓器数と，その国から提供した臓器数のバランス具合という外部的事情も，その患者の総合ポイントに影響することになる。このような要素が「医学的」かどうかを疑問視する立場もある[42]。だが，かつてドイツがそうだったように，国際的臓器交換において加盟国間で臓器の輸入超過国と供給超過国の偏りを生じることは，提供臓器増加に努力する意欲に影響するであろうから，各国間の臓器収支バラ

ンスを保つことはネットワークシステムの長期的な維持には欠かせないことであろう。組織適合性等のように科学的・医療技術的な性質のものではないとはいえ、こうした医療システムの運営を支える政策的観点も、やはり広義の「医学」に含まれるとする評価も可能である[43]。

 (4) 何が医学的かについて意見が分かれるばかりでなく、医学的な基準、ないしもっぱら医学的であるのみの基準でよいかという問題もある。

 ルールの作成方法自体についても、TPGは既述のように、指針制定につき、主として医療側の自律を尊重する方式を採ったが、これを批判する立場もあった[44]。

 TPGの採用した全患者の機会均等性の保障は形式平等の意味の公平性といえようが、人の生命や健康、医療はひとり医療側の問題にとどまらないとして、非医学的見地、社会的見地、実質的正当性などの観点を要求する立場もありえよう。しかし何が正当なルールなのか、判断がより困難になることも避けられない。

 しばしば批判される配分方式提案として、自ら臓器提供の意思表示をしていた患者とそうでない患者を区別しようという考え方もある。「クラブモデル」あるいは「動機付け方式[45]」と呼ばれる。提供臓器増加を促進する意図に基づいた方式であるが、移植医療に関してギブ・アンド・テイクの観点を持ち込むことが不当と批判される[46]。たしかに、医療を受ける権利は国民全体に広く保障されなければならない。しかし、提供意思を表示していた患者とそうでない患者とで扱いを分ける方式はさまざまにありうる。自ら提供意思を表示した患者だけが受容者となる、あるいは、著しく優先されるとすれば、医療のあり方として不適当なのは明白であるが、複数の評価項目の一つとして補助的な要素にとどめるとすれば、上述のユーロトランスプラントの国家間の「臓器収支」もそうだったように、移植医療の長期的運営を支える要素ともいいうるのである。こうした考え方を一概に排斥することはできないであろう。

 4 生体間移植

 TPGは、上述のように生体間移植についても規定を設けたが、その内容は脳死移植に関するそれと比べて著しく制約的で、とくに再生不能性臓器に

ついてはごく限られた人的関係の内でのみ許されるものとしている。それは，生体からの臓器摘出は生きている提供者にとっては侵襲が強いためできる限り控えるべきこと，そして，立法の目的の一つであった臓器売買の禁止のためである。そのような規制の趣旨はむろん合理的といえよう。

だが，それによって，まず，「クロスオーバー提供」が許されなくなった。夫婦Xの間で夫aが妻bに8条の許容する配偶者間での腎臓の生体間移植をしようとしたところ適合性等の問題から無理と判明し，夫婦Yの間でも夫cから妻dの間で同様の事情があり，しかしaからdへ，およびcからbへならば移植が可能という場合に，この2組の夫婦間での提供と移植は，現在は禁じられていることになる。

また，「利他的動機の提供」の問題もある。この問題が争われた次のような事件があった。Aは全く博愛主義的な動機から自己の腎臓を他人に提供したいと望んでおり，医師Bのもとへ赴いてその旨相談したところ，Bから，移植を希望して待機リストに登録されていながら臓器配分を受けられずにいるCを医学的に最適な受容者として紹介されたので，Cに対して自己の腎臓を提供することを望んだが，AとCは8条1項2文の定める人的関係になく，そこでA，B，Cが，TPG8条による身体および生命に対する権利，自己決定権などの侵害を理由に，連邦憲法裁判所へ憲法異議を申し立てた。連邦憲法裁判所は，ここでは一定範囲で基本権侵害を肯定したものの，生体間移植に関する上述の要請のため，8条の制約は合理性があるとして，これを却下している[47]。

生体間移植に関する公正を保障するためとはいえ，ラント委員会の審査（8条3項）に加えて，提供者・受容者間の人的関係をここまで制約することが，合理的かどうかは相当に疑わしいように思われる。現在は，TPGの問題性の一つとして，この制約的な生体間移植規定の是非が論議されているようである。

五 おわりに

以上，ドイツの臓器移植法の概要と，その問題点を，筆者に知りえた範囲で記してみた。我が国の移植法の問題点との対比をこころがけたつもりであ

るが，誤解や不正確な点も多いであろう。これらにつき詳細に検討することは今後の課題としなければならないが，我が国の移植法において最も課題となっている承諾要件について，残る紙幅の範囲で述べるなら，基本的に以下のような方向で考えるべきであろう。

(1) 我が国の移植法は，本人の承諾および近親者の承諾の双方を並立して摘出の要件としており，近親者にも本人と同等の固有の決定権を与えているものである。だが，移植医療の活発化には提供臓器の増加がぜひとも必要であり，そのためには，臓器提供に関して第一次的には本人の意思が優先され，本人の明示の意思がない場合に第二次的に近親者等の承諾によって許されるという，広い同意方式を採るべきであろう。しかしその際，ドイツ臓器移植法の議論にみられたような，人の死後人格権の存在およびその代行という構成によることは妥当ではない。

(2) 人に死後も何らかの人格権があるとすることはやはり不合理であろう。死が生物としてのみならず精神としても人の本質の終焉であるからこそ，その決定的な境界がどこにおかれるべきかが激しく争われたはずである。本人の意思内容が死後も有効とされ重視されるべき場合があるのは，生きているときに享受しているものが死んだ瞬間に全て否定されるとすることは，今生きている人々の安心感を害するため，その今生きている人々の感情が保護されているからである。死者自身に何からの権利があるからではない[48]。

本人の生前の意思は，このように現在生きている人々の安心感を保護するため，尊重されなければならない。その際，臓器提供に対する考え方は人それぞれであるから，単一の一般人像やあるべき人間像を想定して，人は死後の臓器提供を望むはずだとすることはできない。人は死によって無になるが，その生前の意思内容は，臓器提供についてイエスであれノーであれ，現在それぞれの価値観をもって生きている人々の安心感を保護するために，保護され尊重されなければならないのである。また，生前の意思内容が表明されていた場合のみ保護に値することもできない。個人に内心を表明する法律上あるいは事実上の義務を負わせることは明らかに不当であろう。

(3) またもとより，人の遺体は所有権の対象となるような単なる物体ではなく相続財産でもない以上，遺族に自由な処分が許される性質のものでもない[49]。

その意味では，本人が承諾あるいは拒否のいずれかを明示していなかったからといって，ただちに近親者らに固有の判断権が与えられ，自らの裁量で摘出の是非を決定することを認めることは適切でないであろう。本人意思の推定という名目で実質上広い裁量を許すのも同じく適切ではない。ドイツの憲法異議の訴に見られたように，万一自分が脳死状態に陥ったとき，近しかった身内の決定により，本心では望んでいない摘出がなされることに不安を覚える人々がいるのである。

本人の意思表示がない場合に近親者の承諾により摘出が許されるとすれば，それは本人の推定的意思の問題とするべきであろうが，そこでいう推定的意思とは，近親者自身の主観も混ざった単なる推測ではなく，本人が現実に内心に有していた意思，あるいはほぼ確実に有するはずだった意思といえる必要があろう。

(4) 問題は，推定されるべき本人の意思内容はどのようなものなのかである。狭い同意方式が不都合とされる実質的理由として，もしも脳死状態になった場合に臓器提供をするか否かを決定することなく生活している人が多いことが挙げられている。実際に，近親者に，本人が臓器提供につきイエスと考えるであろうかノーと考えるであろうかをできるだけ正確に推定せよと求めても，無理な場合が多いであろう。

その際，近親者が自己の判断として承諾ないし拒否ができるとすること，またそれが近親者だからこそ許されることの理由があるとすれば，本人が生前からその人に自分の事柄を任せる意思でいた，ということしかないであろう。我々は，自分の死後に何がどうされるべきかを具体的に考え決めておきながら日々を生きているわけではない。たが，信頼をおく近しい人に，不在中の自己の物の管理や用件の処理をあえて言葉に出して頼むまでもなく任せることがあるように，「もし自分になにかあったときは，きっとその人が葬儀の仕方や自分の遺品の始末だけでなく，自分の遺体そのものについても，よかれと思うことをしてくれるだろうし，その人が判断して決めることなら安心だ」と無言で託す意思をもちながら生きている場合も多いであろう。これもまた本人の自己決定なのである。

そうだとすれば，広い同意方式を採用して近親者に二次的な決定権限を認める際には，葬儀の際の「身内一同」の総意によるものを近親者の承諾とす

る現在のガイドラインのような方式では、やはり妥当ではない。ドイツ移植法のように、近親者の決定権につき、本人との近しさに応じたある程度の類型的序列化をし、さらに、その決定が本人の意思推定に基づくことを定めることが適切であろう。

そしてその特定の近親者が推定すべき本人意思には、「本人ならイエスと考えるだろうか」「ノーと考えるだろうか」とともに、「決めないで自分に任せるつもりでいたのだろうか」も含まれるのである。

(5) しかし子供の場合は、信頼によって任せる意思を根拠として、親に遺体からの摘出にかんする決定権限を認めることはできない。上の場合は、本人に有効な自己決定権があり、自ら決めることができる事柄を、同じく自己決定権により、信頼する相手に任せるという場合だからこそ、任された相手側に決定権が生まれるのである。

またもとより、子供の遺体は親の所有物でもない。

もしも、先のTPGのように、有効な自己決定能力のない子供の提供意思表示のときでも「自然な意思」を考慮して親が摘出の諾否を決定することが許されるとすれば、それは、大切に育てていた子供が不慮の事情により脳死状態になった際に、もとより無効な意思表示ではあっても、それを本人の真摯な望みと信じ、かなえてやりたいと願う親の感情があり、それが許されることによって慰籍が生まれるからであろう。また、夭逝した我が子への親の感情がここでの保護対象であるとすれば、本人の何らかの意思表示らしきものがなかった場合でも、我が子の一部が他人の中で生き続けてくれるという慰籍が生まれるなら、親に摘出の承諾を認めるべきことになろう。

(6) 人の感情が保護されるのは、以上のように、現在自己決定権をもって生きている人の安心感と、自己決定権のない子供を失った親の感情の場合である。

我が国の現行移植法が、自己決定権のある本人が生前に摘出を承諾していた場合であっても、多くの親族について、自身の信条や悲しみや故人への愛着感による拒否を認め、それによって故人の生前の提供意思を無にすることを許しているのは、多くの人の、自己決定権が保障さる安心感を以て生きる利益を害するもので、不当である。

以上のような意味で，二重の承諾を廃して「広い同意方式」にし，承諾権者を一定の順位で類型化するとともに本人意思の推定の必要を定め，また，小児脳死者については親の決定権を認めその承諾があれば摘出が許されるよう，法改正をすべきであろう。

また，本人の意思表示についても，ドナーカードに，臓器提供に関する諾否に加え，一定の近親者への決定委任の選択項目も設けるべきであろう。

なお，本稿は，筆者が1999年10月から2000年3月まで，ドイツ連邦共和国フライブルク市のマックス・プランク外国・国際刑法研究所に滞在して行った調査研究に基づくものである。このドイツ留学に際しては，「平成11年度厚生科学研究費補助金『免疫・アレルギー等研究事業』（臓器移植部門）」より資金のご援助をいただいた。ここに厚くお礼申し上げる。

(1) 2001年2月末現在。これらも含め脳死判定がなされたのは計13例である。
(2) 「『臓器の移植に関する法律』の運用に関する指針（ガイドライン）」（厚生省保健医療局長通知，平成9年健医発第1329号）。
(3) ガイドライン第2は，家族・遺族の範囲につき「一般的，類型的に決まるものではなく，死亡した者の近親者の中から，個々の事案に即し，慣習や家族構成などに応じて判断すべきものであるが，原則として，配偶者，子，父母，孫，祖父母及び同居の親族の承諾を得るものとし，喪主又は祭祀主宰者となるべき者において，前記の『遺族』の総意を取りまとめるものとすることが適当である」とするが，具体的場合にどの範囲の家族・遺族から承諾を得るべきかはなお明確ではない。
(4) ガイドライン第11は「臓器のあっせんを一元的に行う臓器移植ネットワークを介さない臓器の移植は行ってはならない」とし，「臓器提供者（ドナー）適応基準及び移植希望者（レシピエント）選択基準について」（厚生省保険医療局長通知，平成9年健医発第1371号）が受容者選定基準を定めている。
(5) ドイツ臓器移植法の概要については，アルビン・エーザー／長井　圓・井田　良（訳）「ドイツの新臓器移植法（上）（下）」ジュリスト1138号（1998）87頁以下，1140号（1998）125頁以下も参照。
(6) 近年をみると，移植法施行以前でも，例えば腎臓移植は毎年約2000件前後，心臓移植は毎年500件前後が行われていた。90年代の統計は，齊藤誠二『脳死・臓器移植の論議の展開』（2000）315頁に詳しく紹介されている。なお，

最新のデータは，DSOのホームページ (http://www.dso.de/) で見ることができる。

(7) 立法史については，Wolfram Höfling/Stephan Rixen, Verfassungsfragen der Transplantation, 1996, S. 24ff.; Volker H. Schmidt, Politik der Organverteilung, 1996, S. 153ff.; Nicola Siegmund-Schultze, Organtransplantation, 1999, S. 269ff. 等を参照。又、今回のTPG成立についての具体的経緯は，齊藤・前掲注(6)316頁以下に詳しく述べられている。

(8) Vgl. z. B. BT-Drucksache 13/4355 S. 10f.; BT-Plenarprotokolle 13/99, S. 8818f.; Siegmund-Schultze, 前掲注(7) S. 270ff.; Höfling/Rixen, 前掲注(7) S. 36f.; Schmidt, 前掲注(7) S. 155f. 等。なお，Siegmund-Schultze, 前掲注(7) S. 271 では，要因の一つとして，近時における交通事故死者の減少も挙げている。

(9) 1994年11月の基本法改正により連邦に臓器移植に関する立法権限が明定されたこと（基本法72条，74条1項26号）も立法化を促進した。

(10) BT-Drucksache 13/2926.

(11) BT-Drucksache 13/4355.

(12) Vgl. Erwin Deutsch, Das Transplantationsgesetz vom 5. 11. 1997, NJW 1998, 777: ders., Medizinrecht, 4. Aufl., 1999, S. 368.

(13) 98年10月12日上智大学で開催された講演会におけるシュライバー博士の説明によれば，TPGの死概念規定はこのような妥協の産物であるという。なお，博士による講演の内容については，ハンス＝ルートヴィヒ・シュライバー／長井圓・臼木豊（訳）「人の死はいつなのか？」法律時報71巻11号（1999）72頁以下参照。なお，この講演とほぼ同趣旨の論説として，ハンス＝ルートヴィヒ・シュライバー／水野正（訳）「いつ人は死んだのか」日本法学63巻3号（1997）81頁以下も参照。

(14) このように承諾の場合と拒否の場合とで年齢要件に差異が設けられたのは，提案理由によれば，承諾については民法上の遺言能力を考慮して（この点は我が国のガイドラインの考え方と同じである），また拒否については宗教的な感覚や成熟度を考慮したためのようである。Vgl. BT-Drucksache 13/4355, S. 18.

(15) 提案理由ではそのように説明されている。Vgl. BT-Drucksache 13/4355, S. 17f.: 13/8027, S. 9f. これに対して，否決された同盟90／緑の党の法律案では，本人による同意を満16歳以上としつつ，その意思表示をドナーカードによる場合に限定していた（4条1項，5条，18条。Vgl. BT-Drucksache 13/2926, S. 3ff.）

⒃　なお，筆者がオランダのユーロトランスプラントを訪問した際の Guido Persijn 博士の説明では，オランダではすでに本人の意思表示方式としてはドナーカードよりもレジスタが主となっているという。ドナーカードは紛失や不携帯の場合が多く，医療現場での適時の意思確認方法としては不十分とされるためらしい。レジスタへの登録は，本人がまず所定の書式を所轄機関から取り寄せたうえこれを返送して行い，所轄機関はその内容をデータバンクに記憶させておき，脳死者が発生した場合は資格のある医師がこのデータバンクにアクセスして本人の意思内容を照会するということであった。

⒄　厚生省保健医療局長通知「臓器のあっせん業の許可について」（厚生省保険医療局長通知，平成 9 年10月13日健医発第1353号）参照。

⒅　前掲注⒄通達「臓器のあっせん業の許可等について」参照。

⒆　従来はオランダ，ベルギー，ルクセンブルクのベネルクス 3 国，およびドイツ，オーストリアの 5 カ国であったが，最近スロヴェニアも加わり，現在は加盟国は 6 カ国となっている。

⒇　実際には，健康保険組合中央組織等とユーロトランスプラントとの間の契約，および DSO との間の契約は，2000年 1 月末日に締結され（Vgl. DÄBl 97, 396），その後2000年 7 月11日に連邦健康省により許可され，同15日に連邦官報で公布されたようである（連邦医師会のホームページ：http://www.bundesaerztekammer.de/ による）。いずれにしても移植法施行後 2 年以内の期日である1999年12月 1 日を過ぎているように思われるが，契約は有効とされているようである。

㉑　Vgl. BT-Drucksache 13/4355, S. 26.

㉒　Vgl. BT-DÄBl 95, 1861ff.；DÄBl 97, 396ff.

㉓　シュライバー／長井・臼木（訳）・前掲注⒀72頁以下参照。

㉔　Vgl. z. B. BT-Plenarprotokolle 13/99, S. 8820f.；Vgl. BT-Drucksache 13/2926, S. 12. 専門家公聴会においても，脳死説の立場からはシュライバーが，反対説の立場からはヘーフリンクやトレンドレらが，このような主張を展開していた。Vgl. BT-Rechtsausschuß Protokoll Nr. 72, S. 1ff.

㉕　井田良「脳死説の再検討」『西原春夫先生古稀祝賀論文集第三巻』（1998）43頁以下も参照。

㉖　このように，脳幹だけに特別の性質を認めず，脳幹もまた呼吸・循環に依存して機能する器官にすぎないことを押し進めてゆくと，相互依存関係にある脳機能・心臓機能・肺機能の「生命の輪」が保たれている状態が生であり，いずれかの機能停止により輪が断たれたときが死であるとする考え方にも至りうるが，この考え方も，器官の死ではなくその機能の有無の問題とすれば，

循環機能が人工心臓で代替された場合に輪が途切れていないのと同様，人工呼吸器装着下での脳死状態も，人工呼吸器や薬物投与等の人工的措置により脳幹機能がすでに代替されているともいえるのである。

(27) Vgl. z. B. BT-Drucksache 13/2926, S. 13f.; BT-Rechtsausschuß Protokoll Nr. 72, S. 27; Herbert Tröndle, Antworten auf Grundfragen, 1999, S. 457f., 468ff.

(28) とくにシュライバーが激しく批判するところである。シュライバー／長井・臼木（訳）・前掲注(13)72頁以下，シュライバー／水野（訳）・前掲注(13)等参照。Vgl. auch Hans-Ludwig Schreiber, Wann ist der Mensch tot?, G. U. Höglinger u. S. Kleinert（hrsg.）, Hirntod und Organtransplantation, 1998, S. 95ff.

(29) なお，Tröndle, 前掲注(27)Antworten auf Grundfragen, S. 455f., 467f. は，たとえ広い同意方式を採用するとしても，結局は狭い同意方式と同じく，本人自身の承諾が不可欠となるという。脳死状態が確認されなければ摘出は行えないのであるし，脳死状態が疑われる状態に至った場合に，脳死判定は，本人に対するさらなる治療義務があるか治療中止の段階かどうかの確認のためになされるならば医師の治療任務の権限内の行為であるが，本人の治療ではない臓器摘出のために行う脳死判定は身体の不可侵性への侵害であり，従って，このための脳死判定を行うためには本人による承諾が必要となる，という。これによるなら，TPGにおいても，まず脳死判定につき本人の承諾が不可欠という，我が国の移植法と類似の解釈論をすべきことになる。

(30) Vgl. z. B. BT-Drucksache 13/8027, S. 9.

(31) Vgl. BT-Drucksache 13/8027, S. 9.

(32) Vgl. BT-Drucksache 13/8027, S. 9. なお，成案に至らなかった別の規定案には，「本人の意思が決定的である。近親者が，本人の摘出に関する承諾を推定するための重要な手がかりを全く知らない場合は，摘出は許されない」とするものがあった（Vgl. BT-Drucksache 13/8028, S. 1.）。

(33) Deutsch, 前掲注(12)Das Transplantationsgesetz, S. 778; ders., 前掲注(12)Medizinrecht, S. 370 は，近親者の「固有権」とする。

(34) Vgl. BT-Drucksache 13/8027, S. 9.

(35) Vgl. BT-Drucksache 13/2926, S. 2, 3, 14f.

(36) BVerfG, 1 BvR 1526/98 vom 14. 10. 1998＝NJW 1998, 858; 1 BvR 2156/98 vom 18. 2. 1999＝NJW 1999, 3403（Anm.: Stephan Rixen, NJW 1999, 3389）. Vgl. anch BVerfG, 1 BvR 2261/98 vom 28. 1. 1999.

(37) もっとも，アメリカのようにあまりにも国土が広い場合には，やはり冷阻

Ⅱ ドイツ

血時間限界などの理由から必然的に国内をいくつかにブロック化せざるをえない場合もあるが，その際には，自ブロックに限定せず，他ブロックも近さに応じて第2，第3候補に含めるようである。Christoph Conrads, Eurotransplant und UNOS—Modelle der Organallokation? MedR 1996, S. 304ff. なお，前掲注(4)「臓器提供者（ドナー）適応基準及び移植希望者（レシピエント）選択基準について」は，心臓につき，距離を評価基準の一つに含めるブロック化した配分方式も想定している。

(38)　ユーロトランスプラントにおける臓器配分方式については，Siegmund-Schultze, 前掲注(7) S. 148 頁 ff.; Johann S. Ach, Obiektiv, transparent, gerecht?-Kriterien der Allokation von Spendeorganen, G. U. Höglinger u. S. Kleinert (hrsg.), Hirntod und Organtransplantation, 1998, S. 118ff.; Conrads, 前掲注(37)S. 300ff. 等を参照。

(39)　各国の提供臓器と受容臓器の収支均衡をも要素とするこの方式は1996年から導入されたもので，きっかけは，先にも述べたように，90年代に入って以降，ドイツがとくに腎臓に関して輸入超過になったことであった。なお，これにより，移植法制定の動機となった事情のうち，他国との不均衡という対外的な理由は解消されたことになろう。

(40)　Vgl. Ch. Conrads, Rechtliche Aspekte der Richtlinienfestsrellung nach § 16 Absatz 1 Satz 1 Nr. 2 und 5 Transplantationsgesetz, Ch. Dierks, P. Neuhaus u. A. Wienke (hrsg.), Die Allokation von Spenderorganen, 1999, S. 35ff. もっとも，上述のように，臓器の冷阻血時間等のため，ユーロトランスプラントの斡旋を介しても提供臓器が事実上ローカルな配分にならざるをえない場合はあろう。Vgl. H. Lilie, Ist das Lokal-Donor-Prinzip mit dem Transplantationsgesetz (TPG) vereinbar?, Ch. Dierks, P. Neuhaus u. A. Wienke (hrsg.), Die Allokation von Spenderorganen, 1999, S. 53ff.

(41)　Vgl. z. B. Jörg Gragert, Strafrechtiche Aspekte des Organhandels, 1997, S. 25.

(42)　Vgl. Ach,前掲注(38), S. 121.

(43)　Vgl. Bernd Holznagel/Ina Holznagel, Sicherheit, Transparenz und Kontrollierbarkeit, DÄBl 1998, 1264.

(44)　同盟90／緑の党案は，脳死判定基準を法律案中に定めていた（16条。Vgl. BT-Drucksache 13/2926, S. 5)。また，TPGが連邦医師会に指針制定権と拘束力を与えたことを「古代の特権業者像」の生き残りと批判する評価もある（Vgl. Deutsch,前掲注(12)Das Transplantationsgesetz, S. 780 ; ders., 前掲注(12)Medizinrecht, S. 373)。

(45) Vgl. Hermann Christoph Kühn, Das neue deutsche Transplantationsgesetz, MedR 1998, 459ff.; ders., Die Motivationslösung, 1998.

(46) エーザー／長井・井田（訳）・前掲注(5)（下）128頁参照。

(47) BVerfG, 1 BvR 2181/98 vom 1. 8. 1999＝NJW 1999, 3399（Anm.: Thomas Gutmann, NJW 1999, 3387）.

(48) 町野朔『犯罪各論の現在』(1996) 90頁以下，山下輝之「臓器提供者権と提供意思」刑法雑誌38巻2号（1999）90頁以下等。

(49) 通常遺族により行われている火葬・埋葬等も，遺族であるから当然に許されるというわけではなく，「墓地・埋葬等に関する法律」の要件に従って初めて行うことができる。そして，そのように火葬・埋葬等を行うことが許され死体損壊罪を成立させないのは，死後は葬ってもらいたいという人々の一致した感情があるからであろう（もっとも，墓地法による火葬・埋葬等の許容には公衆衛生上の目的もあるため，同法によらない葬祭行為は同法の罰則違反となりうるが，ただちに死体損壊・遺棄罪を成立させるわけではない）。

(初出：商学討究51巻4号，2001年)

3 ドイツ臓器移植法法文訳

長井　圓訳

臓器の提供，摘出，および移植に関する法律（移植法―TPG）*

1997年11月5日（BGBL. I S. 2631）

連邦議会は，連邦参議院の賛成を得て，以下の法律を議決した。

第1章　総　則

第1条　適用範囲
① この法律は，他人に対する移植を目的として行われる人の臓器，臓器の一部または組織（以下臓器という。）の提供および摘出，ならびに臓器の移植につき，その準備を含めて適用される。この法律はさらに，人の臓器の売買の禁止に適用される。
② この法律は，血液，骨髄，胚および胎児の臓器および組織については適用されない。

第2条　国民への啓発，臓器提供に係る意思表示，臓器提供レジスタ，臓器提供証
① ラント法に基づく所轄機関，連邦官庁とくに連邦健康啓発センター，ならびに健康保険組合は，この法律に基づき，国民に，臓器提供の機会，臓器摘出の要件，および臓器移植の意義につき国民の啓発に努めなければならない。また，これらの機関は，適切な啓発資料が添えられた臓器提供に係る意思表示のための証明書（臓器提供証）を，備えておかなければならない。健康保険組合および私的健康保険会社は，満16歳以上の被保険者に

第2部 比 較 法

この資料を定期的に配付し，臓器提供に係る意思表示を求めることとする。
② 臓器提供に係る意思を表示する者は，第3条に基づく臓器摘出に同意し，これを拒否し，又はその判断を自ら指名した信頼する者に委任することができる（臓器提供に関する意思表示）。この意思表示は，特定の臓器に限って行うことができる。同意および判断の委任の表明は満16歳以上の者が，拒否の表明は14歳以上の者が，行うことができる。
③ 連邦健康省は，連邦参議院の賛成を得て，法規命令により，臓器提供に係る意思表示を意思表示者の求めに応じて登録し，これにつき権限ある者に情報を与える任務を，特定の機関に委任することができる（臓器提供レジスタ）。記憶された個人に関するデータは，意思表示を行った者からの第3条又は第4条による臓器摘出が許されるかどうかを確認する目的にのみ用いることができる。法規命令は，とりわけ以下の事項につき定めるものとする。
　1　臓器提供に係る意思表示の受領又はその変更を所轄する公的機関（申請機関），書式の利用，その書式上に申告すべきデータ及び意思表示者が本人であることの審査
　2　申請機関による意思表示のレジスタへの伝達，意思表示及びそこに含まれるデータの申請機関及びレジスタにおける登録
　3　照会及び情報提供の許容性を検証する目的のための，連邦データ保護法第10条に基づく自動化された方法によるデータ引き出し情報のすべて及びその他のレジスタからの情報提供の記録化
　4　第4項第1文により情報提供を受ける権限を有する医師の個人データのレジスタへの登録，ならびに医師の権限に対するコード番号の付与，登録及び集計
　5　登録，記録されたデータの削除
　6　臓器提供レジスタの財源
④ 臓器提供レジスタからの情報提供は，もっぱら，意思表示者，及び病院がレジスタに対し情報提供を受ける権限ある者として指名した医師に対してのみこれを与えることができる。この医師は，臓器提供をなし得る者からの臓器の摘出及び移植のいずれにも関与しない者でなければならず，またこれらの措置に関与する医師の指示下にある者であってはならない。照

会は，第3条第1項第2号に従った死の確認後初めて行うことができる。提供された情報は，臓器摘出を行う医師，及び第3条第3項第1文に基づき，予定されている臓器摘出につき知られるべき者，または第4条に基づき当該臓器摘出について知らされるべき者に対してのみ，これを伝達することができる。
⑤　連邦健康省は，一般的行政規則により，連邦参議院の賛成を得て，臓器提供証の書式を定め，連邦官報に公示することができる。

第2章　死亡した臓器提供者からの臓器摘出

第3条　臓器提供者の同意に基づく臓器摘出
①　臓器の摘出は，第4条に特別の定めがない限り，以下の場合にのみ許される。
　1　臓器提供者が摘出に同意しており，
　2　臓器提供者の死亡が医学的知見の水準に合致する諸基準により確認され，かつ
　3　手術が医師により行われるとき。
②　臓器の摘出は，以下の場合には許されない。
　1　死亡が確認された人が，臓器摘出を拒否しており，
　2　摘出前に，臓器提供者の大脳，小脳及び脳幹の全機能の決定的かつ不可逆的な消失が，医学的知見の水準に合致する手続規則に従って確認されていないとき。
③　医師は，臓器提供者に最も近い親族に，予定されている臓器摘出につき知らせなければならない。医師は，臓器摘出の経過と範囲を記録しなければならない。最も近い親族はそれを閲覧する権利を有する。その者は自己の信頼する者一名を立ち会わせることができる。

第4条　他人の承諾に基づく臓器摘出
①　臓器摘出を行う医師に対し，臓器提供をなし得る者の書面による同意又は拒否が提出されていない場合は，その者の最も近い親族に対して，その者からに臓器提供に係る意思表示を知らされているかを，質問しなければ

ならない。親族にもその意思表示が知らされていないときは，医師が当該臓器摘出につき親族に知らせ，かつその者が承諾した場合にのみ，第3条第1項第2号および第3号および第2項に定める要件の下で，摘出が許される。親族は，その決定にあたり，臓器提供をなし得る者の推定的意思を顧慮しなければならない。医師はそのことを親族に指示しなければならない。親族は，その意思表示を一定期間の間撤回できる旨を，医師と取り決めることができる。

② この法律にいう最も近い親族とは，次に掲げる順位に従う。
　1　配偶者
　2　成年の子
　3　両親，又は，臓器提供をなしうる者が死亡時に未成年であって，かつその監護がこの当時，両親の一方，後見人，または保護人のみに属していた場合には，その監護者
　4　成年の兄弟姉妹
　5　祖父母

　最も近い親族は，臓器提供をなし得る者の死亡前2年間の間に同人と個人的接触があった場合に限り，第1項による決定を行う権限を有する。医師は，このことを，親族に質問して確認しなければならない。同順位の親族が複数いる場合は，そのうちの1人が第1項により関与し決定すれば足りる。ただし，いずれか1人の反対意見は，顧慮に値する。先順位の親族が適当な時間内に連絡が取れない場合には，もっとも早く連絡が取れる高順位の親族の関与と決定があれば足りる。臓器提供をなし得る者とその死亡時まで特別の個人的関係にあり，その者と親密な関係にあることが周知であった者は，最も近い親族と同等とする。この者は，最も近い親族と同位である。

③ 臓器提供をなし得る者が，臓器摘出に関する決定を特定の人に委任していた場合，この者は最も近い親族に代わる。

④ 医師は，親族，ならびに第2項第6文および第3項の者による関与の経過，内容，および結果を，記録しなければならない。第2項および第3項の者は，閲覧する権利を有する。第1項第5文の取決めには書式を要する。

第5条　証明手続
① 第3条第1項第2号および第2項第2号による確認は，いずれも，臓器提供者を互いに独立に診断した，資格ある2名の医師により行わなければならない。決定的かつ不可逆的な心臓および循環の停止が発生し，その後3時間以上経過している場合は，本項第1文とは異なり，第3条第1項第2号による確認には，1名の医師による診断及び確認で足りる。
② 第1項による診察に関与した医師は，臓器提供者の臓器の摘出及び移植に関わってはならない。また，これらの措置に関与する医師の指示下にあることも許されない。診断結果の確認及びその時刻は，医師により，基礎となる検査結果の報告とともに，そのつど文書に記録され，かつ署名されなければならない。最も近い親族並びに第4条第2項第6文及び第3項の者には，閲覧の機会が与えなければならない。これらの者は，自己の信頼する者1名を立ち会わせることができる。

第6条　臓器提供者の尊厳の配慮
① 臓器摘出及びこれに関連する全ての措置は，臓器提供者の尊厳に配慮し，かつ医師の注意義務に沿う方法で行われなければならない。
② 臓器提供者の遺体は尊厳ある状態で埋葬されなければならない。最も近い親族にはあらかじめ遺体を見る機会が与えられなければならない。

第7条　情報提供の義務
① 臓器提供をなし得る者からの第3条または第4条による臓器摘出を予定している医師又はコーディネート機関（第11条）から委任された者に対しては，臓器摘出が本来の諸規定により許されるかどうか及び臓器摘出が医学的理由により妨げられないかどうかを確保するため，並びに第3条第3項第1文による通知をするために必要な限度で，その求めに応じて情報提供がなされなければならない。この医師は，社会福祉法第5編第108条又はその他の法規定により，当該医師が摘出を予定する臓器の移植が許可されている病院，又はその臓器の摘出のためその病院に協力している病院に勤務する者でなければならない。情報は，摘出が予定されている全ての臓器につき提供されるものとする。情報は，臓器提出をなし得る者の死亡が

第2部　比較法

第3条第1項第2号に従って確認された後で，与えられるものとする。
② 情報提供を義務づけられているのは，以下の者である。
　1　臓器提供をなし得る者をその死亡前の疾患により治療していた医師，
　2　臓器提供をなし得る者につき，第2条第4項により臓器提供レジスタから情報を受け取った医師，
　3　臓器提供をなし得る者につき検屍を行った医師，
　4　臓器提供をなし得る者の遺体が保管されている官庁，
　5　コーディネート機関から委任された者が，第1項により情報を受け取ったとき。

第3章　生きている臓器提供者からの臓器摘出

第8条　臓器摘出の許容性
① 生きている人からの臓器の摘出は，次の場合にのみ許される。
　1　その人が
　　a）成年でかつ同意能力があり，
　　b）第2項第1文により説明を受け，かつ摘出に同意しており，
　　c）医師の判断によれば，提供者として適切であり，かつ，手術に伴う危険を越えた危険にさらされ又は摘出の直接的結果を越えた重篤な健康の侵害が生じることがないと予想されるとき。
　2　受容予定者への臓器の移植が，医師の判断によれば，同人の生命の維持，重疾患の治療，疾患の悪化の予防又は苦しみの緩和にとって適切であり，
　3　第3条又は第4条による提供者からの適当な臓器が，摘出の時点で入手できず，かつ，
　4　手術が医師により行われるとき。
　再生しない臓器の摘出は，以上に加えて，1親等または2親等の親族，配偶者，婚約者，又はその他提供者と特別の個人的関係にあり，親密な関係であることが周知である者への移植のためである場合にのみ許される。
② 臓器提供者は，その手術の性質，範囲，及び直接間接を問わず予定された臓器摘出が彼の健康に対して及ぼす可能性のある結果及び後遺症，並び

に，臓器移植の成功の見込み，その他同人が臓器提供について重視していると認められる諸事情につき，医師によって説明されなければならない。説明は，第5条第2項第1文および第2文が準用される他の医師，かつ必要な場合には他の専門家の立会の下で，なされなければならない。説明の内容及び臓器提供者の同意表明は，文書に記録し，その文書には，説明した者，他の医師，および提供者が署名しければならない。文書には，第1文による健康上の危険に対する保険法的予防措置の申告も含まれていなければならない。同意は，書面または口頭により撤回することができる。

③ 生きている人からの臓器の摘出は，臓器提供者と臓器受容者が，医学的に推奨されるアフターケアに参加する用意があることを表明した後に，初めて行うことができる。さらに，ラント法による所轄委員会が，臓器提供への同意が自由意思でなされたものでないこと又は臓器が第17条により禁じられた売買の客体であることを疑わせる重要な事実的根拠の存否につき，専門的判定をしていることが要件である。委員会には，臓器の摘出及び移植に関与せず，かつこれらの措置に関与した医師の指示下にない医師，裁判官の資格を有する者，心理学的問題に精通している者が，所属していなければならない。他の詳細，とくに委員会の構成，手続および財源については，ラント法が定めるものとする。

第4章　特定の臓器の摘出，斡旋，移植

第9条　臓器移植の許容性

　心臓，腎臓，肺，膵臓，及び腸の移植は，その許可を受けた移植センター（第10条）でのみ行うことかできる。これらの臓器が提供者から第3条又は第4条により摘出されたものである場合（斡旋義務のある臓器），その臓器が斡旋機関により第12条の諸規定を遵守して斡旋された場合に限り，移植が許される。斡旋義務のある臓器が，本法の適用のある地域で摘出されたのもである場合は，その移植は，以上に加えて，摘出が第11条の諸規定を遵守して行われた場合にのみ，許される。

第10条　移植センター

第2部　比較法

① 移植センターは，社会福祉法第5編第108条または他の法規定により，第9条第1文に掲げる臓器の移植につき許可を受けた病院又は病院付属の施設をいう。社会福祉法第5編第108条による許可に際しては，需要に即した，効率的で゛かつ経済的な供給を保障すること及び臓器移植の必要な質を確保することが，臓器の移植のための重点とされなければならない。
② 移植センターには，以下の義務がある。
　1　移植のために受け入れた患者の待機リストを，臓器の斡旋のため第12条により必要となる申告記載事項とともに管理すること，臓器移植のための患者の受け入れ及びその患者の待機リストへの受け入れにつき速やかに決定すること，並びに，それについて治療医に通知すること。患者の待機リストからの除外についても同様とする。
　2　医学的知見の水準に合致する諸規準，とりわけ臓器移植の不可欠性と成功の見込みによって待機リストへの受け入れを決定すること。
　3　第11条および第12条に基づく臓器摘出及び臓器斡旋を対象にした規制を遵守すること。
　4　全ての臓器移植につき，受容者から提供者への追跡が遺漏なく行えるよう，証拠書類を作成すること。斡旋義務のある臓器の移植の場合は，コーディネート機関による追跡が行えるよう，識別番号（第13条第1項第1文）を示すこと。
　5　臓器移植の前後に，患者に必要な心理的ケアを病院内で確保すること。
　6　社会福祉法第5編の規定に従い，他の移植センターと比肩しうる高い質を確保するための処置を，センターの活動の枠内で本法に従って実施すること。このことは，第8条第3項の臓器提供者の事後ケアにも準用される。
③ 第2項第4号および第6号は，角膜の移植にも準用される。

第11条　臓器摘出に際しての協力，コーディネート機関
① 斡旋義務のある臓器の摘出は，摘出，斡旋，及び移植の準備を含め，移植センターと他の病院とが地域において協力して行うべき共同任務である。この任務を調整するため，諸健康保健組合の共同中央組織，連邦医師会及びドイツ病院協会，又は病院代表者の共同連邦連盟は，適切な施設を設立

II ドイツ

し又は委任する（コーディネート機関）。この施設は，財政的及び組織的に独立した経営，職員の人数と能力，経営組織並びに物的設備を基礎として，第1文による処置が，移植センター及び他の病院との協力の下で，この法律の諸規定に従って実施されることを保障しなければならない。移植センターからは，相応の人数がコーディネート機関に参加しなければならない。

② 諸健康保健組合の共同中央組織，連邦医師会，ドイツ病院協会，又は病院代表者の共同連邦連盟とコーディネート機関は，協定により，コーディネート機関の任務を，移植センター及び他の病院に対する作用とともに，規定する。協定は，とりわけ次のことを規定するものとする。

　1　臓器摘出との関係で臓器受容者の保護のために必要となる措置の要求，並びに関係者の協力のための枠組みの規定

　2　斡旋機関との協力及び経験交換

　3　質確保の措置に際する移植センターの支援

　4　移植センター及び他の病院が臓器摘出の枠内で行った支払いの弁済を含めた，コーディネート機関による適切な経費の代替。

③　第1項及び第2項による協定，並びにその変更には，連邦健康省の許可及び連邦官報での公示を要する。許可は，協定又はその変更が本法の規定及び他の法に合致する場合は，与えられなければならない。健康保険組合の共同中央組織，連邦医師会及びドイツ病院協会，又は病院代表者の共同連邦連盟は，協定の定めが遵守されているかどうかを監視する。

④　移植センター及び他の病院は，互いに協力し，かつコーディネート機関と協力する義務を負う。病院は，医的判断により斡旋義務のある臓器を提供者として考慮されうる患者の大脳，小脳，および脳幹の全機能の決定的かつ不可逆的消失を，所轄の移植センターに報告する義務を負い，移植センターがコーディネート機関に通知する。所轄の移植センターは，コーディネート機関と協力して，臓器摘出の要件が具備しているかどうかを確認する。このために，所轄の移植センターは，その患者の身上およびその他の臓器摘出の実施および斡旋に必要な個人的データを収集する。病院は，所轄の移植センターにこれらのデータを伝達する義務を負い，所轄の移植センターは，データをコーディネート機関へ伝達する。

第2部　比　較　法

⑤　コーディネート機関は毎年報告書を公表する。その報告書には，前の暦年の各移植センターの活動が統一的な範型に従って示されるものとし，とくに次のような，非個人的データを含むものとする。
　1　第9条により実施された臓器移植の数，種類及びその結果。臓器の種類及び第3条，第4条，第8条のいずれに基づいて行われたかによって分類されたもの。
　2　待機リストの変動，とくに，リストに加えられた患者，移植を受けた患者，それ以外の理由により排除された患者，並びに死亡した患者。
　3　待機リストに加えられ若しくは加えられなかった理由。
　4　第1号から第3号までに該当する患者への年齢層，性別，家族状況，及び保険状況。
　5　第8条第3項第1文に基づく提供者のアフターケア及び臓器提供により生じた健康上の危険に関する資料。
　6　第10条第2項第6号に基づくクォリティ確保のために実施された措置。第2項の協定においては，活動報告およびその基礎となる移植センターの報告のための統一的な範型を約定することができる。
⑥　第1項及び第2項による協定が，本法の施行後2年以内に成立しない場合は，連邦健康省が連邦参議院の賛成を得て法規命令によりコーディネート機関およびその任務につき定める。

第12条　臓器の斡旋，斡旋機関
①　斡旋義務のある臓器の斡旋のため，健康保険組合の共同中央組織，連邦医師会及びドイツ病院協会又は病院代表者の共同連邦連盟は，適切な施設を設立又は委任する（斡旋機関）。この施設は，財政的および組織的に独立した経営，職員の人数と能力，経営組織並びに物的設備を基礎として，臓器斡旋がこの法律の規定に従って行われることを保障しなければならない。この機関は，この法律の適用範囲外の地域で摘出された臓器を斡旋する場合は，臓器受容者の保護のために必要な措置が医学的知見の水準に従って実施されることも保障しなければならない。斡旋は，その臓器が，摘出の場所で適用される法規定に沿って摘出され，かつその規定の適用がドイツ法とりわけ基本法と明白に抵触することがない場合にのみ，行うこと

が許される。
② この法律の適用範囲外に所在地があり，国際的臓器交換の範囲内でこの法律の規定の適用の下に臓器を臓器斡旋のために斡旋している適切な施設も，斡旋機関として委任することができる。その際には，第14条および第15条の準用を確保し，かつ適切なデータ保護監視を保障しなければならない。
③ 斡旋義務のある臓器は，斡旋機関により，医学的知見の水準に合致する諸規準に従って，とりわけ成功の見込みと緊急性に従って，適切な患者に斡旋されなければならない。移植センターの待機リストはその際，統一的な待機リストとして扱われなければならない。斡旋の決定は，各臓器につき，理由を記載して記録され，かつ，識別番号を用いて移植センター及びコーディネート機関へ伝達されなければならない。
④ 健康保険組合の共同中央組織，連邦医師会，ドイツ病院協会又は連邦病院経営者連合と，斡旋機関は，協定により，斡旋機関の任務を，移植センターに対する作用とともに規定する。協定は，とりわけ次のことを規定する。
　1　移植センターにより第13条第3項第3文により患者に関してなされる報告，並びに，実施されるべき各種臓器移植の統一的待機リストにおける，斡旋機関によるこの報告の処理と利用
　2　コーディネート機関により第13条第1項第4文に従って報告された臓器の把握
　3　第3項の規定による臓器の斡旋，並びに第1項第3文及び第4文の規定の遵守に関する手続
　4　協定の当事者により定められた検証委員会による，斡旋決定の定期的な検証
　5　コーディネート機関及び移植センターとの協力及び経験交換
　6　斡旋機関による他の契約当事者への規則的な報告
　7　本法による任務を果たすための斡旋機関による適切な経費の代替
　8　斡旋機関の契約違反の場合の，契約解約告知可能性
⑤ 第1項及び第4項による契約，並びにその変更に，連邦健康省による許可を要し，かつ，連邦官報に公示されなければならない。協定又はその変

更が本法の規定及びその他の法令に沿う場合は，許可を与えなければならない。健康保険組合の共同中央組織，連邦医師会及びドイツ病院協会，又は病院代表者の共同連邦連盟は，協定の定めが遵守されるかどうかを監視する。

⑥　第1項及び第4項による協定が，本法の施行後2年以内に成立しない場合は，連邦健康省が連邦参議院の賛成を得て法規命令により斡旋機関及びその任務を定める。

　　　　　第5章　報告，データ保護，期間，医学知識水準に関する指針

第13条　報告，添付書

①　コーディネート機関は，移植センターと調整の上定めた手続において，臓器提供者の個人的データをコード化し，コーディネート機関によってのみ臓器提供者の追跡が可能となるような，識別番号を作成する。この識別番号は，摘出された臓器の添付書に記録されるものとする。添付書は，このほか，臓器移植に必要な全ての医学的申告を含むものとする。コーディネート機関は，臓器，識別番号，及び臓器斡旋に必要な医学的申告を，斡旋機関へ報告し，斡旋機関の決定に従い，添付書を，臓器の受容者への移植を行うべき移植センターへ伝達する。詳細は第11条第2項による協定で定める。

②　コーディネート機関は，臓器提供者の個人的データのある添付書からさらに同人に関する情報提供をするについては，共同でのみ，その処理及び利用，とりわけ集計及び提供者の臓器が移植された移植センターへの伝達を行うことができる。ただし，それが臓器受容者の健康危殆化の防止に必要であるときに限られる。

③　担当医は，斡旋義務のある臓器の移植が医学的に適切である患者につき，その書面による同意を得て，臓器移植が行われるべき移植センターへ，遅滞なく報告しなければならない。報告は，代替療法が行われる場合でも，なされなければならない。移植センターは，待機リストに載せられている患者に関する，臓器斡旋のために必要な報告を，その書面による同意に基づいて，斡旋センターへ報告する。患者は，同意の前に，彼の個人的デー

タがどの機関へ伝達されるのかにつき，知らされなければならない。第1文または第3文による報告は，患者の死の危険又は重篤な健康侵害の危険により猶予がない場合は，患者の事前の同意がなくともこれを行うことができるが，事後に遅滞なく同意を得なければならない。

第14条　データ保護
① コーディネート機関又は斡旋機関が，本法の適用範囲内の地域にある非公式機関であるときは，違反の十分な根拠がなく，又はデータがデータファイルで処理されていない場合であっても，監督官庁がデータ保護に関する規定の遵守を監督するという条件の下で，連邦データ保護法38条が適用される。個人的データの処理および利用が，意思表示者以外の，第2条第4項により臓器提供レジスタから情報を与えられた者又は情報が伝達された者によるものである場合も，同様である。
② 意思表示者以外の，第2条第4項による情報の付与または伝達に関与した者，第8条第3項第2文による態度決定に関与した者，第11条第4項による報告，通知，伝達に関与した者，並びに臓器の摘出，斡旋，又は移植に関与した者は，臓器提供者及び臓器受容者の個人的データを開示してはならない。第3条第3項第1文又は第4条により当該臓器摘出に関して知られた者の個人的データに関しても同様とする。本法の枠内で引き出された個人的データは，本法の掲げる目的以外の目的で処理又は利用してはならない。ただし，第1文又は第2文による開示義務違反が問題となる裁判手続に関しては，データはその処理及び利用が許される。

第15条　保管期限と削除期限
　第4条第4項による関与に関する記録，第5条第2項第3文による検査結果の確認に関する記録，第8条第2項第3文による説明に関する記録，第8条第3項第2文による専門的判定の記録，並びに臓器の摘出，斡旋，及び移植に関する資料は，最低10年間保管しなければならない。第1文及び第2文による記録及び資料の中に含まれている個人的データは，遅くともその後1年が過ぎる前に破棄しなければならない。個人的データがデータファイルに記憶されている場合は，この期限内に削除しなければならない。

第16条　医学的知見の水準に関する指針
①　連邦医師会は，次のことに関して，医学的知見の水準を指針として定める。
　1　第3条第1項第2号による死の確認に関する規定，第3条第2項第2号による大脳，小脳および脳幹の全機能の最終的かつ対処不可能な消失の確認に関する手続ルール。それぞれに必要な医学資格も含む。
　2　第10条第2項第2号による待機リストへの受け入れに関する規定。受け入れまたは受け入れ拒否の理由に関する資料も含む。
　3　第11条第4項第2文による医的判断。
　4　臓器摘出との関係で臓器受容者の保護のために必要な措置の要請。その資料も含む。とくに，
　　a)　臓器提供者，摘出された臓器，及び臓器受容者の検査。臓器受容者の健康上の危険，特に病気の感染の危険を最小限に保つため。
　　b)　臓器の保存，浄化，保管，および輸送。臓器を，移植に適した，あるいは移植前のさらなる浄化と保管に適した性質に保つため。
　5　第12条第3項第1文による臓器の斡旋に関する規定。
　6　臓器摘出および移植との関係で必要な質の確保のための措置の要求。
連邦医師会の指針が遵守されている場合は，医学的知見の水準の遵守があるものと推定される。
②　第1項第1文第1号及び第5号による指針の作成に際しては，臓器の摘出及び移植にも関与せず，かつこれらの措置に関与する医師の支持下にない医師が，第1項第1文第2号及び第5号による指針の作成に際しては，裁判官の資格をもつ者及び患者に属する者が第1項第1文第5号による指針の作成に際しては，さらに第3条または第4条による臓器提供者に属する者が，相応の人数参加しなければならない。

第6章　禁止規定

第17条　臓器売買の禁止
①　治療用と定められた臓器の売買を禁止する。ただし第1文は次の場合に

は適用されない。
1　治療目的を達するため必要な処置に対する適切な対価の供与又は受領，とくに臓器の摘出，保存，感染保護のための処置を含むその他の浄化，保管，および輸送。
2　臓器を用いて，又は臓器の使用を手段として製造された医薬品で，医薬品法の許可ないし登録に関する規定の下にあり，又は法規命令により許可若しくは登録が免除されているもの。
② 第1項第1文により売買禁止の対象となる臓器を，摘出し，他人に移植し，又は自己が移植を受けることも，禁止する。

第7章　罰則および過料

第18条　臓器売買
① 第17条第1項第1文に反して臓器を売買し，または第17条第2項に反して臓器を摘出し，移植し，又は移植を受けた者は，5年以下の自由刑又は罰金に処する。
② 第1項の場合において，行為者が業として行ったときは，1年以上5年以下の自由刑に処する。
③ 第1項及び第2項の罪の未遂は，罰する。
④ 売買禁止の対象である臓器の提供者及び臓器受容者については，裁判所は第1項の刑を免除し，又は裁量によりその刑を厳軽することができる（刑法第49条第2項）。

第19条　その他の罰則
① 第3条第1項若しくは第2項又は第4条第1項第2文に違反して臓器を摘出した者は，3年以下の自由刑又は罰金に処する。
② 第8条第1項第1文第1号a若しくはb，第4号又は第2文に違反して臓器を摘出した者は，5年以下の自由刑又は罰金に処する。
③ 第2条第4項第1文若しくは第3文に違反して情報を提供若しくは伝達し，又は第13条第2項に違反して報告を処理若しくは利用し，又は第14条第2項第1文から第3文に反して個人に関するデータを開示，処理，若し

第2部　比較法

くは利用した者は，その行為が刑法第203条により罰せられないときは，1年以下の自由刑又は罰金に処する。
④　第1項及び第2項の罪の未遂は，罰する。
⑤　第1項の場合において行為者が過失で行為した場合は，その刑は1年以下の自由刑又は罰金とする。

第20条　過　料
①　故意又は過失により以下の行為の行う者は，秩序違反とする。
　1　第5条第2項第3文に違反して検査結果の確認又はその時刻を記録せず，正確に，完全に若しくは定められた方式に従って記録せず，又は署名しなかったとき，
　2　第9条に違反して臓器を移植したとき，
　3　第10条第2項第4号に違反して，又はこれが準用される第3項に違反して，臓器移植を記録せず，又は指定された方法で記録しないとき，
　4　第15条第1文に違反して所掲の資料を保管せず，又は最低10年間の保管をしないとき。
②　秩序違反行為は，第1項第1号から第3号までの場合は50000マルク以下の過料に，第1項第4号の場合は5000マルク以下の過料に処する。

第8章　附　則

第21条　医薬品法の改正
　1999年10月19日公布（BGBl. I S. 3018），最終改正1997年9月21日（BGBl. I S. 2390）の医薬品法は，以下のように改正する。
　1　第2条第3項は，第7号の後，文の終わりの句点を読点に換え，以下の第8号を追加する。
「8　他人への移植用と定められている場合の，移植法第9条第1文に掲げられた臓器，および角膜。」
　2　第80条は以下のように改正する。
　　a)　第1文は，第3号の後，文の終わりの句点を読点に換え，以下の第4号を追加する。

「4　医師の専門的責任の下で治療されている他人への移植のために，その医師の専門的責任の下に摘出された，人の臓器，臓器の一部，および組織。」

b)　第2文の後に以下の文章を追加する。

「第1文第4号は，血液処理には適用されない。」

第22条　社会福祉法第5編の改正

社会福祉法第5編第115条a［中略］を，以下のようにする。

「第2項　入院治療の開始前の5日以内で，最長3治療日までに限る。入院後治療は，14日以内で，7治療日を越えてはならないが，移植法第9条による臓器移植の場合は，入院治療の終了後3ヶ月を越えてはならない。14日間または3ヶ月の期限は，個別事案で医学的に根拠があるときは，入院を指示した医師との協調の下で，延長することができる。さらなる患者治療または質確保の処置を科学的に伴いまたは支援するため，移植法第9条による臓器移植の場合のコントロール検査を，病院は，入院治療の終了後もなお継続することができる。入院前および入院後の間の病院外での必要な医的治療は，保障任務の範囲内で，嘱託医扶助に関与している医師により担保される。病院は，入院を指示する医師には，入院前及び入院後の治療に関して，入院を指示する医師及びそれ以外の治療にその都度関与する医師には，コントロール検査及びその結果について，遅滞なく知らせなければならない。第2文から第6文までは，移植法第8条第3項第1文による臓器提供者のアフターケアにも準用される。」

第23条　社会福祉法第7編の改正

社会福祉法第7編第2条第1項第13号［中略］を，以下のようにする。

「b)　血液，身体固有の臓器，臓器の一部，または組織を提供すること。」

第24条　刑法典の改正

刑法第5条［中略］を，以下のように改正する。

1　第14号の句点を半読点に換える。

第2部　比　較　法

　2　第14条の後に，以下の第15号を追加する。

「15　行為者が行為当時にドイツ人である場合の，臓器取引（移植法第18条）。」

第25条　経過規定
① この法律の発効時に存在する，第11条の規制客体に関する協定は，第11条第1項おび第2項による協定によって引き継がれるまで，または第11条第6項による法規命令によって代替されるまで，引き続き効力を有する。
② この法律の発効時に存在する，第12条の規制客体に関する協定は，第12条第1項および第4号による協定によって引き継がれるまで，または第12条第6項による法規命令によって代替されるまで，引き続き効力を有する。

第26条　施行，失効
① この法律は，第2文に特別の定めがない限り，1997年12月1日より施行する。第8条第3項第2文及び第3文は，1999年12月1日より施行する。
② 1997年12月1日を以て，次のものは失効する。
　1　1975年7月4日の臓器移植の施行に関する命令［後略］。
　2　1977年3月29日の臓器移植の施行に関する命令の施行令［後略］。

　＊　本法の翻訳として，すでに，長井圓「日本とドイツの臓器移植法・比較と検討」神奈川法学32巻2号（1998年）29頁以下に，資料として付せられたものがある。本翻訳はこれを大いに参考にした。

（平成11年度報告書）

III フランス

1 臓器移植の法的事項に関する研究(2)
──意思要件の見直しに向けて：フランス臓器移植法との比較検討──

分担研究者：町野　朔（上智大学法学部教授）
研究協力者：長井　圓（神奈川大学法学部教授）
　　　　　　山本輝之（帝京大学法学部助教授）
　　　　　　臼木　豊（小樽商科大学商学部助教授）
　　　　　　近藤和哉（富山大学経済学部助教授）
　　　　　　趙　晟容（上智大学法学部助手）

> **研究要旨**　わが国においては，死者が生前に臓器提供の意思を書面により表示している場合にのみ，脳死体からの移植用臓器の摘出が認められている。これに反し，フランスにおいては，生前に拒否を表明しない限り臓器の摘出が可能である。われわれは，フランスとは異なって遺族固有の拒否権を留保し，また，理論的には異なる立場に立つが，結論的にはこの方向での意思要件の見直しを行うべきであると考える。

A. 研究目的

　わが国の臓器移植法6条1項は，移植用臓器の摘出が許されるための意思要件を次のように規定している。「医師は，死亡した者が生存中に臓器を移

植術に使用されるために提供する意思を書面により表示している場合であって，その旨の告知を受けた遺族が当該臓器の摘出を拒まないとき又は遺族がないときは，……臓器を……摘出することができる。」附則4条が適用される場合を除き，この意思要件の下では，臓器提供の意思を有していたがこれを書面により表示していなかった死者からは臓器を摘出できない。さらに，臓器提供の意思も不提供の意思も形成しておらず，当然書面による意思表示もしていない，おそらく全体の大部分を占めるであろう死者からも，臓器は摘出できない。さらに，意思表示能力がないとされる15歳未満の子供，乳幼児からも，臓器は摘出できない。

われわれは，昨年度の報告書（「臓器移植の法的事項に関する研究—現行法の3年目の見直しにむけての提言—」『平成10年度厚生科学研究費補助金　免疫・アレルギー等研究事業（臓器移植部門）研究報告書』332頁以下）において，上記の意思要件を見直し，現行法が許容している場合に加え，死者が不提供の意思を生前に表示していない場合にも，遺族固有の拒否権を留保した上で，臓器の摘出ができることとすべきであるとした（上記報告書334頁以下参照）。これは，そのような意思要件が，現行の意思要件よりも，個人の自己決定権をより尊重するものであるという認識に基づくものである。本研究の目的は，上記法改正の提言を，フランス法および同国の臓器移植の実情を参照しつつ，さらに検討することである。フランスは上記改正の提言と基本的に一致する方式を1976年以来採用しており，1994年の法改正後もこれを維持しているところから，有益な示唆が期待できると考えた。

B. 研究方法

文献調査およびフランス移植機関（EFG：Etablissement français des Greffes）スタッフ等へのインタビューによった。

C. 研究結果と考察

1. フランス臓器移植法の概要

(1) 立法過程の概要

フランスで最初に本格的な臓器移植法が作られたのは，1976年のことであり，わが国と同様，角膜移植および腎臓移植に関する法律がこれに先行して

いた。フランスの76年法がわが国の現行臓器移植法と異なる点は少なくないが，つづめていえば，脳死移植を新たに付け加えるものではなかったという点，そして，臓器摘出の意思要件に関係して同意推定原則（le principle du consentement présumé）を，要するに反対の意思表示をしていない者は摘出に同意しているとみなすという原則を，明示的に採用した点である。

そして，今から6年前，1994年に，現行の臓器移植法が成立した。これは，正確には独立した法律ではなく公衆衛生法典の一部であり，臓器移植ばかりでなく組織移植についても規定し，さらに，生体からの摘出や組織・細胞の摘出に関しても規定を設けている。この一方で，死体からの臓器摘出に関しては，76年法の原則を引き継ぎ，それに改良を加えたにとどまっている（Loi n° 94-654 du 29 juillet 1994 relative au don et à l'utilisation des éléments et produits du corps humain, à l'assistance médicale à la procréation et au diagnostic prénatal. 以下，「94年法」，「臓器移植法」，あるいは単に「法」という）。

(2) 94年法の特徴

この94年法は，わが国の臓器移植法と比較すると，いくつかの特徴がある。その主なものは，第一に，推定同意原則を採用している点（公衆衛生 L.671-7 第1段），第二に，医師が死者の意思を知らない場合に，彼に，家族の証言を収集する義務が負わされている点（L.671-7 第4段），第三者に，国の自動登録簿が設置され，13歳以上の者は，誰でもこれに拒否の意思を登録することができるようになっている点（L.671-7 第3段），第四に，死者が未成年または意思能力のない成人である場合について，親権者等の文書による同意を要件としている点（L.671-8）などである。

第一の同意推定原則は，前述の通り，76年法からそのまま引き継がれたものである。第二の証言収集義務は，1978年に出された76年法の適用に関するデクレ（わが国の政令に近い）によってすでに導入されていたが，94年法で法律に格上げされた。第三の拒否登録簿は，76年法の下でも臓器摘出の認可を受けた病院ごとに備え付けられることになっていたが殆ど利用されずにいたものを，国の登録簿として新設したもの，第四の親権者等の同意は，未成年者等である死者に対する「保護」の一環として94年法で新たに設けられたものである。

(3) 94年法の実務準則

155

以上が94年法の大まかな特徴であるが，これに加えて，死体からの臓器摘出に関しては，1998年2月27日のアレテ（わが国の省令に近い）(Arrêté du 27 février 1998 portant homologation des règles de bonnes pratiques relatives au prélèvement d'organes à finalité thérapeutique sur personne décédée) が，その際の手続等に関する実務準則を定めている（以下，単に「準則」という）。規定されている事項は，医師コーディネーター，ドナー担当医師，病院コーディネーター，摘出担当外科医，EFGの域際コーディネクター等，移植用臓器の摘出に携わる主要スタッフの役割や，ドナー管理チーム，摘出チーム等，移植用臓器の摘出に携わるチームの構成，摘出の手順，犯罪死体の疑いがある場合の検察官への連絡方法等であり，要するに，わが国の臓器移植法に関するガイドラインに相当する。

この点に関係して，わが国と目立って異なる点は，ドナーの家族との接触等，わが国では臓器移植ネットワークのコーディネーターが担当する業務を，看護婦・看護士の中から任命される病院コーディネーターが行うとされていること，また，レシピエントの選定という，同じく臓器移植ネットワークが行っている業務を，国の機関であるEFGのスタッフである域際コーディネーターが担当するとされていること，拒否登録簿への登録の有無が確認されること，司法解剖前に臓器摘出を行う場合の手続が規定されていること等である。その他の点については，大筋においてわが国と同様の手順で臓器の摘出が行われる。

(4) その他——5年後の見直し，人体尊重法との関係

94年法は，成立から5年後，つまり99年の7月29日までに見直されることになっていたが，作業は遅れ，99年9月の時点で，なお作業は継続中の模様であった。見直しに際して改正が検討されている点は数カ所あるようであるが，同意推定原則や家族の証言収集義務，拒否登録簿等，死体からの臓器摘出に関係する基本的部分に変更は予定されていないようである。

また，フランスの臓器移植法が，いわゆる人体尊重法と平行して立案・審議され，同時に制定されたのは，わが国でも広く知られているところである。この経緯からすれば，新臓器移植法が人体尊重法から何らかの影響を受けているという推測も理由のないものではない。しかし，人体尊重法を受けて，臓器移植に対する規制が強化されたという事実は確認できない。

まず，人体尊重法が民法典に挿入した諸原則のうち，主なものを挙げると，人間の優越性，人間の尊厳，生命の始まりからの人間の尊重（16条），人体の不可侵性，人体の構成要素・産物が財産権の対象とならないこと（16条の1），人の種の完全性の侵害の禁止，子孫の改変を目的とする人の遺伝形質の変更の禁止（16条の4）である。これらは，死体からの移植用臓器の摘出を規制する直接の拠り所となるような具体的な原則ではない。

実際にも，94年の臓器移植法に加えられた改正点の主なものを見てみると，まず，家族の証言収集義務は，前述の通り，1978年に出された76年法の適用に関するデクレによってすでに導入されていたものが，94年法で法律に格上げされたに過ぎない。この背景に，人体尊重法が謳う人間の尊厳原則を見ることは可能かも知れないが，人体尊重法がこの原則を宣言しなければこの改正が不可能であったとはいえないであろう。また，国の拒否登録簿も，その原型は同じく76年法の下ですでに存在したものであり，やはり，人体尊重法との関係を強調することはできない。さらに，94年法は，人体の組織や生産物についてはじめて規定を設け，臓器の摘出と同様の規制の対象としたが，これも，ヤコブ病等，組織移植に由来する疾病の問題が直接の契機であったようであり，人体尊重法を受けて規制が新設されたという関係は認められない。

聞き取り調査でも，上記の趣旨の回答が大勢を占めた。すなわち，人体尊重法が規定している諸原則のうち臓器移植に関係のあるものは，臓器移植の領域ではすでに常識として定着しているものであり，移植実務に変更を迫るものは存在しない，人体尊重法の主なターゲットは，人工生殖などの生命科学技術であるという。なお，人体尊重法に関しては，同法は人体尊重原則を貫徹することを目的とするのではなく，むしろその例外的行為である生命科学上の行為の認知・合法化を目的としているのであり，同法の制定が生命科学技術の発言に対する抑制的な立場の表明であるという見方はナイーブであろうとの意見もあった。

2．フランスにおける臓器移植

(1) 手続の概要

フランスにおいては，脳死診断がなされると，家族への連絡，死者の意思

に関する調査が行われる。家族との面会は，病院コーディネーターがドナー担当医師と連携して担当する（準則Ⅰ.3.4）。これと並行して，死者が提供拒否の意思を有していたか否かに関する調査が行われ，拒否登録簿への照会も行われる（準則Ⅰ.3.3.1，Ⅰ.3.4，Ⅲ.3）。

(2) 拒否登録簿

拒否登録簿への登録は，13歳以上の者であれば誰でも可能である（公衆衛生R.671-7-6）。外国人も例外ではなく，一定以上の滞在期間が要求されているわけでもない。死者が未成年者もしくは法的保護の対象となっている成人である場合には，摘出に際して，各親権者もしくは後見人の文書による同意が必要であるが（公衆衛生L.671-8），これに該当する死者であっても，先述のように，13歳以上の者については拒否登録が存在する可能性がある。拒否登録と親権者等の同意との優劣を定める規定は存在しないが，法が登録を許していることを生かす趣旨から，拒否登録が存在する場合には，親権者等の同意に拘わらず，拒否を優先させるべきであると考えられているようである（公衆衛生R.671-7-10 参照）。

拒否登録簿は，EFGが管轄するコンピューター上の登録簿であり，登録の受付を1998年7月21日から，病院および登録者本人からの照会に対する回答を同年9月15日から実施している。1999年9月2日の時点で拒否を登録している者は，38,084名であり，これは，フランスの全人口の約0.06％にあたる（フランスの人口は，99年7月時点で約5,900万人）。そのうち，治療（移植）目的での摘出を拒否している者は36,994名である（他に，学術目的，死因解明目的での摘出の拒否がある）。年齢別人口が不明であるので断定はできないが，30歳以上の年齢層で，それ未満の年齢層よりも拒否の割合が高くなっているようである。1999年8月30日までの時点で，病院からEFGに対して有効に請求された照会の総数は6,781件，うち，治療（移植）目的での摘出に関するものは5,218件であり，拒否登録の存在が判明したものは1件であった。なお，拒否登録簿は，これによっても拒否が表明できるというに過ぎない（公衆衛生L.671-7 第3段）。拒否は，登録以外の方法によっても表明可能である。

(3) 提供拒否の状況

拒否登録簿の照会等の調査を行っても死者の意思が明らかにならない場合，

医師には，死者の意思に関して家族に証言を求めるよう努める義務が生じる（公衆衛生 L.671-7 第4段）。フランスの臓器移植法は，家族に固有の拒否権を認めていないので，法律上は，死者の拒否の意思が存在するといえない以上，死者の同意が推定され，家族が反対するか否かに関わらず臓器の摘出は可能である（公衆衛生 L.671-7 第2段）。しかし，次に述べるように，実際は，家族が反対する場合には，摘出は行われていないようである。

1998年の1年間に脳死と診断された者は全体で1,851名であったが，そのうち，臓器の摘出が行われたものが993名（約54％），行われなかったものが858名（約46％）である。摘出が行われなかった理由のうち，提供拒否は32％を占め，医学的な障害等，他の理由を大きく引き離している。医学的な障害等がなく摘出可能であった脳死体，いわゆる「潜在的ドナー」に関してみると，拒否：不拒否は，37.2％：62.8％となっている。潜在的ドナーについての提供拒否の割合は，1991年に15.7％であったのが92年に28.4％とほぼ倍増し，その後も微増を続けて，95～98年は30％台後半の水準で推移している。この提供拒否の主体に関する統計は興味深い。1993年から1997年までの各年において，死者本人による拒否は全体の20％弱から30％弱程度を占めるに過ぎず，全体の大部分，70％から，80％弱までが，死者の近親者（entourage）による拒否によって占められているのである。前述のように，フランスの臓器移植法は死者本人以外の者には提供を拒否する権利を与えていないが，以上のことから―統計上，どのような場合を「近親者の拒否」として計上しているのか明らかでないが，その如何にかかわらず―，フランスにおいても，近親者の拒否がないことが，事実上，摘出の要件となっていることが推測される。なお，上記の「近親者の拒否」には，死者が未成年等である場合に親権者等が法律に基づいて行う不同意も含まれていると考えられるが，この法律上の不同意だけでは，上記の高い比率を説明することはできないように思われる。例えば1997年において，摘出が行われなかった脳死者のうち，未成年者が占める割合は，全体の10％強に過ぎないからである。

(4) ドナーカード

前述のように，フランスにおいては，死者本人の拒否が存在しなければ，法律上，臓器は摘出可能である。従って，わが国とは異なり，提供意思を表示したドナーカード等の書面が存在することは，摘出の必須の要件ではない。

しかし，摘出が死者の意思に沿うものであることを担保する資料が存在することは望ましいとする立場から，私的な臓器移植普及団体（例えば France Adot）が，従来からドナーカードを配布していたようである。

EFG は当初，このようなドナーカードに対して慎重な態度を示していた（例えば，機関誌"ENTANTE" n°2 Sep. 1995, p.3）。これは，ドナーカードが配布されることにより，人々が，同意推定原則が変更され，ドナーカードが摘出の要件となったという誤解を抱くことを懸念したことによる。しかし，EFG は，1998年7月に拒否登録簿の稼働を開始するのに合わせて，ドナーカードと拒否登録簿への登録フォーム（後掲資料）とを綴じ込んだパンフレットを，全国22,000カ所で250万部配布した（同年中に1,100万部を配布した模様である）。同パンフレットには，ドナーカード等の書面は臓器提供の必須の要件ではないが，提供意思を証明するのに役立つので携帯してもらいたいという趣旨の説明がある。

なお，わが国とは異なり，ドナーカードは文字通りドナーのためのカードである。カードには，「私は，私の死後，私の身体の要素（臓器および組織）を，移植のために提供することを決断いたしました。私は，このカードを携帯し，この決断が真正であることを保障します。」と，前もって印刷されており，氏名および日付を記入する欄，署名する欄が設けられている。拒否を記入する欄は用意されていない。

(5) その他—待機リストの状況，待機中の死亡，15歳未満を対象とする摘出・移植

フランスの臓器移植の全体状況を1998年についてみると，EFG の待機リストに98年1月1日の時点で登録されていた者は5,205名，同年12月31日の時点では5,402名であり，ほぼ安定している。登録患者のうち，98年中に移植を受けた者は3,117名であり，臓器ごとの内訳は，心臓369名，心肺26名，肺88名，肝臓693名，腸9名，腎臓1,885名，膵臓51名となっている（ちなみに，わが国では，98年10月の臓器移植法施行後から2000年4月18日現在までで，心臓4名，肺2名，肝臓5名，腎臓10名［心臓死体からを除く］である）。待機中に死亡した患者は298名であるが，この数字は，95年の360名を境に，ここ数年やや減少傾向にある（96年347名，97年320名）。これには，腎臓患者の死亡数の減少が影響しているようである。

わが国では，15歳未満の者の脳死下での臓器摘出は絶対的に不可能である。これに反して，フランスではこの点の障害はない。1997年，フランスでは881名の脳死者から臓器の摘出が行われたが，このうち15歳未満の者は64名であった。これは全体の8.3％にあたる。15歳未満の者の臓器が必ず15歳未満の者に移植されるわけではもちろんないが，同年，15歳未満の者に対しては，心臓36件，心肺6件，肺13件，肝臓82件，腎臓2件，膵臓0件の移植が行われている。

3. フランス臓器移植法における意思要件の検討
(1) 同意推定原則の背景と自己決定

　前述のように，われわれは，昨年度の報告書において，わが国の臓器移植法の意思要件は見直されるべきであるとした。これは，人が拒否していないときには，彼から臓器を摘出するのがその自己決定に沿っている，従って，提供意思を表示していなくても，臓器を摘出することが正当化される，このことは，意思表示ができない乳幼児からの摘出についても妥当する，という認識に基づくものであった。そして，この立場は，本年度の報告「臓器移植の法的事項に関する研究―特に『小児臓器移植』に向けての法改正のあり方―」でも繰り返し主張されている。

　拒否をしていない場合には，臓器を摘出するのがその人の自己決定に沿っているというわれわれの考え方は，一見，フランスの同意推定原則と同じであるようにも見える。実際，われわれの昨年度の報告書は，上記の趣旨を述べたのに続けて，「多くの国が，本人の明示の承諾がなくても摘出できるとしているのは，このような前提に立っているからである」とした。しかし，少なくともフランスに関する限り，この点は若干の修正を要するようである。

　結論からいえば，フランスで同意推定原則が早くから採用されている背景には，われわれの見解とは異なる現実的な考慮が強く働いているように思われる。これをひとことで言うならば，同意推定原則を採れば，同意を要件とする場合よりもはるかに多くの臓器提供が得られる，従って，同意推定原則を採る必要がある，という割り切った考え方ということになろう。フランスの同意推定原則が，われわれがいう意味での個人の自己決定を根拠としていないことは，94年法が，未成年者および法的保護を受けている成人について

のみ，親権者等の同意を摘出の要件としていること（公衆衛生 L.671-8）に端的に現れている。われわれがいう意味での自己決定を摘出の根拠とするのであれば，乳幼児を含む未成年者等から摘出できるか否かは，摘出が彼らの自己決定に沿っていると考えるか否かによるのであり，親権者等の同意は必然的な要件ではない。もし仮に，親権者等の同意を要件とするのであれば，これは，われわれが昨年度の報告書で述べたように，遺族固有の拒否権を認めることを意味するのであり，これを認める以上，一般成人からの摘出の場合にも，当然これが要件とされるべきことになる。そして，すでに見たように，フランス臓器移植法はこのようにはしていない。未成年者等の場合に限って親権者等の同意を要件とすることは，われわれがいう意味での自己決定とは意味が異なる「同意」を臓器摘出の要件とする場合にのみ可能なのである。

(2) 臓器確保の要請と同意推定原則

臓器提供の確保をまず優先させる先の考え方は，フランスではさまざまな場面に顔を出している。例えば，94年法の立法過程において，同意推定原則は死体を社会の所有物のように扱うものであり不当だという批判が展開されたときには，同意推定原則の放棄は移植用臓器の源泉の枯渇につながるという反論が加えられ，結局同原則は維持された。また，同じく94年法の立法過程で，拒否登録簿の新設が問題になったときにも，拒否登録簿などを作れば，提供を拒否をする者が続出し，臓器提供が減少してしまうという反対論が展開された。これに対し政府は，すでに登録簿を採用しているベルギーの例を引いて，拒否を登録する者はそれほど多くはないと予想され，拒否登録簿を新設しても臓器提供が減少する心配はないと説明して採用にこぎ着けている。

臓器が必要であるから同意を推定すべきであるという論理は，個人の尊重に固執するわれわれの価値感とは相容れないところがあり，われわれは昨年度の報告書でこれを採らなかった。この論理が，フランスにおいて正面から主張され，現実にこれに沿った法律が作られているのは，フランスにおいて，死者の生前の意思の尊重が必ずしも社会の利益に優越しないこと，換言すれば，個人と社会との関係がわが国のそれとは異なっていることに起因するのであろうか。同意推定原則の根拠に関連しては，しばしば，"solidarité"「連帯」という言葉が登場する。この観念の背後にある歴史文化的なニュアンスを知ることは容易ではないが，これがフランス国民にプラスの価値をも

つものとして受け入れられることは確実なようであり，このため，フランスにおいては，個人（臓器移植の場合には死者）は社会の他の構成員を助けるべきであると主張し，あるいはこの主張を受け入れることに対する抵抗感が，わが国と比較して少ないようである。

　もっとも，このことは，フランス人があくまでも社会の利益を優先する国民であることを意味するものではない。同意推定原則を盾に，家族の感情を無視して，社会的利益のために臓器摘出が行われているというイメージは，まったく事実に反するものである。フランスは，家族の証言収集義務や拒否登録簿の新設などにより，誤った「同意推定」を回避するための措置をとりつつあるのであり，ここには，移植用臓器の確保をあくまでも重要視しながらも，個人の尊重との調和をはかろうとする姿勢が見られる。

D. 結論——わが国臓器移植法の意思要件見直しに向けて

　すでに述べた通り，われわれは，連帯の観念をてこに臓器提供をまず確保しようとするフランス流の同意推定原則ではなく，昨年度および本年度の報告書で展開したような，個人の自己決定の尊重という観点から導かれた「人間愛推定主義」を採用すべきであると考える。しかし，それでもなお，フランスの同意推定原則には，きわめて重要な示唆が含まれているように思われる。

　「C. 2」で示したとおり，フランスにおける脳死移植は，わが国とは比較にならないほど多いが，これに同意推定原則が大きく寄与していることには疑いがない。フランスでは，待機リストに載ったまま死亡していく患者が年間300名程度にのぼるが，それでも，わが国のような意思要件を適用した場合よりも，はるかに多くの人が救われているのであろう。また，わが国では絶対に不可能な15歳未満の子供からの臓器提供も，例えば97年には64件行われている。ここで提供された臓器は，もし日本に生まれていたならば救われる可能性がほとんどなかった子供たちを救ったのであろう。これらのことは，われわれの次の課題を明らかにしているように思われる。

　前述の通り，われわれは，フランス流の同意推定原則はわが国では採用すべきでないと考えたが，これはおそらく文化的なバックグラウンドの違いに基づく価値観の相違であり，批判を加えるのは的外れなことであろう。フラ

ンスの行き方からは，むしろ，その帰納的な方法を学ぶべきであるように思われる。すでに述べたように，フランスにおいては，同意推定原則が採用されるにあたっては，移植用臓器を確保してできるだけ多くの患者を救うという目指すべき目的が最初にあり，この目的を正当化する理論（のひとつ）として「連帯」が援用されたようである。「連帯」すべきであると考えられたことの結果，同意推定原則が採用されたのではない。これに反して，われわれの昨年度の報告書は，個人の自己決定は尊重されるべきであるという命題から法改正の具体的な提案を導こうとする，いわば演繹的な性格が強いものであった。

　確かに，意思要件をどのようにすべきかという問題を考えるにあたっては，臓器移植積極論を正当化するための強弁であるという疑念を抱かれることには警戒しなければならない。この意味で，理論を精密化し，演繹的に結論を導くという方法にも理由がなかったわけではない。しかし，精密に構成された理論であっても，これが結果に到達できないならば，虚しいといわざるを得ない。そして，フランスの行き方は，われわれが結果に到達することを真に望むのであれば，目指す結果の正当性を正面から主張し，国民の判断を仰ぐことは避けられないということを示唆しているように思われる。フランス国民は，連帯の原則の理論的な正当性に対する態度決定の結果としてではなく，むしろ，臓器提供が確保できなければ多くの患者が死んでしまうという現実に対する態度決定の結果として，同意推定原則の支持に回っているのであろう。国民の行動傾向は，わが国においてもおそらく同様なのではないかと思われる。そして，われわれは，「人間愛推定主義」を主張する以上当然のことであるが，これを採用した場合の結果，すなわち，提供したくない者にとっては拒否を表明しておく手間が生じるが，その一方で，より多くの臓器の提供され，子供も含めてより多くの患者が救われるという結果を，目指すべきものと考えているのである。

　繰り返しになるが，われわれは，臓器移植積極論を正当化するために姑息な論理を展開しているという疑念を抱かれないよう警戒しなければならない。われわれが提唱する意思要件の理論的根拠の批判的検討と精密化は，今後も継続して取り組むべき課題である。しかしこれと同時に，われわれは，今後，「人間愛推定主義」を採用しなければ何が起こるのか，採用すれば何が起こ

Ⅲ　フランス

るのかということに関する情報を国民により積極的に伝え，この予想される現実に対する国民の態度決定を促す必要があると考える。そして，これと並行して，フランスにおける「連帯」の観念に相当する，国民を動かすて̇こ̇を見出す必要があるであろう。

(本報告書で言及した統計上の数値は，主に以下の資料による［発行者はいずれもEFG］。"LE PRÉLÉVEMENT ET LA GREFFE EN FRANCE EN 1997, Rapport du Conseil Médical et Scientifique de l'Etablissment français des Greffes", "RAPPORT D'ACTIVITÉ 1997", "ACTDVITÉ DE L'UNITÉ DE REGULATION NATIONALE EN 1998", "International Letter, Mars 1999", "Entante, Avril 1999 n° 10".)

(平成11年度報告書)

2 フランス臓器移植法 抄訳等

近藤和哉 訳

1 臓器移植法

Art. L. 671-7. (*L. n°94-654 du 29 juill. 1994, art.5*) Le prélèvement d'organes sur une personne décédée ne peut être effectué qu'à des fins thérapeutiques ou scientifiques et après que le constat de la mort a été établi dans des conditions définies par décret en Conseil d'Etat.

Ce prélèvement peut être effectué dès lors que la personne concernée n'a pas fait connaître, de son vivant, son refus d'un tel prélèvement.

Ce refus peut être exprimé par l'indication de sa volonté sur un registre national automatisé prévu à cet effet. Il est révocable à tout moment. Les conditions de fonctionnement et de gestion du registre sont déterminées par décret en Conseil d'Etat.

Si le médecin n'a pas directement connaissance de la volonté du défunt, il doit s'efforcer de recueillir le émoignage de sa famille.

Art. L. 671-8. (*L. n°94-654 du 29 juill. 1994, art.5*) Si la personne décédée était un mineur ou un maieur faisant l'objet d'une mesure de protection lésale, le prélèvement en vue d'un don ne peut avoir lieu qu'à la condition que chacun des titulaires de l'autorité parentale ou le représentant légal y consente expressément par écrit.

Art. R. 671-7-6. (*Décr. n°97-704 du 30 mai 1997, art. 1ᵉʳ*) Toute personne majeure ou mineure âgée de treize ans au moins peut s'inscrire sur le registre afin de faire connaître qu'elle refuse qu'un prélèvement d'organes soit opéré sur son corlps après son décès soit a des fins thérapeutiques, soit pour rechercher les causes du décès, soit à d'autres fins scientifiques, soit dans plusieurs de ces trois cas.

Le refus prévu à l'alinéa précédent ne peut faire obstacle aux expertises, constafations et examens techniques ou scientifiques éventuellement diligentés

III フランス

dans le cadre d'une enquête judiciaire ou d'une mesure d'instruction.

Art. R. 671-7-10 (*Décr. n°97-704 du 30 mai 1997, art.1er*) Sans préjudice des dispositions de l'article L. 671-8 concernant les mineurs et les majeurs faisant l'objet d'une mesure de protection légale, aucun prélèvement d'organes à des fins thérapeutiques, ou aux fins de recherche des causes du décès, ou à d'autres fins scientifiques, ne peut être opéré sur une personne décédée âgée de plus de treize ans sans interrogation obligatoire et préalable du registre sur l'existence éventuelle d'un refus de prélèvement formulé par la personne décédée.

L. 671-7 死者からの臓器の摘出は，死亡診断書がコンセイユ・デタのデクレが定める条件に沿って作成された後に，治療又は科学的目的のためにのみ行うことができる。

　　前段の摘出は，当該死者が生前にそのような摘出に対する拒否を表明していなかったときに行うことができる。

　　前段の拒否は，自己の意思を，このために設けられた国の自動登録簿に登録することにより表明することができる。拒否はいつでも取り消すことができる。登録簿の運営管理については，コンセイユ・デタのデクレで定める。

　　医師は，死者の意思を直接に知らない場合には，死者の家族の証言を収集するよう努めなくてはならない。

L. 671-8 死者が未成年者又は法的保護措置の対象とされていた成人である場合には，提供を目的とする摘出は，各親権者又は法定代理人が書面により，これに明示的に同意している場合でなければ行うことができない。

L. 671-7-6 成人及び13歳以上の者は誰でも，死後，自己の身体から，治療目的，死因解明目的，他の科学的目的，又はこれら3つのうちの複数の目的で臓器の摘出が行われることを拒否することを明らかにするため，登録簿に登録することができる。(第2段省略)

L. 671-7-10 未成年者及び法的保護措置の対象となっている成人に関するL. 671-8条の規定にかかわらず，治療目的，死因解明目的，又は他の科学目的のための一切の臓器摘出は，死者により表明された摘

第2部　比　較　法

出拒否の存否について，登録簿に必ず事前に照会することなくしては，13歳以上の死者について行うことができない。

* L. 671-7 および L.671-8 に関して，大村美由紀「人体の構成要素及び産物の提供及び利用，生殖への医学的介助並びに出生前診断に関する1994年7月29日法律第94-654号」外国の立法33巻2号（1994年）18頁を参照した。

2　ドナーカード，拒否登録フォーム

・ドナーカード（表）［ミシン目から切り取って使用するようになっている］

①Si vous êtes POUR LE DON EN VUE DE GREFFE, parlez-en à votre famille. Vous pouvez aussi porter cette carte de donneur sur vous, avec vos papiers d'identité.

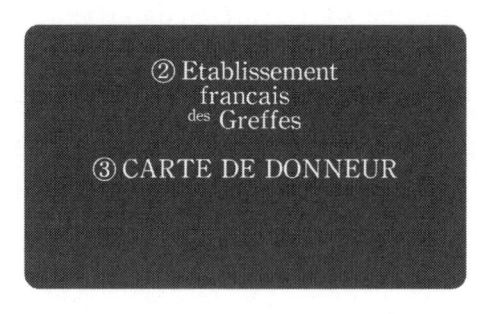

②Etablissement francais des Greffes

③CARTE DE DONNEUR

①　もしあなたが移植のための臓器提供をしたいとお考えなら，このことをあなたのご家族にお話し下さい。このドナーカードをあなたの身分証とともに携帯していただくこともできます。

②　フランス移植機関

③　ドナーカード

・ドナーカード（裏）

```
① Je décide de faire don, après ma mort,
   d'éléments de mon corps （organes, tissus)
   en vue d'une greffe. Je témoigne de cette
   décision en portant cette carte.

② Nom
③ Prenom          ④ Date

⑤ Signature
```

①　私は，私の死後，私の身体の要素（臓器および組織）を，移植のために提供することを決断いたしました。私は，このカードを携帯し，この決断が真正であることを保障します。
②　姓　③　名　④　年月日　⑤　署名

・拒否登録フォーム（表）

① Si vous êtes CONTRE LE DON d'éléments de votre corps, après la mort, remplissez ce formulaire, envoyez-le sous enevloppe affranchie au tarif lettre au registre national des refus:
　　　　　　　② R. N. R.
　　　　　　　③ BP2331
　　　　13213Marseille Cedex 02

④ Ce formulaire doit être obligatoirement accompagné:
- de la photocopie lisible de votre carte nationale d'identité, de votre passeport, de votre permis de conduire ou de votre titre de séjour;
- d'une enveloppe timbrée á vos nom et abresse pour recevoir la confirmation de votre inscription sur le registre national des refus. Si vous ne voulez pas recevoir cette confirmation, pécisez-le par écrit.

⑤ Les informations nominatives vous concernant sont enregistrées dans le systéme informatique du registre national des refus. Elles sont confidentielles et conformément á la loi n° 78-17 du 6 janvier 1978 mondifiée relative á l'informatique, aux fichiers et aux libertés, vous disposez du droit d'accés et de rectification.

⑥ Tout changement d'état civil devra être signalé par l'envoi d'un nouveau formulaire.

① もしあなたが死後あなたの身体の構成要素を提供したくないとお考えなら，この用紙にご記入の上，切手を貼った封筒に入れて国の拒否登録簿に郵送して下さい。
② ：Registre National des Refus のアクロニム
③ ：郵送先住所
④ この用紙とともに，以下の書類を必ず同封して下さい。
・あなたの国民身分証，パスポート，運転免許証，または滞在許可証の鮮明なコピー
・国の拒否登録簿にあなたの登録が記録されたことの確認書を受け取っていただくために使う，切手が貼られ，あなたの氏名と住所が書かれた封筒。もし，この確認書を受け取りたくないとお考えの場合には，その旨明記して下さい。
⑤ あなたに関する一連の情報は，国の拒否登録簿の情報システムに記録されます。この情報の秘密は保護されており，また，情報処理，情報フ

III　フランス

ァイル，および自由に関する修正1978年1月6日法78-17により，あなたには，これにアクセスし，または修正を加える権利があります。
⑥　戸籍に何らかの変更があった場合には，新たに用紙を郵送して，これを通知するようにして下さい。

・拒否登録フォーム（裏）

---

① NOM de NAISSANCE
② NOM USUEL
③ PRENOM (S) *dans l'ordre de l'état l'état civil*
④ ADRESSE

⑤ SEXE 　　M ❏ 　　F ❏ 　　⑥ DATE DE NAISSANCE (jour/mois/année)　　　　　/　　　　　/
⑦ LIEU DE NAISSANCE VILLLE
　　CODE POSTAN　　　　　　　　　　PAYS
⑧ JE M'OPPOSE A TOUT DON D'ELEMENTS DE MON CORPS, APRES MA MORT:
　❏ pour soigener des maladen (greffe)
　❏ pour rechercher la cause médicale du décès (autopsie)
　❏ pour aider la recherche scientifique.

⑨ C'est ma premiére demande d'inscription 　　　　oui ❏ 　　non ❏
⑩ C'est une demande de modification de ma 　　　oui ❏ 　　non ❏
　précédente inscription
⑪ J'ANNULE ma précédent inscription car je m'oppose plus á un don délémonts de mon corps, aprés ma mort　❏
⑫ Date　　　/　　　/　　　　　　⑬ Signature

---

①　出生時の姓　　②　現在使用している姓　　③　名（戸籍に記載され

第2部　比　較　法

　　ている順番通りに)

④　住所

⑤　性別□男□女

⑥　生年月日（日／月／年）

⑦　出生地　市　郵便番号　国

⑧　私は，私の身体のすべての構成要素について，［訳者注・以下の目的での］死後の提供をお断りします。

　　□病気の人を治療するためのもの（移植）

　　□死亡の医学的原因を解明するためのもの（解剖）

　　□科学研究に寄与するためのもの

⑨　これは，私の初めての登録請求です。　　はい□　いいえ□

⑩　これは，私が以前に行った登録の修正請求です。　はい□　いいえ□

⑪　私は，私の身体の構成要素を死後に提供することをもはやお断り致しませんので，私が以前に行った登録を取り消します。　□

⑫　年月日　　⑬　署名

＊カード等資料の○囲みの数字は，訳出の便宜のために訳者が付けたものである。

IV ドイツ臓器移植法に関する講演

1 ドイツの新臓器移植法

ドイツ・フライブルク大学教授　アルビン・エーザー（Albin Eser）
長井圓・井田良 共訳

一　はじめに

　ドイツでは，1997年11月5日「臓器の提供，摘出および移植に関する法律（臓器移植法）」が公布された[1]。新法は1997年12月1日から施行されているが，これによりはじめて，ドイツにおける臓器移植が法律による規制を受けることとなった。新立法に至るまでに，臓器移植の倫理的・医学的・法的側面をめぐり多様な議論が行われてきたが，他方，すでに医療の現場においては，一定の（医学上一般に承認された）要件のもとで，生きた人および死者からの臓器移植が実施されてきた。
　本稿の目的は，これまでドイツにおいて臓器移植をめぐりどのような議論が行われてきたか，そしてその議論の結果として，新臓器移植法がどのような内容のものとなったかについて，その概略を紹介することである。とくに，臓器提供者が死者または生きた人であるとき，それぞれ臓器摘出を法的に許容する要件（**二**から**四**）がどのようなものかに重点をおいて説明したい。それに引き続き，ドナーとレシピエントの選択をめぐる問題（**五**）について論じ，最後に，臓器売買の問題（**六**）を取り上げたいと思う。

新臓器移植法の規定を個別的に紹介する前に、解決がめざされた諸論点をより良く理解していただくため、まずは、従来のドイツにおける移植医療の実務、および新法に至るまでに行われた議論について触れておきたい。

ドイツにおいては、すでに1970年代末に、臓器移植に関する法律を制定しようとする動きが生じた。しかし、この立法者の試みは、何が「正しい」立法モデルであるかをめぐる政治的対立のせいで頓挫するに至った[2]。いくつかの法案がつくられたものの法律にならなかったので、それまでの移植医療の実務がそのまま維持される結果となった。すなわち、臓器提供者が死者である場合、生前にその者が移植用臓器の摘出に同意していたか、または（死者の生前の意思が明らかでないときに）死者監護権を有する親族が臓器摘出を許容するときに、脳死判定の後、死体からの臓器摘出が行われた[3]。これに対し、生きた人からの移植用臓器の摘出については、摘出が医師により医学上適正に実施され、かつ提供者が包括的な説明を受けた後に臓器摘出に同意していた場合であれば適法であると考えられた[4]。

新臓器移植法は、この移植医療の実務を追認して法的基礎を与えるとともに、臓器摘出が法的に許容されるために充足されることを要する一連の個別的な要件を定めた。この要件は、臓器提供者が生きた人であるか、それとも死者であるのかにより大きく異なっている。そこで、死の判定と死亡時期の確定が決定的な意味をもつことになる。したがって、まずこの問題を取り上げることにしよう。

二　死および死の判定

1　見解の対立

ドイツの学説における死亡時期の確定をめぐる議論は、現代の集中治療技術の進歩のために新たに生じてきたものであるにもかかわらず、すでに「歴史的発展」をたどる形でこれを回顧することが可能である。かつては、人の死を診断するためには、心臓と呼吸の停止（いわゆる臨床死）を基準とすることで足りた。なぜなら、心臓と呼吸の停止は「疑いの余地なく」生命を終わらせる出来事であり、そこでは解釈の対立が生ずる可能性はなかったからである。しかし、やがてこの「心臓死」は（医学の発展により蘇生が可能とな

ったため)必ずしも確定的に人の生命の終了を意味するものでないことが明らかとなった。むしろ,死は一つのプロセスである。そこにおいては,各臓器とそれらの機能が場合によっては相互に独立し,また時間的なずれをもって死滅していくのであり,まさに臓器移植が目的とされるときには,脳という器官が完全に死を迎えた後まで当該の移植用臓器の機能を生かしておくことに関心が向けられるのである。しかも,実際的理由からでなく,さらに法的・倫理的理由からも,死の本質的な基準は何かについて検討し直すことが必要となった。というのは,統一的な取り扱いのためにも,また,生命保護に関する法の諸規定が及ぶ限界,したがって原則的に生命保持が命じられ,移植用臓器の摘出が禁じられる限界を確定するためにも,死の時期の(新しい)定義づけが不可欠となったからである。ここから,医学その他の自然科学の専門領域でも,また法律学の分野でも,死の時点を「心臓死」から脳死の時点へと移す考え方が通説となり,そこでは,大脳,小脳および脳幹の全機能の不可逆的消失を基準とする見解が大多数によって支持されるようになった[5]。その根拠としては,脳の死により,人の人格的存在の本拠であり,その生命体としての中心をなすものの本拠[6]が失われることがあげられるのがふつうである。

　この立場は,過去何年もの間ほとんど争われることがなかったが,移植医療の拡大につれて脳死を死の時点とすることへの批判が強まり,いわゆる「エアランゲン事件」が起こるに至って決定的に疑問とされるようになった[7]。その後の論議は数年にわたって続けられたが,新法の法案が可決される前の段階でふたたび盛り上がった。この議論のなかで,脳死説の批判者たちは,とりわけ,完全な死は「全体としての有機体の死」[8]の後にはじめて認められる主張とし(いわゆる「人全体としての死」),脳死の段階の人は「死につつある人」にすぎず,したがってなお生きている人として完全な権利を認められなければならない[9],としたのである。

　2　本稿の立場
　「死」およびその「判定」についての「正しい」理解はどのようなものかをめぐる論争において自分の立場を決するにあたっては,まず次のことを確認する必要がある。すなわち,「脳死」は,それが「医学的・経験的事態を

ただ定義的に記述したものにほかならず，それが医学上の所与の事実である」というような理由で「正しい」死の時点とされるのではない，ということである。むしろ脳死を基準とすることは実は規範的なコンベンション[10]なのであり，それはわれわれの社会の価値観では「脳が本来の意味での人間生命の基礎であり，脳にすべての精神的・心理的営みが結びついている」[11]ことから広い承認を得ているにすぎないのである。

　もちろん，だからといって，死がもっぱら規範的レベルの問題ということにはならない。むしろ，ここでは三つのレベルを区別して論じなければならない。すなわち，(1)（規範的レベルにおける）死の概念，(2)生物学的・経験的な死の基準，(3)医学的・手続的な死の判定であって，これらは（ごく単純化していえば）規範定立から規範適用に至る異なった三つのレベルといい得るのである[12]。

　(1)　死の概念の問題，すなわち，その不可逆的喪失を人間存在の終了としての死と同一視できるような人間存在の特性は何かの問題は，規範的レベルの問題である。人の人格的存在およびその尊厳等に関する人間学的共通認識にもとづく伝統的了解（しかも，それは道徳的・職業倫理的・法的にも承認されている）を前提として，われわれは次のように考えてよい。すなわち，「精神性」こそが人間生命をして人間生命たらしめており，それが不可逆的に失われたとき，その人はすでに「死亡した」ものと認められるということである。これは一定の規範の定立にほかならず，そこでは「精神性」こそを人間存在の決定的基準として承認するという規範的レベルの「決定」が行われているのである。

　(2)　これに対し，生物学的・経験的な死の基準の問題，すなわち人間の「精神性」にとっての生物学的基礎はどの器官にあり，いかなる徴候があれば，この器官の全機能の不可逆的喪失を肯定できるかの問題は，自然科学者としての医学者がその資格において答えるべき問題である。なぜなら，精神性の本拠である脳がまだ生きているのか，どの程度生きているのかの問題は，もはや人類学的評価の問題ではなく，自然科学的・経験的レベルの問題だからである。

　(3)　第三のレベルである，死の基準の具体的あてはめの場面についても同様のことがいえる。ここでは，個別のケースで，右に述べた死の基準をもと

に，ある人がすでに死亡したと認められるかどうかが問われ，それは死の判定に関する医学的・手続的問題であることから，裁判官としては基本的に医学者の専門的知識を頼りとするほかはないのである。

　右のように問題を区別して検討したとき，脳死説（Hirntodkonzeption）をとることは妥当と認め得るように思われる。少なくとも脳死説に対し，それが何よりただ合目的性の考慮にもとづくものであり，たとえば証明の困難さをのぞくため，またはできるだけ早い段階で移植用臓器の摘出を可能にするため等の理由で主張されている，という非難を加えることはできないであろう。むしろ脳死説は，究極的には，ヨーロッパ文化圏において支配的な，哲学的・倫理的な根本認識を基礎とするものなのであり，またその重要部分においてキリスト教的世界観への信仰に根ざすものともいえる見解なのである。他方，実益を重視して，場面場面に応じて異なった死亡時期を認める提案はいずれもこれを支持することはできないであろう。たとえば，治療中止が問題となる場面ではなるべく遅い時点で死を認定し，移植用臓器を摘出しようとする場面ではなるべく早い時点で死と認めるという基準で区別を行う見解[13]などは，正当にも一般にしりぞけられている[14]。

　もちろん，死の概念をめぐる議論から，合目的性の考慮を完全に排除できないことは否定しようもないことである。脳死説に反対する論者自身もこのことを認めざるを得ない。なぜなら，論者たちも移植用臓器の摘出の必要性は原則的に肯定するのだからである。しかしながら，そうなると，脳死の時点でいまだ人の死は到来していないと考えるかぎり，提供者は臓器摘出の時点で死につつあるがいまだ生きていると考えざるを得ない[15]という問題が出てくる。もし提供者の同意を根拠として，生きた者を死なせることを正当化しようとするならば，それは同意殺を処罰する刑法216条と決定的に矛盾することになる。というのは，同条によれば，かりに提供者が事前に同意していたとしても，いまだ生きている時点で臓器摘出が行われて死亡の結果が発生するというのであれば，その臓器摘出は犯罪とならざるを得ないからである。脳死説をとることによりはじめて，そのような現行刑法との矛盾も回避することができるのであり，脳死説は，（刑法との矛盾を回避できるという）実際的理由からも，他の諸見解にまさるものなのである。

3 新臓器移植法における死の概念

ドイツの立法者は、世界観に密接に関わる問題については謙抑的な態度をとる傾向にあることはよく知られているところである。したがって、新臓器移植法が正面から人の死を定義する規定を置かなかったことも意外なことではないであろう。とはいえ、同法には、「摘出前に、臓器提供者について、大脳、小脳および脳幹の全機能の最終的で回復不能な消失が、医療上および科学上の知見の水準に合致する判定手続のルールにより確認されていないかぎり」、臓器の摘出は許されない、と規定されている（法3条2項2号）。したがって、ドイツの立法者は、事実上、全脳機能の最終消失の時点を基準として採用しているのであるから、少なくとも黙示的には脳死説をとることを表明しているのである[16]。

ただし、脳死は、臓器摘出の必要条件ではあるが、十分条件ではない。提供者の身体にメスを入れるにあたっては、その意思を尊重することもまた、ぜひ必要だからである。これが臓器移植をめぐる議論において激しく争われたもう1つの争点であるので、次にはこれについて述べることにしよう。

三　死者からの臓器摘出における意思の役割

生きている人の身体への医的侵襲の場合におけるほど自明のことではないかもしれないが、死体にメスを入れる場合でも、やはり本人の意思を無視することは許されない。死んだ人といえども命なき物体と同一視することはできず、死者に対する第三者の行動は、死の時点をこえて憲法的に保障される人格権による規制を受け続けるのである[17]。学説上の論議においては、死者の意思が考慮されなければならないという基本的な考え方自体については広く見解の一致が見られる。しかし、きびしい見解の対立が見られた（そして現在でも見られる）のは、臓器提供者の意思表明に関し、どのような要件を充足することを求めるかの問題である。この点をめぐり、いくつかの意思表明の方法に関するモデルが考案され、それは（ごく単純化すれば）「反対表示モデル（Widerspruchsmodell）」、「承諾表示モデル（Zustimmungsmodell）」、「通知モデル（Informationsmodell）」の3つに区別することができる[18]。

IV　ドイツ臓器移植法に関する講演

1　「反対表示モデル」〔＝反対意思表示方式〕

すでに「1978年に連邦政府[19]により提案されていた「反対表示モデル」によれば，人々は死後に臓器を提供するかしないかにつき，生存中に決定しておかなければならない。生前の意思が明らかでないときには同意があったものとみなされるのであり，臓器摘出に反対の意思は，それが実際に十分明確に表明されているかぎりで考慮されることになる。このモデルによると，移植用臓器の摘出は原則的に禁止され例外的に許容されるというのではなく，逆に，原則的に許容され，明示的に反対意思が表明されている場合にかぎって禁止されることになるのである。

こうした解決方法は，移植用臓器の恒常的不足という以前からの問題を解消できる可能性をもつにもかかわらず，大方の支持を得ることができなかった。なぜなら，人がはっきりと拒否していなかったというだけで，その人からあるものを奪うという基本思想が根本的に疑わしいものだからである。ドイツ法においては，一般論として「沈黙は同意と見なす」ことは認められていないが，そのことも反対表示モデルをとり得ない理由となる。そればかりでなく，臓器を摘出することは，たとえ死後であっても人の身体への強度の侵害と感じられるものであり，事実上も，過半数の人が臓器または身体の一部を移植のために提供する意思をもっているとは到底いえないから，同意を推定する方向で取り扱うことはできないはずなのである[20]。

2　「承諾表示モデル」〔＝承諾意思表示方式〕

(1)　これと正反対のモデルが，もりわけ脳死説の反対者により支持されている（ただし脳死説の論者のなかにも賛成者がいる）厳格な承諾表示モデルないし厳格な同意モデルである[21]。これによると，臓器を提供しようとする者が生前において明示的に同意していたときにかぎって臓器摘出は可能となる。

このモデルのもつ実際上の欠陥は，これを採用すれば，ほぼ間違いなく，あまりにもわずかな数の臓器提供しか行われなくなるであろうということである。なぜなら，ヨーロッパ社会では，自分の死について正面から深く考えることはふつうのことではなく，ましてや自分が死んだときのことを考えてあらかじめ積極的に何かをするということはむしろ稀なことだからである。多くの人は遺言さえ行わないのである[22]。そこで，厳格な承諾表示モデルは，

道徳的問題さえ生じさせる。すなわち，すでに生前において臓器摘出に同意する意思表示を行うことを要求するとすれば，それは，臓器提供をあえて拒まない気持ちでいる人々に対して，自分が死んだときのことについて正面から考えることを無理強いすることになってしまうのである。大多数の人が，生きている間は自分が死んだときのことをあえて考えようとしないのはよく理解できることであり，厳格な承諾表示モデルはこれとまさに矛盾することになる。

(2) そこで，拡大された承諾表示モデルないし拡大された同意モデルは，右のような問題を回避するため，本人みずからが生前に承諾を表明していた場合に臓器摘出を可能とするばかりでなく，本人の承諾表示がない場合には，近親者にその決定をさせようとする。したがって，死後の臓器摘出に関する決定は，本人自身のほか，その死後に近親者によっても行われ得ることになる。

拡大された承諾表示モデルのもつ弱点は，なぜ，およそ本人以外の者が臓器摘出の許容を決めてよいのかが必ずしも明らかでないところにある。この問題の解決を容易なものとするためには，まず手はじめに，本人が臓器摘出についての同意・不同意を決めてそれを表示するプロセスに，そもそも近親者が関与することは許されるが，たとえば，近親者が本人の死後にその意思をそのまま医師に伝えるというようなことが許されるかについて考えてみるとよいであろう。こうした方法を認めれば，医師は死者の提供意思を確認するにあたり，あらかじめ文書化された同意ばかりでなく，本人が近親者に対し打ち明けた形での同意をも考慮できるようになる。そのとき近親者は，医師との関係でいわば死者の提供意思を伝える「使者」として行動するのである。このような形での提供意思の伝達は認められてよいと考えられるが，それはまず，それにより死者の意思がより良く考慮されることになるからであるし，また，たとえ本人による文書化された明示の提供意思の表明がない場合でも，ふつう近親者はその者が臓器移植に対しどのような気持ちでいたかについて知っていると考えてよいからである。

それでは，本人が近親者に対し臓器移植に対する考えをそれと分かる形では打ち明けていなかったとき，近親者自らが臓器摘出の許容を決めることができるであろうか。それは次のことを条件として認めてよいであろう。すな

わち，近親者に対し「本人の現実の意思が明らかでなければ，本人が選択したであろうところにしたがう」ことを義務づけることである。しかも，近親者を関与させれば，かりに一度は書面による意思表示を行ったが，その後に移植の問題に関する考え方を変更したいというとき，近親者を通じてより新しい時点での本人の意思を考慮できるという点で，もっぱら死者本人の明示の意思表示のみを考慮する方式よりもすぐれている。私の理解が正しければ，近親者をも決定のプロセスに関与させる，この拡大された承諾表示モデルは，日本の伝統的な考え方にもマッチするものである[23]。たしかに，このモデルによるとき，近親者に決断を迫ることによって重い心理的負担を課すことになり，しかもそれが，愛する人が（しばしばまったく突然に）死亡するという状況に直面したときであるというところが，このモデルの看過できない欠点であるかもしれない。しかしながら，これに対しては，次のように反論することが可能であろう。すなわち，悲劇を克服するためには，まさにその出来事を正面から集中的に受け止めて立ち向かうことがしばしば必要であることからすれば，臓器摘出に同意するかどうかの問いかけは，悲劇を心理的に克服するための「最初の手助け」と理解することもできるということである。

3 「通知モデル」

1990年のことであるが，ドイツ臓器移植センター（Deutsche Transplantationszentren e. V.）およびドイツ臓器移植財団（Deutsche Stifung Organtransplantation）の研究グループが，拡大された承諾表示モデルを基礎にして，いわゆる通知モデルを提案した[24]。このモデルによっても，本人自身が外部から認識可能な形で意思表明をしていなかったときは，近親者が関与することになる。ただし，近親者が何らかの意思決定を行うことを義務づけられない点で，拡大された承諾表示モデルとは異なる。すなわち，近親者は，臓器摘出の可能性があることについての通知を受けた後，一定の期限内に承諾または拒絶の意思を表明することができる。また，近親者は，その期限内に何らの意思も表明しないこともでき，そのときには臓器摘出は許容されることになるのである。なぜこのような手続にするかといえば，近親者に対し，本人の死亡した後の困難な状況のもとで，臓器摘出に関する重大な決断を求めることは過酷なことになるおそれがあるからなのである。

しかし，通知モデルは，重大な欠点をもっている。というのは，このモデルによるときも，沈黙が同意と見なされることになってしまうのである。意思決定を回避する可能性が保障されるというけれども，実際問題として，そのような可能性はまったく存在しないであろう。なぜなら，このモデルによるとき，意思決定を回避することも，結局は１つの意思決定，すなわち臓器摘出を許す意思決定を意味するからである。それゆえに，批判者は，通知モデルは「詐りの仮面を付けた反対表示モデル」にほかならず，実質は反対表示モデルと同一に帰すると評価するのである[25]。

こうして，ドイツの新臓器移植法は，通知モデルにしたがわず，拡大された承諾表示モデルを採用することにした。そこで次には，その詳細について述べることにしたい。

四　新法による臓器摘出の適法化要件

新臓器移植法の制定に先立ち，1994年に，ドイツ連邦憲法の改正が行われ，従来は州に立法上の管轄があるとされてきたこの問題について，連邦の立法者が立法権限を有することが憲法上明記された。新臓器移植法の個別的内容を見ると，臓器提供者が生きた人である場合と死者である場合のそれぞれにおける臓器摘出，そして臓器の配分とあっせんの要件について定めている。これらの規定にあわせて，若干のデータ保護の規定および臓器売買に対する処罰規定が含まれている。

1　総則規定

本法の適用範囲は１条に定めれている。これによると，本法の規定は「他人への移植を目的とする人の臓器，臓器の一部または組織の提供，摘出およびそれらの移植ならびにこれらの措置の準備」に適用される。さらに，本法は臓器売買の禁止を規制内容とする。

同時に，本法は，人の身体の部分のうち，血液および骨髄，ならびに胚と胎児の臓器および組織については適用されないことを明記している［１条２項］。

立法の過程でたびたび指摘されたのは，移植医療が効率的に行われるため

には，とりわけ国民がこれを理解しこれに協力することが重要だということである。そのための基盤としてぜひ必要なのは，国民に対し包括的な情報提供が行われることである[26]。そこで，新臓器移植法2条は，その1項において，州法および連邦法上の所轄の諸機関および健康保険組合に対し，臓器提供の可能性・臓器摘出の要件・臓器摘出の意義につき国民に情報提供すべきことを義務づけている。とくに注意すべきことは，この包括的な情報提供が，たんに公的機関による一般的な広報活動というにとどまらず，およそ臓器摘出への同意が有効となるための必須の要件であることである。新法が次の2項において，情報提供を受けた後に行われる意思表示の方法と内容について規定しているのはその趣旨にほかならない。そこでは，具体的には3つの選択肢が規定されている。すなわち，臓器提供に同意するか，それを拒否するか，それとも近親者の決定にゆだねるかである〔2条2項1文〕。そのとき，意思表示を特定の臓器に限定してこれを行うこともできる〔2条2項2文〕。さらに，本法は，臓器摘出への同意は満16歳から，摘出の拒絶についてはすでに満14歳から行うことができると定めている〔2条2項3文〕。

新臓器移植法2条3項および4項には，いわゆる「臓器提供者登録簿」の作成についての詳細な規定がある。この登録簿には，意思表示を行う者の希望に応じてその意思表示の内容が記録される。

2 提供者が死者である場合の臓器摘出の要件

提供者が死者であるときの臓器摘出の要件は，法3条に規定されている。すでに詳しく述べたように，ドイツにおいては（たとえば日本[27]におけるのとは異なり）規範的レベルでは「脳死モデル」が（若干の批判はあったものの）承認されるに至った。法3条には臓器摘出の個別的要件として次のものが規定されている。すなわち，(1)脳死の判定，(2)本人の同意，(3)医師による手術の実施，(4)近親者への通知（ただし，法4条により近親者の同意により摘出が可能となる場合があるが，その場合には，本人が摘出に反対していなかったことが要件となる）である。立法者は，このうち近親者への通知という(4)の要件は別にして，いずれの要件も重要なものと認め，要件にしたがわずに臓器を摘出する行為を犯罪として，3年以下の自由刑または罰金という処罰を予定している（19条1項）。

以上が基本的要件であるが、さらに若干の特別な規定が設けられており、これらについても簡単に紹介しておきたい。

(5) 本人の意思表示がない場合には、それ以外の人々（近親者）の同意が問題となるが、この点につき新臓器移植法4条2項には、決定への関与における優先順位が定められている。その規定によると、決定権を持つのは常に第一順位者である[28]。しかも、当該親族が本人の死亡する前の過去2年間に本人と接触があったことが必要である［法4条2項2文］。また、同一順位の複数の親族がいるときにはそのうちの1人が同意することで足りるが、そのうちの1人でも反対の意思表明を行うときには臓器摘出は行われてはならない［法4条2項4文］。最近親者と等順位とされるのは、本人が死亡するまで本人と「特別の個人的結びつきがあり公知の親密な間柄であった」者である［法4条2項6文］これは、現在のドイツでは「婚姻関係にない生活共同体」という同居の形態が広まっていることを考慮したものである[29]。

(6) さらに、新臓器移植法5条には、脳死判定の方法に関する規定がある。すなわち、脳死の判定は「その資格を有する」2人の医師によって行われねばならず、しかも2人はそれぞれ独立に対象者を検査しなければならない[30]。脳死判定を行う医師は、臓器摘出に関与する者であってはならず、また、臓器摘出に関与する医師の指示を受ける者であってもならない［法5条2項］。

(7) 最後に、日本の臓器移植法と同様に[31]、ドイツの臓器移植法にも、臓器提供者の尊厳の尊重を要求する規定がある。すなわち、6条2項によると、遺体は尊厳が保たれた状態で埋葬のために引き渡さなければならないのである。

3 提供者が生きた人であるときの臓器摘出の要件

生きた人からの臓器摘出が許容されるための要件については、新臓器移植法8条から主として6つの要件を読み取ることができる。

(1) 提供者が成人であり、かつ同意能力があることが必ず必要である。したがって、未成年者や精神病等のため判断能力が完全でない者は、臓器提供者とはなり得ないことになる。精神障害者を対象としないことはなお理解できることだとしても、未成年者については問題が生じ得る。なぜなら、たとえば免疫学的理由から未成年の双生児の間で移植が行われる場合にのみ成功

の見込みがあるといった場合が考えられるからでもある。もっとも，白血病のケースで輸血ないし骨髄の移植のみが行われる場合であれば，新臓器移植法は血液および骨髄には適用されないのであるから（法1条2項），この点に解決を求め得るかもしれない。しかし，本法が適用されない場合に，それが許容されるための要件がどのようなものとなるかについては，まだ明らかにされていない。

(2) 次に，臓器提供者が説明を受け，かつ臓器摘出に同意することが必要である。この場合の説明については（本法2条に規定されている国民に対する一般的な情報提供に加えて）本法8条2項により一定の説明の方法が規定されている。すなわち，説明にあたっては，説明する医師のほかにもう1人の医師が同席しなければならない。しかも，説明の内容は文書に記録され，その文書には医師らおよび提供者が署名をしなければならない。また，説明においては，手術にともなう危険性ばかりでなく，後に提供者に生じ得る障害や移植の成功の見込みについても明らかにされなければならない。

(3) また，臓器摘出の要件として，その者が「医師の判断によれば臓器提供者に適して」おり，かつ「手術にともなうリスク以上の危険にさらされることはないと見込まれ，また摘出の直接的な結果のほかに健康がはなはだしく損なわれることがないであろうと見込まれる」ことが必要である［法8条1項1号］。

(4) さらに，予定される臓器受容者（レシピエント）への摘出臓器の移植が，医師の判断によれば「この者の生命を維持するため，またはその重い病気を治療し，その悪化を防止しもしくはその苦痛を緩和するため」に適したものであることが必要である。しかも，死者から摘出された適切な臓器が使用可能である場合には，生きた人からの摘出は認められない。また，当然のことであるが，臓器摘出は医師によって行なわなければならない［法8条1項2号～4号］。

(5) 臓器提供者と受容者は，医師の勧める事後ケアに参加することを義務づけられる［法8条3項1文］。

(6) 最後に，各州法により権限を与えられた委員会が，臓器提供への同意が任意に行われたものではなかったこと，またはその臓器が禁止された臓器売買の客体であることを十分に疑わせるような事実上の根拠が存在しないこ

とについて鑑定的意見表明を行うことも要求される［法8条3項2文］。

(7) これらの要件のうち，提供者が成人であること，提供者の同意があること，手術が医師の手によって行われることは特に重要な要件であり，これらのいずれかを欠いて行われた臓器摘出は犯罪となり，自由刑または罰金刑をもって処罰される（法19条2項）。刑罰の上限は5年の自由刑とされており，これは死体から違法な臓器摘出が行われた場合の法定刑よりも重いものとなっている。

これらの一般的許容要件のほかに，とくに再生不能な臓器の摘出については，さらに特別な要件が付加されている。すなわち，法8条1項2文によれば，新たに再生されることのない臓器の摘出は，その移植が1親等・2親等の親族（すなわち，子，両親，および兄弟姉妹）[32]，配偶者，婚約者，または，提供者と「特別の個人的結びつきがあり公知の親密な間柄である」者に対して行われるときにのみ許容されるのである。最後にあげたグループについていえば，ここでも現在「婚姻関係にない生活共同体」という同居の形態が広まっていることが考慮されているのである。このような形で最近親者のみに臓器移植を制限したのは，とりわけ，提供者の健康が過度に損なわれるおそれの回避，臓器提供の任意性の保障，臓器売買の阻止をねらいとしたものである[33]。たしかに，このような制限により，臓器移植の商業化が阻止され得るように思われる。しかし，場合によっては，家族の内部で，まったくの他人に対する臓器提供の場合には考えられないような強い情緒的圧力がはたらいて臓器提供を強制することにならないかは，少なくとも問題として意識しておく必要があるように思われる[34]。

まさに最後に論じた問題は，その重要性においてまさるとも劣らない次の問題にわれわれの目を向けさせることになる。すなわち，摘出臓器の配分の問題である。

五　ドナーとレシピエントの選択

まさに現在のように，集中医療の進歩がとどまるところを知らない時代においては，摘出臓器をどのように配分するかの問題がとくに重要な意味をもつ。というのは，すでにずっと以前から，臓器移植を必要としている人にと

って，移植の際の複雑な手術だけが唯一のリスクというわけではなくなっているからである。少なくとも同程度に大きな危険は，それじたいとしては自分に適合した臓器があっても「その割り当てが自分に回ってこない」危険である。たとえば，ドイツ連邦共和国では1994年の死亡件数は約90万件であったが，そのうちの0.6パーセントの5000人について臓器摘出の可能性があった。そのなかで（かなり多くの部分については臓器摘出が拒否された）わずか1000件（20パーセント）について臓器摘出が実施されたにすぎない。1995年につき，登録された移植用臓器の必要数と現に実施された移植の件数とを比較すると，肝臓，腎臓，心臓の移植ではようやく50パーセントを超えるほどの需要が充たされたにすぎないことが分かる。したがって，移植を待つ患者が死を迎えるケースが生ずることは避けられない。1995年には，移植を待つ心臓疾患者と肝臓疾患者のうちの約3分の1が死亡している[35]。このような高い数値に鑑みるとき，臓器の提供者と受容者を選択するための個別的基準がどうあるべきかについて詳しく検討することが必要であろう。

1 ドナーの選択

臓器摘出の要件につき前述したところで，すでに臓器提供者の選択のための基準のいくつかをあげた。たとえば，未成年者でも，満14歳になれば（死後の）臓器摘出に反対の意思を表明することができるし，16歳以上であれば臓器摘出を承諾する意思を表明することができる（法2条）。ここで問題となるのは，そもそも未成年者は16歳に達する前の何歳の頃からおよそ提供者となり得るのかということである。新臓器摘出法2条が14歳になれば反対意思を表明できるとしているところからすれば，満16歳になる以前はまったく提供者となり得ないと考えることは誤りであろう。むしろ，未成年者も，死後の臓器摘出についてはその年齢を問わず原則として提供者たり得ると解される。もちろん，実際に未成年者が提供者となるかどうかは，保護権者（すなわち原則として両親）の同意があるかどうかにかかっている。子の問題に関する両親の代理権は，ドイツ法においては原則的に承諾されており，民法典に規定されているばかりでなく[36]，一般的に医師の治療行為の際の身体への侵襲についても適用されている[37]。ただし注意すべきことは，民法に規定があり，かつ一般的に承認された原則にしたがい，もし保護権をもつ両親の

うちの1人が反対すれば，臓器摘出は許されなくなる（なお，これは，近親者による同意の場合に，権限をもつ複数の者のうちの1人が反対したときも同じである［法4条］）ことである[38]。これに対し，生きた人からの臓器提供については，両親の代理権は認められず，そしてまた同意権も認められていない。ということは，すでに述べたように，生きた人からの臓器摘出については，提供者は成人でなければならず（法8条1項1号a），未成年者からの臓器摘出は完全に否定されているからである。

なお，生きた人からの臓器摘出については，一定の臓器の摘出にかぎり，最近親者であることが提供者になるための要件とされていることを再度指摘しておきたい（法8条1項2文）。

2　レシピエントの選択

はるかに重要なのは（そして部分的には見解の対立があるのは）受容者の選択である。問題の深刻さは，とりわけ提供臓器が大幅に不足していることからすれば，容易にご理解いただけるところであろう。ある人が臓器を必要としているのに，別の人を優先させることは，移植を受け得なかった人を死亡させる結果ともなり得る。刑法上，場合によっては（たとえば，二人の患者を治療している医師がいわゆる「保障者としての義務」を有する場合がそうであるが）不作為による殺人罪（刑法212条，13条）の成否が問題となり得るのである。ただし，ここで注意すべきことは，医師にとり2つの作為義務があるものの，事柄の性質上その医師はそのうちの1つしか履行できないことである。このような場合，ドイツ刑法では，衝突する作為義務のうちでより価値の高い義務を履行するか，同等の価値をもつ複数の義務のうちの1つを履行することにより，随伴する不作為については「義務衝突の適法性」の原則にもとづき違法とはされないのである[39]。移植可能な臓器が1つしかない場合に，どちらがより高い価値の作為義務であるかは，当該の法益の抽象的な優先順位および具体的な状況に鑑みて決定される。すなわち，生命の保護は健康の保護に優先するし，より差し迫った必要性のある治療はそうでない治療よりも優先する。もし保護されるべき法益が厳密に等価値的であるときには，医師は，義務にかなった裁量にしたがい，誰が治療されるべきかを選択することができるのである。

3　実務における臓器の分配

法的な要件については右に述べたので、ここでは、実務での取り扱いについて簡単に紹介しておきたい。ヨーロッパ大陸のように多くの国が存在するところでは、国境を越えた制度が重要な意味をもっており、とくに中央ヨーロッパについていえば、オランダにある「ユーロトランスプラント」という組織が大きな役割を演じている。ユーロトランスプラントは、各地の移植センターが協力して運営する私的な組織であり、国はその運営に関与していない。提供者が現れたとき、臓器摘出に先立ってユーロトランスプラントに連絡が行く。複雑なコンピュータプログラムにより、医学的に臓器が適合するかどうか、また緊急性がどの程度あるかにより、もっとも適切な受容者が選ばれ、それに引き続いて組織適合性が十分に吟味される。もし完全な適合性があると判断されれば、その臓器は、ユーロトランスプラントが選び出した受容者に提供されるべきことになる。もし免疫学的にみて中程度の適合性にすぎないというのであれば、提供者を確保した移植センター自身が、その判断で、移植センター周辺の地域から受容者を見つけ出すか、またはユーロトランスプラントによる配分にしたがうかを決めることができる[40]。

実務上は、右のような各種移植センターの裁量的判断が必要になる場合の方がふつうであり、医師による受容者選択の問題が現実のものとなるのもこの場合なのである。医師が（すでに述べた理由により）法益の価値と移植の必要性という観点から選択を行う義務が原則的に存在するとしても、選択にあたり医学的判断以外の判断要素を考慮すべきでないかどうかがくり返し議論されてきた。そこにおいて特に注目されたのは、「連帯モデル」[41]ないし「ク・ラ・ブ・モ・デ・ル・」[42]と呼ばれる考え方であった。それは自分からドナーとして臓器提供を申し出ていた人を、そうでない人よりも優先的に受容者として選択するというものである。このモデルは、統計的にもはっきりと現れている移植用臓器の不足の問題の緩和をねらいとするものであり、一見したところ、まったく「正義になかった」もののように思われるかもしれない。しかしながら、こうしたモデルに対しては反対の見解が強い。なぜなら、民法的にも刑法的にも、医学的必要性以外のものを基準とする治療上の判断は医療過誤にあたると考えられており、したがって、そこからは、移植を受けることが

できなかった患者による損害賠償請求権および（前述のような）刑法上の法的効果が生じざるを得ないからである。もちろん，法律の規定を設けることにより，そのような民事上・刑事上の責任が生じないように工夫することが可能であるかもしれない。しかし，たとえそれが可能だとしても，右のようなモデルには根本的な問題がある。なぜなら，現在われわれの社会は，労働と給付とが各自の能力に応じて配分されることを基本原理として組織されており，その際だった長所はまさに厳格な給付と反対給付の関係を拒否することにもとづいているのであるが，右のモデルはこれと相容れないものをもつからである(43)。すなわち「クラブ・モデル」は，一種の交換取引の社会への回帰を意味するものとなってしまうのである(44)。さらにまた，このモデルは，もし問題となる複数の人が同じように臓器提供を申し出ていたとき，または複数の人のうちの誰も臓器提供を申し出ていなかったときには，何の役にも立たないのである。

こうして，新臓器移植法においては，この種の規定を設けることも断念された。新法によれば，受容者の選択は，もっぱら医学的観点にもとづいて行われなければならない。すなわち，臓器は「医学的知見の水準に応じた諸規準にしたがい，とくに成功の見込みと緊急性を考慮して，適切な患者に対しあっせんされなければならない」（法12条3項）のである。ここで緊急性を判断するにあたっては，法益の価値および危険の程度，そしてまた治癒の可能性も考慮されなければならない。さらに，新法は，今後も不足するであろう臓器の配分を可能なかぎり効率的に行うために，すべての病院に対し，臓器提供者となる可能性のある人（ポテンシャル・ドナー）について脳死が生じたときは，これを所轄の移植センターに通知することを義務づけた（法11条4項）(45)。さらに，新法は，臓器のあっせんを国際的な組織に委託することを可能としている（法12条2項）。これは，たとえばユーロトランスプラントを通しての国境を越えた協力との関係でとくに意味をもつ規定である。

ところで，移植用臓器の恒常的な不足は，臓器を適切に配分しようとする際に問題を生じさせるばかりでなく，真剣な対応を生じさせるばかりでなく，真剣な対応を要するもう1つの問題を引き起こすことにもなる。すなわち，臓器売買の問題である。

六　臓器売買

　移植用臓器の不足がどのような状況をもたらし得るかを想像することは必ずしもむずかしくない。重病患者は，臓器移植に1縷の望みをかけるが，臓器が得られないというのであれば，（健康に）生きのびることを切望するあまり，どのようなことでもしようとする。他方，良心なき商売人たちは，まさにこのような状況にある人から金もうけをしようとたくらむのである。ドイツの立法者は，生命の危機にさらされた重病患者の切迫した状況を利用して経済的利得を得ようとする非難すべき所為を防止するため，臓器に関する取引を犯罪とし処罰の対象とすることにした（法17条，18条）。この禁止規定の目的とするところは，人の健康上の緊急状態につけ込む行為を抑止するとともに，同時にまた，経済的に貧しい人が金銭と引き換えに臓器提供を迫られることがないようにすることである。後者のようなことは，ドイツのような社会国家では実際上それほど考えられないことであり，それはむしろ国際的な議論[46]の影響を受けたものであって，そこでは特に第三世界の人々の仮借のない搾取が念頭に置かれていたのである[47]。

　新臓器移植法17条1項1文は臓器の取引を禁止しているが[48]，しかし臓器移植に対して金銭的な対価を支払うことのすべてを禁じているわけではない。法17条1項2文により，2つの場合の金銭の支払いが許容されている。すなわち，「治療行為の目的を達成するために必要とされる措置，とりわけ臓器摘出，保存，感染防止処置を含む移植の準備，保管および輸送に対する相当な対価の提供または受領」と，「臓器から製造され，または臓器を利用して製造された医薬品の販売」である。これらの金銭の援受は，出費に対するまったく当然の埋め合わせであって異とするに足らず，臓器の「代金」と解されるものではないから，ここでは臓器移植の「商業化」といったことは問題になり得ないのである[49]。

　法17条の禁止に違反する行為に対しては，5年以下の自由刑または罰金が法定されており，業として臓器取引が行われたときは，刑の下限が1年以上の自由刑となり，したがって重罪に格上げされる[50]。臓器取引の未遂もまた処罰される［法18条3項］。ただし，臓器の提供者と受容者については，刑の

任意的減軽または免除が可能とされている（法18条4項）。これは，臓器の提供者と受容者はまさに禁止規定により保護されるべき者たちであり，しばしばやむを得ぬ状況で行為するものであるから，これらの者たちの所為は（少なくとも部分的には）免責可能なものと考えられることを理由とするものである。したがって，この場合において，刑法上の一般的な免責事由をさらに適用することは必要でない。

臓器売買の禁止規定は，それが施行されてほとんど時間が経っていないのに，すでに批判にさらされている。ととりわけ批判の対象とされているのは，臓器の取引はすでに一般の刑法の規定により犯罪となるのであるから，今回の新立法はただ象徴的(シンボリック)機能をもつにすぎないという点である[51]。しかしながら，これに対しては，次のように反論することができよう。たしかに，臓器摘出にあたっての提供者の同意が公序良俗違反で無効とされれば（臓器取引の場合にはふつうそうであろう）医師については傷害罪の刑事責任を問うことができるかもしれないが[52]，取引を行う人や臓器の受容者については，一般の刑法には特別の禁止規定が存在しないのである[53]。したがって，新臓器移植法の処罰規定は単に当然の可罰性を確認したというにとどまらず，処罰をはじめて可能にした規定なのであり，しかも，合法的に行われる臓器移植を保護するためにも，そして移植医療への国民の信頼を確保するためにも適切な規定と考えられるのである。

七　展　望

ドイツにおける臓器移植は長年にわたり「法律上の規制を欠いた領域」のなかで行われてきたが，ドイツの立法者は，昨年末に可決された新臓器移植法により，これに法律上の基礎を与えることに成功した。このことは，臓器移植が個人の身体への重大な侵害をともなうことに鑑みて不可欠のことであったというばかりでなく，ヨーロッパ諸国間の関係が緊密となるに応じてどうしても必要とされるところであった。というのも，他の大部分の西ヨーロッパ諸国は，すでに臓器移植につき法律上の規制を行っているからである[54]。新法は，現代の集中医療の一領域に対し法的基礎を与えるとともに，より効率的な移植医療に道を開くものである。というのは，新法の制定により，今

や一般国民に対しこれまで以上に移植医療に関する情報提供を行うことが可能となり，また，本法制定の過程で部分的にはすでにメディアにおいて行われたような，公共的な討議を喚起することが可能となるように思われたからである。まさに，こうした公共的討議こそが，移植医療を前進させるためには最良のものである。そこにおいて，各個人は臓器移植の問題を冷静に受け止め検討するよう啓発されるのであり，ともすればタブー視されるこのテーマから神秘のヴェールがはぎ取られることにより臓器提供の気運が高まることも期待されるからである。

〔**訳者あとがき**〕 右は，フライブルク大学法学部教授であり，マックス・プランク外国・国際刑法研究所（在フライブルク）の所長でもあるアルビン・エーザー教授が，1998（平成10）年3月19日，上智大学で行った講演 Die neue Regelung der Organtransplantation in Deutschland を翻訳したものである。ドイツでは，わが国とほぼ同時に臓器移植法が成立したわけであるが，本稿は，立法に先立ってくり広げられた議論に言及しつつ，いち早く新法の概要を紹介するものであり，その内容はわれわれにとっても参考になるものといえよう。

なお，講演後の質疑応答においてエーザー教授が述べたことのなかにも興味深い指摘が含まれていたが，ここではそれを逐一再現することはできない。ただ3つの点についての著者の補足的コメントの概要だけを記しておきたい。まず，死の概念についてであるが，エーザー教授は，新法は明示的な死の定義を含まないとはいえ，従来からドイツでは（反対説もあったが）脳死説が支配的見解であり，本法によりそれが法的承認を与えられた形になるため，今後，実務的に全法領域にわたり（死の概念に関する）脳死説が統一的に適用されて行くだろうとの見通しを述べた。次に，エーザー教授が，ドイツではこれまで純個人主義的見解が強すぎたとの感想をもたらされた点も注意をひいた。すなわち，今後，治療の継続・中止の判断や臓器摘出の判断にあたり，人を孤立した個人としてではなく「共同存在」と捉える見地から，親族の意思や感情を尊重する傾向が強まっていくのではないかとの予測を示されたのである（新法4条1項3文に，「近親者は，その決断にあたり，本人の推定的意思を尊重しなければならない」とあり，「……意思にしたがわなければならな

い」とは規定されていないところにその傾向の予兆があるという)。さらに，エーザー教授は，反対意思表示方式（反対表示モデル）について，かつてはこの強調方式に魅力を感じていたが，次第に疑念が強まり，今ではとりえない方式だと考えていると述べた。その理由は，エーザー教授によると，死の概念に関する脳死説は一定の規範的基礎に立脚する見解であり，これに反対する世界観的立場も可能であって，脳死の段階でメスを入れられることに耐えられない人にこれを甘受させることはできないことから，反対意思を表示していないかぎり臓器摘出に同意するものと見なすことは適切でないというところにある。

(1) Bundesgesetzblatt 1997 I, S. 2631〔法案段階での翻訳として，国立国会図書館調査立法考査局ドイツ法研究会訳・レファレンス558号（平成9年7月号）81頁以下がある〕。いち早く新法を論評するものとして，E. Deutsch, Das Transplantationsgesetz vom 5. 11. 1997, Neue Juristische Wochenschrift (NJW) 1998, S. 777-781 および，U. Schroth, Die strafrechtlichen Tatbestände des Transplantationsgesetzes, Juristenzeitung (JZ) 1997, S. 1149-1154 がある。

(2) A. Laufs, Arztrecht, 5. Auflage 1993, Rn. 272: また，Deutsch, NJW 1998, S. 977 も参照。

(3) H. -G. Koch, Jenseits des Strafrechtsmitten im Medizinrent : Über einige Regelungsprobleme der Organtransplantation, in : J. Arnold u. a. Hrsg.), Grenzüberschreitungen, Freiburg 1995, S. 318-339, とくに S.319.

(4) Laufs（前掲注(2)）Rn. 275.

(5) J.-F. Spitter, Der menschliche Körper im Cirntod, eim dritter Zustand zwischen lebendem Mensch und Leichnam?, JZ 1997, S. 747-751, とくに，S.749.

(6) A. Eser, in: A. Schönke /H. Schröder, StGB, 25. Auflage München 1997, Vorbem. 18 vor §§ 211 ff. Rn. 18.

(7) Koch（前掲注(3)）S. 323 を参照（そこに文献も詳しい）。簡単に説明しておくと，1992年の秋に起こった「エアランゲン事件」では，エアランゲン大学病院の医師たちが，脳死と判定された妊婦の身体的機能を生命維持装置によって維持し，妊婦を継続させて生命保続可能な子を出産させようとしたのであった。このもくろみは失敗し，18歳の脳死の女性は6週後に流産してしまったのであった。この事件は，一般世論においても専門的な医学者の間

でも，激しい論争を引き起こした。この事件について法的見地から検討したものとして，H.-G. Koch, Hirntod und Schwangerschaft: Überlegungen aus rechtlicher Sicht, in: J. Bednaríková /F. Chapman: Festschrift für Jan Stepán, Zürich 1994, S. 187-199 がある〔エアランゲン事件については，井田「脳死説の再検討」『西原春夫先生古稀祝賀論文集・第3巻』(1998年) 45頁以下およびそこに引用された文献も参照〕。

(8) J. Hoff, Das"Hirntod" kriterium und die Achtung vor der Unverletzlichkeit des anderen, in: Evangelische Akademie Baden (Hrsg.), Organspende, aber: Wann ist ein Mensch tot? Herrenalber Protokolle Bd. 102, Karlsruhe 1994, S. 43-59, とくに S.57.

(9) W. Höfling, Um Leben und Tod: Transplantationsgesetzgebung und Grundrecht auf Leben, JZ 1995, S. 26-33, とくに S. 31f.

(10) Eser, in: Schönke/Schröder（前掲注(6)）Vorbem. 18 vor §§ 211 ff.

(11) G. Stratenwerth, Zum juristischen Begriff des Todes, in: P. Bockelmann u. a. (Hrsg.) Festschrift für Karl Engisch zum 70. Geburtstag, Frankfurt am Main 1969, S. 528-547, とくに, S. 543.

(12) 本文に述べるところの全体については，A. Eser, Medizin und Strafrecht, Zeitschrift für die gesamte Strafrechtswissenschaft (ZStW) 97 (1985), S. 1-46, とくに S. 29 ff. を参照。

(13) K. Saerbeck, Beginn and Ende des Lebens als Rechtsbegriffe, Berlin/ New York 1974, S. 123 ff.

(14) Eser, in: Schönke /Schröder（前掲注(6)）Vorbem. 17 vor §§ 211 ff; この種の実益重視の死の定義に対しては，欧州審議会の総会も反対している (Resolution 613 Nr. 4 vom 29. 1. 76)。

(15) 法的観点からこのように述べるのは，Höfling（前掲注(9)）S. 31.

(16) H.-G. Koch, Überlegungen zum neuen Transplantationsgesetz, とくに S. 8 (Vortrag BAD 12.11.1997 未公刊の講演) の評価も同旨である。ただし，本文との関係で注意すべきことは，新臓器移植法によれば，「心臓と循環の最終的で回復不能な停止が訪れ，かつ3時間以上経過した」場合には，死の判定のためには (2人ではなく) 1人の医師で足りるとされていることである (法5条1項1文)。このことから，ドイチュ (Deutsch, NJW 1998, S. 778) は，新法においては2つの死の概念が認められている，としている。しかし，そこにおいては，(規範的レベルで統一的な) 死の概念 (脳死。本文二 2(1)を見よ) と (医学的・手続的問題であり，場合によっては複数のものとなり得る) 死の判定 (本文二 2(3)を見よ) という2つの異なったレベル

が混同されているように私には思われる。

(17) BVerfGE 30, 173 (194) -「メイフィスト事件決定」〔ドイツ憲法判例研究会編『ドイツの憲法判例』(1996年) 147頁以下を参照〕。

(18) この類型化は, J. Taupitz, Um Leben und Tod: Die Diskussion um ein Transplantationsgesetz, Juristische Schulung (JuS) 1997, S. 203-208, とくに S.204 ff. にしたがったものである。さまざまなモデルについては, Koch (前掲注(3)S. 325 ff. も参照。

(19) BR-Dr. 395 /78 v. 29.9.1978

(20) E. Deutsch, Die rechtliche Seite der Transplantation, Zeitschrift für Rechtspolitik (ZRP) 1982, S. 174-177, とくに S. 177.

(21) Höfling (前掲注(9)) S.33.

(22) Deutsch (前掲注(20)) S. 177.

(23) 日本の旧臓器移植法 (「角膜及び腎臓の移植に関する法律」3条3項は, 臓器摘出が合法とされるための必須の要件として遺族の承諾を要求する規定として解釈されていた。本人が拒否していた場合でさえ, 遺族が本人の死後に臓器摘出に同意すれば臓器摘出は可能とされた。この点については, マックス・プランク外国・国際刑法研究所における川口浩一氏の報告 (未公刊) による (H. Kawaguchi, Rechtliches Problem der Organtransplantation im Internationalen Vergleich, §§ 3 c), Vortrag im Gäste-und Doktorandensemimar des Max-Planck-Instituts für ausländisches und inernationales Strafrecht, Freiburg i. Br. im WS 1990 /91)。現在では, 近親者の同意の要件については, 新しい「臓器の移植に関する法律」の6条に規定されているが, それによれば, 本人自身の同意とならんで近親者の同意がやはり必須の要件である。この点については, 川口浩一氏の論文 (H. Kawaguchi, Das neue Transplantationsgesetz (TPG) in Japan, III,) による (ただし, 同論文は現段階では未公刊である)。

(24) H. -L. Schreiber/G. Wolfslast, Ein Entwurf für ein Transplantationsgesetz, Medizinrecht (MedR) 1992, S. 189-195, とくに S. 190 ff.

(25) H. Grewel, Gesellschaftiche und ethische Implikationen der Hirntodkonzeption, in: J. Hoff/J. in den Schmitten (Hrsg.), Wann ist der Mensch tot?, Erweiterte Auflage, Reinbek bei Hamburg 1995, S. 332-349, とくに S. 343.

(26) J. Taupitz (前掲注(18)) S. 208 (文献もそこに詳しく引用されている)。

(27) 日本の「臓器の移植に関する法律」6条は, 死体からの臓器摘出について定めるものであるが, 脳死説と反脳死説の中間的立場の規定を含んでいる。

以前の草案においては脳死モデルがとられていたのに対し，新法は死に関する自己決定を認める立場をとっている。すなわち，同法6条3項は，本人自らがあらかじめ書面により脳死判定にしたがう意思を表示することを要求しており，この要件が充足される場合にのみ，およそ脳死の判定が許されるのである。しかも，そのような意思表示があっても，ただちに臓器の摘出が許されることにはならない。臓器摘出が許容されるためには，さらに，その点に関し本人およびその家族による書面による同意が必要なのである（同法6条1項）。以前の法案には「脳死体」という表現が含まれていたが，これが「脳死した者の身体」という文言に変更されたのは，脳死と人の死とが必ずしも同一視できないことを明らかにするためであった。日本法の理解については，H. Kawaguchi, Das neue Transplantationsgesetz（TPG）in Japan（前掲(23)）を参照。

(28) すなわち，親族間において，配偶者，成年の子，両親，成年の兄弟姉妹，祖父母の順で優先順位が認められる。

(29) St. Heuer /Ch. Conrads, Aktueller Stand der Transplantationsgesetzgebung 1997, MedR 1997, S. 195-202, とくに S. 201.

(30) ただし，例外的に，心臓と循環の回復不能な停止が基準とされるときには，その診断と判定は1人の医師によってもこれを行うことができる（法5条1項2文。前出注(16)も参照）。

(31) 日本の「臓器の移植に関する法律」8条。

(32) ドイツ民法1924条1項，1925条1項を参照。

(33) Heuer/Conrads（前掲注(29)）S. 201.

(34) Heuer/Conrads（前掲注(29)）S. 201.

(35) 個々の数値とデータは，Heuer/Conradn（前掲注(29)）S. 198 から引用した。

(36) ドイツ民法1626条，1629条。

(37) Laufs（前掲注(2)）Rn. 223.

(38) ドイツ民法1629条1項；Laufs（前掲注(2)）Rn. 223.

(39) Lenckner, in: Schönke/Schröder（前掲注(6)）Vorbem 73 vor §§ 32 ff.

(40) ユーロトランスプラントを介した臓器あっせんの流れについては，Koch（前掲注(3)）S. 333 f. 参照。

(41) Heuer /Conrads（前掲注(29)）S.200.

(42) Koch（前掲注(3)）S. 336.

(43) Koch（前掲注(3)）S. 339.

(44) Koch（前掲注(3)）S. 339.

(45)　従来，病院は，脳死者が出現したときの移植センターへの連絡についてはこれを必ずしも確実・迅速には行っておらず，このことも移植用臓器の不足の1つの要因となっていたが（Heuer /Conrads［前掲注(29)］S. 198)，新法の規定はそのような実務のあり方を変えようとするものである。

(46)　Heuer/Conrads（前掲注(29)) S. 202.

(47)　Schroth（前掲注(1)) とくに S. 1150.

(48)　この場合の「取引」は，ドイツ薬物取締法（Betäubungsmittelgesetz）についての判例にしたがって，「自己の利益をはかるために財の売り上げの獲得をめざして行われる活動のすべて」として理解することができる。たとえば，BGHSt, 29, 239（240）参照。

(49)　Taupitz（前掲注(18)) S. 208.

(50)　刑法12条1項。

(51)　Schroth（前掲注(1)) S. 1152.

(52)　刑法223条以下。

(53)　せいぜい考えられるのは，傷害罪の共犯として処罰することであろう。しかし，それはこの種のすべてのケースについて可能だとはかぎらない。

(54)　Koch（前掲注(3)) S. 319.

*　本稿の準備にあたり司法修習生のバーバラ・ラッハ（Barbara Lach）女史から得た助力に対し，格別の謝意を表したい。

（初出：ジュリスト1138号，1140号，1998年）

2 人の死はいつなのか？
——移植法の基点となる脳死，臨床死および同意をめぐって——

ハンス＝ルートヴィヒ・シュライバー

長井圓・臼木豊 共訳

[訳者まえがき]

本稿は，ゲッチンゲン大学の前学長ハンス＝ルートヴィヒ・シュライバー教授が，昨年10月12日に上智大学で行った講演 Wann ist der Mensch tot? —— Um Hirntod, klinischen Tod und Einwilligung als Eckwerte des Transplantationsrechts を翻訳したものである。ドイツの移植法全般の紹介として，アルビン・エーザー（長井圓・井田良共訳）「ドイツの新臓器移植法（上・下）」ジュリスト1138号87頁・1140号125頁があるが，同法の中心的な論点となった「死の概念・基準と臓器摘出への同意」について特に脳死反対論への鋭い批判がシュライバー教授によって本稿では展開されている。この論点は国境を越えた法的問題であればこそ，同教授の指摘は日本の臓器移植法をめぐる論議にも妥当しうる。

本講演会は，同法の予定する「施行3年後の見直し」を検討するために，「厚生科学研究・臓器移植の法的事項に関する研究」グループ（代表・町野朔教授）の主催によりヒューマンサイエンス振興財団の後援を得て実施された。当日来場された多数の医事法関係者の方々から活発な質疑応答と意見交換がなされ，これに際してシュライバー教授と親交の厚い只木誠・獨協大学助教授が通訳の労をお取りいただいたことにも厚く御礼を申し上げる。

特に印象深いのは，シュライバー教授の日本の移植法への評価である。すなわち，「あなた方の現在の法律は，相容れない2つの見解の間で不可能な妥協物だと思う。一方には脳死を認めない人があり，他方には脳死を認める人があって，そのため臓器摘出を不可能な諸条件の下でのみ許すことになっている。これは明らかに破綻した妥協物で，正しい判断とはいえないものだ。ドイツの脳死反対論者も，日本におけるのと同様，臓器移植を実際上阻止す

るために，死者が生前に書面で自ら同意していたことを要求していた。だが日本では，より不都合で厳しいものになっている。さらに家族の同意までも必要とされているからだ。」と発言された。要するに，ドイツでは脳死臓器提供の実例中の多数を占めている若者は死への準備がないため書面による同意を表明していない場合が圧倒的であって，そこでは近親者による同意が決定的な役割を果たしている。これに対して，提供者本人の「同意書面」などの厳格な要件を重ねている日本法の下で移植例が極限化されることになるのは，必然であり，立法の過誤でないか，とされたのである。今日ようやく4件目を迎えた日本の移植法である。

はじめに

　ドイツ連邦共和国では，1997年12月1日に臓器移植法が施行された。これに至るには長い論争があった。1970年代末に第一草案が挫折したのは，臓器摘出に提供者本人ないしその近親者の同意が必要であるか，それとも，提供者ないしその近親者の反対表示があった場合にのみ臓器摘出が許されないか（同意解決と反対表示解決）をめぐって，一致が見られなかったからである。
　新法をめぐる論争では2つの問題が表面化した。一方は人が脳死でもって死んでいるのか，他方は臓器提供者本人のみが生前に臓器摘出の同意を表明しうるのか（狭い同意解決），という問題である。
　人の死の問題が，論争の中心点となった。実務は，当初短い論議をした後に，ほぼ30年の長きにわたり，法律の明示規定を設けずに，世界の他の殆どの国の実務と同じく，脳死を死者からの臓器摘出の基本的要件としてきた。それが，ドイツでは今回きわめて問題となった。脳死は，臓器医療の利益になるように死の定義を早めたもので支持しえない，脳死者はその予後が全く悪くてもまだ生きている人間である。それゆえ，脳死者は，生前に，他人の個人的犠牲たる臓器摘出に自ら同意していたことが必要になる，と主張されている。ドイツ連邦議会の保健・法務委員会が専門家の公聴会を多数回実施したところ，対立する見解が申し立てられた。本稿の著者も参考人として公聴会のすべてに出席し，この論争問題に意見を表明した。

IV　ドイツ臓器移植法に関する講演

一　死の概念と基準

1　法における死の問題

　まず死の問題を論じる。さて，すべての草案が，生命終了の基準であることを拒否するものも含めて，脳死に重要な意義を付与している。SPDのボーダルク議員，同署90・緑の党のクノーヘ議員，およびCDUのフォン・クレーデン議員などの各草案も，臓器提供者が事前に同意していたならば，全脳機能の消失確定後に臓器摘出を許容しようとする。したがって，脳死基準の反対者と擁護者との差異は縮まり，結論的には，死者の近親者および代理人も臓器摘出に同意を表明しうるか否かという争点に絞られる。それでも，あらゆる生命の限界と保護をめぐる様相の論争をなすべき意味があるのだろうか。立法者は，いつ人は死ぬか，につき決定すべきか，それとも，神学者，哲学者，法律家および医学者の動員された問題を未決定に放置してよいのであろうか。

　死は，誕生後に生じる基本的出来事であり，われわれ皆に訪れ，皆がそれに屈服し，皆が受忍しなければならず，全生命に文字通り「見舞う」出来事である。死はわれわれの生命の地平線にあり，その裏側はわれわれには消失しているから，死とは何かは生の側からのみ理解される。われわれ人間の誰もそこからわれわれの生へと帰還した者はいない。法は多様な点で死と関連する。権利能力と行為能力は死とともに終了する。雇用関係は消滅し，婚姻は終了し，法による生命保護は死とともに終止する。死を前提とし死を限界として定める法を世界観を理由に拒絶しようとすることは，許されない。死とは何かは，人間とは何かと同様に，法で一般的に定められてはいない。しかし，法はその規制する事実について，いつ死が成立し何が死の標識であるかを確定しなければならない。

　死は人生の終焉を示す。死は，結局，生命の側から定義されねばならない。ドイツ基本法2条2項1文で何人にも保障される生命に対する権利は，法秩序により創出されたものではなく，身体と精神の統一体である人間の生物学的・物質的な所与を意味している。この生命体である人間存在の終了が死といわれる。

2　生命保護の基準

今日，死には多様な理解がある。古い時代には，死斑，死後硬直，身体冷却ないし腐敗開始にも着目された。その後，長らく循環と呼吸の停止が基準とされた。脳の全体または一部の崩壊も死といえる。死後硬直と死斑の発現あるいは個々の器官と細胞全体の死滅を基準とすることも考えられる。また，すべての新陳代謝ないし重要な新陳代謝の終了を死の時点ともなしうる。それは，心停止と呼吸消失の後に長時間を経て初めてそうなる。これらの尺度のどこに「死」の区分点を設定するかは，立法者の為すべき規範的つまり評価的な決定であって，自然科学・医学的に確定された事実を基礎として，生命と解されるものの保護に照準を合わせるべきことになる。

その際，脳死状態での痛覚能力と知覚に関して若干の異説があるものの，自然科学的に判定可能な状態については，ほぼ全く争いない。死が瞬間ではなく何時間も何日も継続しうる過程であることは，ずっと以前から知られていたことである。

今や立法者は，移植法でおよそ死や生命の本質を定義づける必要はなく，臓器提供をしようとする者の生命保護を保障しうる基準を定めるべきことになる。生命保護は，原則として生命への全侵襲を禁止するが，死と共に終了する。およそ移植法が死の問題を扱わねばならないのは，死者からの臓器摘出の場合には，生者から臓器提供とは異なる要件が妥当すべきだからである。この2つの臓器提供を等しく取り扱うことも原理上提供者の生命保護を，臓器提供で終わらすことは許されないから，それは禁止される。

生命と生命保護の終了つまり死と呼ぶことを正当化する決定的区分点が人間の死滅過程のどこにあるかは，争いがある。個別の器官または細胞の全生物学的生命過程の終止を死の時点とすることは，誤りであろう。かような過程は循環・呼吸の停止後もしばらく継続し，その正確な時点は殆ど判定しえない。この時点まで保護する必要性もないことで見解は一致している。同じことが，死後硬直や死斑の死徴にも当てはまる。その徴候は呼吸・循環の欠損と全脳機能の最終的消失後の時間に発現するが，その出現で初めて死者とすることを正当化しうるほどの質的に重大な境界を，示すものではない。

3 心臓死よりも決定的な脳死の基準

 今日一部では「古典的」と呼ばれる死の概念は，呼吸・循環の停止に結びつく心臓の停止に着目する。この死の概念は，特に脳死批判者には今なお支持され，遙かに「普通」の死として通用している。しかし，心臓死は医学の発展とともに不十分なものになった。なぜなら，呼吸循環欠損とそれに続く器官・細胞の死滅は，人工呼吸と人為的栄養補給によって阻止されうるからである。呼吸と循環は，持続的に回復されうる。かくして今日では，この「古典的」な死は，操作可能であり回復可能であるので，限界づけの基準として役に立たなくなっているのである。

 それゆえ，循環・呼吸の欠損の不可逆性が基準とされた。しかし，いつ不可逆になるのか，例えば，それは，事故による心臓の物理的欠損，動脈破裂で蘇生が客観的・技術的に不可能になる場合に生じるであろう。しかし一般的に，呼吸停止は，人間の中枢制御器官である脳が完全に死滅する場合に初めて，不可逆となる。この時は蘇生が不可能である。この脳死が人の身体の全生命の終了ではないことに，争いはない。何よりも，脳死は，脳全体の完全で不可逆的な機能欠損を意味する。脳死により，人の1つの特別な器官が崩壊するだけでなく，人の個体存在の基礎と統一である有機体が完全に終わってしまう。脳死者は，決して蘇生させることができない。それゆえ，脳死は心臓・循環死よりも遙かに決定的なのである。脳死は時期的には心臓死の前にも後にも発生する。呼吸と循環が停止すると，人工呼吸がなされなければ，酸素供給の中止により短時間内に脳は死滅する。他方，脳死が発生すると，循環が人工呼吸で持続されない場合には，すぐに循環停止を引き起こすのである。

 確定した自然科学的・医学的知見によると，人間は全脳の崩壊により生命のすべての重要な機能を失う。人間の生体を統合し制御する能力が失われる。これに対して，いわゆる脳死者の脳以外の全臓器組織がなお生体全体のために重要な統合を果たす，と反論されているが，それは正しくない。このような全体としての生体は，脳の崩壊後には，もはや存在することがない。器官と細胞の中で進行し個別の臓器に波及する過程が，生命体としての人間の生命を形づくるのではない。生体としての人間が死ぬのは，あらゆる高等生物と同様に，その臓器・組織の個別機能とその相互作用が不可逆的に（このよ

うに連邦医師会の学術委員会が定義したように）もはや生命体という上位の統一体として統合されず、それによって制御されなくなるときである。

したがって、脳死を生死の決定的な区分点であるとすることが、法的評価として正当であると思われる。制御された自律的組織であり身体と精神の統一体である生命体の終了は、脳死によって生じる。脳死は、自然科学的に確定しうる確実な事実と結びついている。脳死は確実には判定しえない、という公聴会で時折示された提言は、論破されている。脳死は、多くのあるいは若干の臓器の生命とは、ただ量的にのみならず質的に異なることを意味する。人間の有機体の制御された統一性が消滅するのである。脳死基準によると測定可能な脳波例えばその知的作用その意識にまで人間が削減されてしまう、という理由で脳死基準が反対されているのは、理解しえない。むしろ、脳崩壊によって、生物的かつ精神的な生命の基礎が人間には欠けるのである。

4 脳死基準への批判は妥当か

生命を身体と精神の統一体であると解するときにも、人の生命は身体的基礎の破滅で終わる。マイスナー枢機卿の見解では、脳死を承認するとキリスト教の人間像が揺らぐ。どうしてこのように主張しうるか不可解である。人の生命が身体の中枢的基盤の消失とともに止むと確定しても、身体と精神の統一性に基づくキリスト教の人間観に反することは、何も述べられていないのである。

脳死基準の批判者が脳死状態を生命であるとし、基本法2条2項2文の保護下に置こうとするのは、誤りである。なるほど、連邦憲法裁判所の判例に従って、「生命」の概念は広く解釈して人間の基本的な利益（生命）をできる限り広く保護すべきである。しかし、脳死状態を生命であるということは、恣意的な定義であり、医学的で自然科学的な事実に副わない。注目に値することに、脳死批判者は、脳死を生命であると特徴づけることから、実際には臓器の摘出に死者本人の同意が必要であること以外は何も導いていない。

興味深いことに、脳死を人の死であるとする定義に反対して、法律案の連邦議会での第一読会における審議でも、それは日常生活の経験と一致しないという異論が示された。例えば、ホフは現象学を基礎とする人類学に倣って、また実質的にはヘーフリンクもフランスの哲学者レヴィナスに倣って、私に

とって他人はこのような生きている者の「顔」として対面する，と考えている。顔としての他人の身体が超経験的真実を有する。死んだ顔が初めて死面になる。しかし，脳死者には，なお生命の現実である生命の統一体が備わっている。血液循環の不可逆的終了で初めて，全有機的組織と諸臓器との相互作用が回復不能に瓦壊する，という (Hoff u. a. : Wann ist der Mensch tot? 参照)。

　今日，確かに脳死に関して，一部では，経験と科学的医学的知見との間に明らかな亀裂がある。日常生活の経験はなお伝統的に心臓・循環死に依拠している。かかる経験からすれば，なお血行も良く生きているように見える脳死者を目の当たりにして死者であると理解することは難しい。しかし，外観や主観的感情は，当てにならない。正に反対に，青白く動きもせずに横たわっていて死んだように見える人を，日常生活の見方で死者と取り扱うことはできない。法による生命保護の関心からすれば，まさに死の限界づけの問題は，自然科学の知見に基づいて決定されねばならない。単なる外観で決めてしまう現象主義は，根拠づけには役に立ちえない。日常生活での決定も自然科学と医学の知見に依拠して定められる。皮膚や臓器に血行のあることは，人間の脳が崩壊した後には，人間生命の証拠ではなく，人間の部分的生命過程を示すにすぎない。しかし，それが基本法の意味での「生命」であると理解されてはならない。

5　臨床死での脳死推定

　いわゆる臨床死は，脳死を死の限界であると定めることで，不要になりはしない。われわれの大部分はこの臨床死で死ぬ。臨床死は，脳死と同様に，目的論的で規範的に完備されていた。循環と呼吸の停止は，医的措置が不可能になる時点を示していた。医師は，呼吸と循環が彼の職務を拒絶した場合には，文字通りに彼の腕を降ろさねばならなかった。この瞬間に生命の断片がまだ残っていることは，当然ながら昔から知られていた。医学の経験によると，循環と呼吸の停止した約10分後には脳死が発生する。脳細胞の虚血時間は最も短い。酸素供給が絶たれると，脳細胞は前記の時間内におよそ死滅する。したがって，脳死はしばしば臨床死に後発し，臨床死よりも遅く成立する。臨床死は，蘇生が可能であるので，全く信頼できる死の徴候ではない。

もちろん蘇生は決して全場合に行われるものではない。例えば，癌疾患の末期に臨床死の蘇生を試みることは，その生命が保持されえないので無意味であろう。しかし，例えば衝撃による発作状態では，蘇生が治療のためにも必要である。

脳死は，人工呼吸を伴う集中治療の条件下では，時間的に臨床死の前に発生する。ここでは，呼吸・循環の継続中に，脳死が発生しうる。これが，移植の問題になる場合である。なぜなら，できれば提供されることになる臓器は，人工呼吸の条件下でなお良く機能しているが，循環と心臓の停止後には非常に早く死滅して移植不能状態になってしまうからである。

ところが，脳死が集中医療の条件下では臨床死以前に発生しうるという事実は，本来よりも早めに死んだと宣告してしまうという疑いを脳死にもたらした。しかし，それは正しくない。脳死は，生から死を分かつ遥かに決定的な区分点なのである。ドイツの移植法は，脳死を3条2項において，次のように定義している。脳死は，医学的知見の水準に合致する手続規定に従って，大脳，小脳および脳幹の機能全体の回復しえない最終的な喪失が判定される場合に成立する。

この脳死は，単に定義を宣言して移植目的のために死の限界を早めたものではない。脳死はそれ以外のすべての生命状況にも妥当する。脳死が発生すると，医師のそれ以上のあらゆる治療が無駄になり，それゆえに許されなくなる。また，脳死は，法律上人の死と関連する他の全場合に決定的であるべきことになる。脳死は，名目上の定義ではなく，自然科学的に確定可能な事象であることを意味する。問題は，相続法その他の領域でも脳死を死の限界として採用しうるかである。なぜなら脳死は，複雑な方法を用いないと判定しえないからである。それゆえ，法は脳死と結びつく推定をしてよいであろう。ドイツ法では，それは，およそ臓器摘出では心臓循環の停止後の3時間以上とされた。この場合には，死斑等の死の徴候を手懸りとして脳死が発生したと推定されるが，人間の脳はいずれにせよ心臓と循環の停止後10分から15分までにその器質が崩壊するのであるから，確実な根拠をもつ推定である。

ピッツバーグでの実務から始まって，いわゆる "non heart beating donor" つまり既に心拍のない提供者からも臓器摘出が許される，という見解が拡がった。それが可能になるのは，例えば頭部重度損傷または別の医学的理由に

より脳死判定がなしえず，提供者が集中治療に適しない場合である。それは，呼吸停止状態で医院に運ぎ込まれた事故の負傷者のような場合である。この場合には，医学的理由から蘇生が度外視されるときには，数分の待ち時間後に臓器摘出が推奨されている。例えば，オランダ，スペインならびにイギリスの実務は，およそ5分の待ち時間を基本としている。ドイツでは，こうした方法は正当にも否定されている。心停止の確実な時間の後，およそ10分から15分を経て脳死の確実な推定がなされる場合にのみ，それが許されるであろう。なぜなら，脳死こそが生命の安全な限界となるからである。

二　脳死反対論は違憲である

1　「生きている脳死者」の臓器摘出

　注目に値するのは，ドイツで脳死に反対する立場は，実際的な帰結としては，生前の脳死者自身の同意を妥協しえないものとして要求し，結局，いわゆる狭い同意解決を擁護した点のみで，脳死を基礎にする移植法草案と異なったにすぎないことである。これに対して，草案は，法律案にもなったが，他人例えば近親者や代理人の同意も有効とした。

　脳死が生命の限界であることを拒否しつつ臓器摘出を許容しようとする立場は，法と憲法に違反すると私は思う。臓器の摘出は，事前の同意があっても，刑法216条に違反し，基本法2条で保護されている生命への基本権を侵害する。

　臓器摘出は，実際には更に延命をしないという不作為にすぎないものではない。このような不作為であれば，あらゆる見解により争いなく許されよう。なぜなら，脳死状態は，脳死反対者の見解でも，もはや生き続ける見込がないので，あらゆる治療を終了することが医師に許されるのである。いわゆるフォン・クレーデン草案の提言は，単なる「脳死過程の修正」にすぎないというが，それは誤っており矛盾している。この草案によれば，臓器摘出は生命の短縮ではなく，他人の救命という倫理的に高度の目的を達成するために本人の同意を得て死を遅らせることになる，と主張するのである。

　呼吸循環機能を人工的に維持された脳死者から臓器摘出のための侵襲を行うことは，本人がまだ生きているとみなすのであれば，集中医療の技術的措

置を単に終了させることではなく，意図的な殺人になってしまう。心臓摘出の場合には心臓が直接に止められることになり，他の臓器摘出の場合には，本人の身体から出血し保存液が注入され人工呼吸器が停止される。こうして，心停止と循環瓦解に至り，その結果，脳死批判者がなお「生命」と呼ぶ状態も終了するに至る。ここで行われた一連の出来事を延命の純然たる不作為であるとみなす余地はない。

まさに脳死批判者の見解では，死も生に属することになる。生命を作為で終わらすことを許せば，生命はもはや延長されるに及ばなくなるから，その論拠は不適切である。それでは，およそ医師には，生命保持のために治療する義務がないことになり，脳死以外の場合にも患者を意図的に殺す権利が与えられることになってしまいかねない。

真摯な嘱託があっても殺人を禁止している刑法216条を克服しようとして，脳死者の生命はもう殆ど生命ではないとか，刑法の保護目的はこの生命には適合しないとかいった単純な論拠を示しても無理である。初めは幾分か強い（「生命の利益に」という）情念をもって脳死者の延命を主張して憲法の保護下に置きながら，後にはこの生命を一種の劣った生命であり殆ど保護されない生命として扱うことは，驚くべき矛盾である。生命の概念にこのような段階をつけることは，可能ではない。われわれの法秩序の基本にある考えからして，生命の概念と生命保護の概念は不可分である，と私は考える。なるほど，刑法216条は移植には不適用にすることができよう。その場合には「本人が脳死であり，かつ自ら有効に同意しているときは，臓器摘出による死の惹起は許される」というように定めねばならないであろう。しかし，それでも，おそらく216条が要件とする嘱託が欠けることがありえるから，212条の故殺罪の成立が問題になるであろう。

このような規定は，私見によれば，憲法違反であろう。生命は基本法の保護下にあり，それが確かに法律によって制限可能にはなろうが，人間の尊厳の原理下での生命保護は，法律の留保に服しないのである（基本法1条）。

2　他人の利益のための殺人

まだ生きている者から生存に重要な臓器の摘出移植を許す者は，たとえその人がそれ以前に同意していたとしても，その人を他人の便宜のために殺害

することを許容することになる。ここで，連邦大臣のシュミット・ヨルツィヒが，連邦議会での法律案の第一読会で主張すると同時に自ら微妙な問題であると述べたように，消えつつある生命とまだ完全な生命との間の利益衡量の原理に従って権利状態を考量することもできるかもしれない。そのためには，明らかにクレーデン草案でも基礎とされているように，異なる2種の生命が区別されねばならないことになってしまう。一方は現実的な，完全に有効な生命であり，他方は脳死者の生命であって，より少なくしか保護されない明らかに低い質の生命であって，「本来」の完全に保護される生命に比較して価値の乏しい生命の範疇とされてしまう。

そうなると，このような区別が何ゆえに脳死に限定されるべきか，という疑問が出てこざるをえない。クレーデン草案の理由書では，脳死はまさに限界づけうる事態であるとされている。それがまさに正しいのは，私見によれば，脳死が生死の限界づけに値する基準だからである。しかし，脳死がなお生存であるとすれば，その臨死過程を短時間は延長しうるが可逆的ではなく死が切迫している類似の比較しうる状況が他にもある。これに当たるのは，例えば心不全や肝不全の末期であり，そこでは死滅過程が不可逆であって医師はもはやどうもできない。さて，ここでも首尾一貫して，作為の殺人がなしうるとすべきなのであろうか。

もし，ここで現に人の生命があるとするならば，生きている脳死者から本人の同意を得て臓器摘出を許容することは，他人の利益のための安楽死への扉を開くことになってしまうであろう。死に至る病の患者のそれ以外には除去しえない苦痛を目の当たりにして，苦痛緩和を直接の理由にして，その副作用としてより早い死の発生が容認され，いわゆる間接臨死介助と共通であるというのであれば，それはおかしい。この場合には，延命が求められているのではないどころか，作為つまり薬品の投与によって死をより早めることになりうることが，確かなのである。しかし，本人自身のために，彼自身がもはや耐え難い苦痛を緊急避難の衡量の途によって，それで苦痛の減少という高次の目的が達成されうるならば，より早い死の発生を甘受することが容認されてよいか，という問題なのである。

これに反して，臓器摘出では臓器受容者の利益のための殺人が問題になっている。すなわち，本人自身の利益のためには，場合によっては生命を終わ

らせることになっても良いか，とするにすぎないのではない。他人の利益のために生命を終わらせることを直接目ざすことが問題なのである。生きている脳死者から臓器摘出を許容することは，法における生命保護にとって広範な影響をもたらすことになるであろう。それでも脳死者が生きているとすれば，その生命は，いかなる場合にも，他人の利益のために生命を終わらせる作為の侵害から保護されねばならない。

私は，脳死を否定しつつ狭い同意解決の方法でもって臓器摘出を正当化することは論理一貫せず，基本法2条2項および1条に違反し，不当にも脳死基準を拒否しておきながら，結局は臓器摘出の出口のための抜け道であると思う。生きている人の臓器摘出が直接に死を惹起し，私見では差別が許されない人間の生命が問題になっているのに，なぜ個人の同意がそれを正当化しうるのであろうか。

三 臓器摘出に同意するのは誰か

1 本人の同意と同意の方式

前述した第1の疑問と密接に結びつく第2の疑問は，ただ臓器提供者本人の同意のみが臓器摘出を正当化しうるのか，それとも近親者および代理人も同意の資格があるとしうるのかである。争いなく，死は，ただそれのみでは，臓器摘出に十分な要件ではない。死んだ人も全く権利がなくなりはしない。死者の持続する人格権が，死者を専断的に取り扱うことを禁ずる。ドイツの判例は，当初は名誉および声望の保護領域についてであるが，死者がその生命終了をもってすべての法的地位を失うことにならないと承認した。むしろ彼の人格権は，持続的効力を有し，それが死体とその構成部分を専断的に取り扱うことも禁じる。この人格権は，死者の声望，そして遺体が形を留める限りは，さらに死者の身体の不可侵性をも保護する。

その人が死んだからといって，直ちにその人から臓器を摘出して良いわけではない。それゆえ，死は摘出移植の必要条件であるが十分条件ではない。すべての移植法案で死者の側からの同意が必要とされた。反対の意思表示が示されない限り同意を認め，まさに同意を擬制しようとする反対表示解決を推進することもできよう。反対表示の解決は，ドイツでは実現されず，最終

草案の検討のただ脇で論議されたにすぎない。

　圧倒的に脳死反対者が支持した狭い同意解決では，本人の同意のみが有効になる。その詳細な理由に触れる余地はないが，生死の問題には本人自身のみが決定することができる。その決定の代理をすることはなしえず，さもないと個人の権利が保護されなくなってしまう，基本権の放棄は本人にのみ許される，とされている。これに対して，私は，現在法律になっているように，広い同意解決が法的に許されると考えている。

2　近親者・代理人による同意

　代理人または近親者を介した同意は，憲法その他の点でも疑問になりはしない。臓器摘出の同意のような決定に際して意思の代理を禁止するような一般的法原則は，決して存在しない。生死の限界に関する事柄でも代理はできる。一身上の事柄例えば健康に関しても，ドイツ法は，監護制度での代理を明示的に認めている。医師の治療に死の危険があるときには，同意を与える監護人につき後見裁判所の許認が必要になる。連邦裁判所は，監護人の決定に対するこの原則を治療中止にも適用した。この監護人に関する方策と並んで，民法1896条2項2文の新規定は，健康に関する保佐の可能性を開いた。それゆえ選任された保佐人は，医師の治療行為，治療中止ないし治療制限に関する事項について，もはや決定能力のない患者を代理することができる。かくして，近親者または死者に親しいその他の者あるいは死者から委任された者が，臓器摘出の決定権を法で付与されるならば，それは法原則に反するものでない。生命の限界として脳死を認める場合に，何ゆえに死後の人格権の枠内でも制限がなされるべきなのか。それは理解しえない。脳死批判者の意向によれば，子の両親および監護権者には決定権が与えられる。その他の場合には許されないとしながら，なぜ子については本人以外の同意で足りうることになるのか（現行の移植法4条1項および2項）。

　近親者は，現行法でも，本人の死後に例えば解剖許可や埋葬方法について重大な決定をすることができる。この権利の基礎は，死者監護権に求められる。人間の尊厳が広い同意解決で侵害されたりはしない。医的に適切な方法で臓器が脳死後に摘出されるときに，この同意解決によって人間が単なる客体に下落させられるわけではない。

ドイツの現行移植法は，連邦議会の最終議決で4分の3の多数を得た。その3条は，提供者本人が摘出に同意していた場合に，臓器摘出が許されることから出発している。臓器摘出を実施すべき医師は，臓器提供をなしうる者が書面による同意も反対表示もしていない場合には，移植法4条1項により，その最近親者に，本人から臓器提供の意思表示について知らされているか否かを，質問しなければならない。かかる意思表示につき近親者も知らなかった場合に臓器摘出が許されるのは，他の要件を充足しており，医師が近親者に臓器摘出について説明して近親者がこれに同意した場合に限られる。近親者は，その決定にあたり臓器提供をなしうる者の推定意思を尊重しなければならない。医師はこの点を近親者に指示しなければならない。近親者は，自己の意思表示を一定の期間内は撤回しうることについて医師と取り決めることができる。

　移植法は，近親者が一定の順位に従って審尋されることを予定している。それゆえ，本法にいう最近親者とは，その列挙順位に従って，配偶者，成年の子，両親，または臓器提供者となりうる者が死亡時に未成年であって，その者の監護権がその時に両親の一方，後見人もしくは保護人のみにある場合には，その監護権者，次いで成年の兄弟姉妹，それから祖父母に，審尋されるべきことになる。最近親者は，臓器提供をなしうる者の死亡する2年以内に同人と個人的に接触を持った場合に限り，その決定権限を有する。同順位の近親者が多数いる場合には，その内の1人が関与することで足りるが，その1人が反対しても，それが尊重されるべきことになる。臓器提供をなしうる者とその死亡まで特別な人的関係の公知な親しかった成人は，最近親者と同順位に立つ。

　移植法が4条3項で定めるように，臓器提供をなしうる者が臓器摘出に関する決定を特定の人に委ねた場合には，この者が最近親者の地位に代わる。これらの規定で明確にされた範囲内で同意権は，近親者に委ねられる。

四　死の判定手続・臓器配分の規制

　移植法は，死の判定の手続方法に関する規則，また，例えば臓器の保存選別に関する規則，ならびに，臓器配分に関する規則を定める権限，連邦医師

会とその決議，すなわちドイツ連邦の医師の職能身分的代表に委ねている。連邦医師会は，死に関して既にその指針制定権を行使して，脳死判定に際して尊守すべき列挙された複雑な規定を定めている。これによって，脳死を確立するための手続も，十分に保障されている。

(初出：法律時報71巻11号，1999年)

第3部 論　争

　　　　　　　解　題

　一　第79回日本刑法学会（1998年）では，「臓器移植と刑事法」が共同研究のテーマとして取り上げられ，臓器移植研究会の分担研究者，研究協力者がそれぞれ司会，報告を行なった。そこでは，①死の概念，②死体からの臓器摘出の要件，③検死と臓器移植との関係，という臓器移植法における重要な問題点について，意見の異なる立場からの活発な論争が繰り広げられた。Ⅰは，そのときに研究協力者が行なった報告の内容である。

　二　死の概念をどのように考えるべきかということは，刑法による生命の保護はいつまでかという問題である。Ⅱは，これまでドイツにおける脳死論議，臓器移植法の問題点などについて研究されてきた研究協力者の1人である井田良（慶応義塾大学法学部教授）の論稿である。そのうち，1は，ドイツの脳死論議を参考として，法的観点から脳死説の再検討を行なったものであり，2は，脳死患者に装置された人工呼吸器停止の法的評価の問題について検討したものである。

　三　臓器移植は，生命倫理との関係でもさまざまな問題を提起するものである。Ⅲは，町野朔が，死の概念，臓器摘出の承諾要件，小児臓器移植などの問題について，法と倫理とのかかわりという観点から考察された論稿およびシンポジウムなどでの報告を収めたものである。

I　刑法学会での報告

1　臓器移植法をめぐる生命の法的保護
　　　——脳死一元論の立場から——

　　　　　　　　　　　　　　　　　　　　　　　　長　井　　圓

一　はじめに——脳死と臓器移植

　わが国でも、「臓器の移植に関する法律（平成9年7月16日法律第104号）」により、「脳死」は人の死であると確認されるに至ったが、その施行後の脳死移植例はない。既に多くの脳死移植の実績を重ねて来たドイツでも、同じく昨年11月5日の「臓器の提供，摘出及び移植に関する法律（TPG）」により、「全脳死基準」が改めて承認された[1]。今や21世紀を間近にして、脳死と臓器移植をめぐる法は、改めて回顧・検討すべき「新たな歴史的段階」を迎えたのである。

二　臓器移植法における脳死基準

　(1)　わが国の臓器移植法は、その名に反して、生体移植の要件を定めてはいない。それにしても、移植目的の臓器摘出は、死体からも生体からも行われる。ただし、生体からの臓器摘出は、人の身体の完全性を害し、生命と健康を危うくするので、死体からの移植がより望ましいことは自明である。しかし、それゆえに生体を死体として法的に取り扱うことは許されない。同様

に，本人の意思表示によって，人の生死という客観的事実を変動しえないのである。その変動を肯定することは，ただ社会通念に反するばかりか，法の基礎を根底から覆すことになる。

(2) 死の判定方法は，「臓器移植」との関係で一層の厳密さが求められ，「脳死判定基準」に光が当てられるようになった。しかし，生死の診断に誤りが決して許されないことは，臓器摘出の予定なき患者に対しても全く同様なのである。人の死は，臓器移植に限らず，いかなる時と状況でも発生しうる普遍的な事象である。したがって，「死の基準」も「普遍的」に妥当すべきものである。すなわち，人工呼吸器装着，臓器移植との関係または提供者の同意があるような場合に限り，脳死は人の死である[2]。こうした「死の相対化」は許されない。また，新鮮な臓器を他人に提供しうるという理由のみで脳死基準を認めることも許されない[3]。その本質上，「死の基準」は，臓器移植等の個別の利益衡量から独立して，論理的には，それ以前の次元において，絶対的に決定されねばならないものである。すなわち，臓器移植法は，「臓器の移植術に使用されるための臓器を死体から摘出すること」（1条）を規定したものであって，臓器摘出の要件（6条）として，「脳死判定基準」を定めたにすぎないのであるから，本法以外でも一般に「脳死」が「人の死」であるか否かについては直接には明示していない。それにもかかわらず，移植法に特有な「死の概念・基準」を解釈上認める余地はありえないのである[4]。

(3) 法6条1項によれば，「死体」には「脳死した者の身体を含む」。これによって，「脳死」は「人の死」として法的にも確認された。その文言には疑義が示されている[5]。しかし，それは，脳死者を「生きている」けれども「死体」であると擬制したり，「殺人の正当化」または「生死のいずれでもない第三の状態」を認めたりして，「世界初の椿事」を立法化した規定でもない。それは，論理的にも，また立法過程からも，明白である。国会での審議内容には混乱も見られるが，立法者は「死の相対化」に決して積極的ではなかったのである[6]。「脳死した者」という文言は，死者への礼意の表現にすぎず[7]，またドイツ法のように「死者の人格権」を肯定する立場からすれば至極当然の表記なのである。さらに，「含む」という文言も，脳死反対論を排除する趣旨を示すと同時に，「脳死体」とは別に「心臓死体」の存在を法

が予定していることを示している。このことは，附則4条からも明らかであるが，「二つの死」を肯定するものではないことに留意すべきであろう[8]。法6条2項によれば，「脳死した者の身体」とは「脳幹を含む全脳の機能が不可逆的に停止するに至ったと判定されたものの身体をいう」とされ，「全脳死判定基準」が示されている。本条の「全脳死判定手続」を経たものが「脳死体」であり，それ以外の「(三徴候) 判定手続」を経たものが「心臓死体」にあたる。こうして「二つの判定方法」が予定されていても，「心臓の不可逆的停止」が「脳死」に依存する限り，結局は「脳死基準」に統一されよう[9]。

三 脳死判定拒否権と社会的合意

(1) 果たして「心臓死」と「脳死」とは，対立すべき異なる観念なのであろうか[10]。両者の対立を前提とすれば，そこから「脳死」への拒否権とか，「脳死」には「社会的合意」が欠けるとか，そのような主張がなされる。しかし，今日の医学によれば，「心臓死」と「脳死」とは密接不可分な関係に立つ。「心臓死」は「脳死」の古き名でしかなく，その「判定方法の精密化」の歴史があったにすぎない。どちらが医学的に「人の生命を最大限に維持可能な臨界点」を明示しうるか。その普遍的な基準として，伝統的に承認されてきた「自発的な呼吸循環の不可逆停止」が「全脳死」に依存するのであれば，その「判定方法」は多様であっても，この「全脳死の時点」を的確に判定しうる限りでは選択の余地はない。その不確実性を理由として「脳死判定」に反対する見解が従来から多く見られた[11]。しかし，より単純で不確実な「三徴候判定」に戻れば，広く生命が保持されたりはしない。

(2) 臓器移植法6条3項によると，脳死判定を行う前提要件として，提供者がその「判定に従う意思を書面により表示している」ことが必要であり，かつその家族が「当該判定を拒まない」ことまで必要である。この本人と家族の「同意・拒否権」は，法6条1項に定める「臓器の提供・摘出」への「同意・拒否権」とは別に，二重に保障されている。それゆえに，臓器移植への「大きな関門」になっていることを拒否しえない。

とはいえ，これは，「判定手続」実施への同意・拒否であるから，「脳死」

I　刑法学会での報告

の事実について生・死の「評価選択権」を認めたものでない。また，ドイツ移植法の立法過程で排斥された脳死批判論の主張[12]のように，脳死を未だ「生」（死への不可逆的な過程）とした上で，移植提供者の献身的な「死の自己決定権」を憲法解釈として承認し，これを「同意殺人罪」（ドイツ刑法216条）の特例（構成要件該当阻却）として法定したものではない。それでも，脳死判定が拒否された結果，脳死時期が不明になれば，「死の実体的変更権」の肯定に等しくなる[13]。しかし，救急医療の現場では，患者が脳死に至らないように最大限の延命措置をとるべき義務があり，正に脳死防止のために「脳死」につながる「諸徴候の診断」が不可欠である。この意味での「脳死判定」は，法解釈として許容せざるをえない[14]。いずれにせよ，全脳死の時期は「相当な幅」をもってしか判定しえないのである。

　（3）　脳死について本人等の選択権・拒否権を肯定することは，「同意」の存否により「人間の尊厳」の基礎となる生命権保障に差異を認めるゆえに，憲法13条・14条等に反する疑いが強い。さらに，「自己決定権」を安易に肯定することは，その「生命権の保障」を弱め，他者による侵害を許容することにつながる。少なくとも，自己決定の前提として，同意の対象となる「人の生死・その内実・範囲」が事前に本人にとって確認されている必要がある。なぜなら，自己決定は，その対象と客観的意味が特定されていなければ，およそ正しい価値選択が可能にならないからである。特定対象の「主観的価値」については本人のみの査定に委ねるべきであるが，その「客観的評価」（リスクの範囲）については本人の了解を要する。「生命への危険」を伴う治療におけるよりも一層厳密なインフォームド・コンセントが「生命への直接侵害」には不可欠であろう。そうであれば，脳死を，dying[15]であるとして生死の客観的評価を不明にして，全て本人の主観的評価に一任することは，自己決定に馴じみ難い。刑法は，生死の客観的意味が（その限りで）本人に了解されている場合ですら，202条では自己決定を制約している。

　脳死は「死への不可逆的な過程」であり，その余命僅少な生については処分権を肯定しうる[16]，との見解もある。しかし，生命という包括的な法益については，単なる「量的限定[17]」のみで事足りと解することは困難であろう。それゆえ，本人が「脳死状態」に至る遥か昔の健康な時点で作成した「同意書面」などは[18]，その本人の意思が変更されずに維持されているかという点

のみからしても,「生命の処分」にとっては十分ではない。

(4)「真摯な最終的な同意」は,純理として実体的に存在するが,現実には虚構に近いものである。財産取引であれば回復可能であるが,生命はそうではない。「生死」・「人生」の問題は,その「心理状態」が正常であっても,「本人」にとってこそ実に複雑・多層的で一義的ではないばかりか,その「真意」を他人が了解するのはさらに困難である。とても「意思主義」・「表示主義」というように単純に割り切れるものではない。

「生きているとされる脳死者」からの臓器摘出を「安楽死」ないし「尊厳死」の枠組で正当化することと,同様に困難である。いずれも「患者本人の実質的利益の擁護」が前提となるのに対して,「臓器移植」は「他人の利益擁護」のためのものであるから,ここに決定的な差異がある。この「正反対の目的」の両者を混合するだけで,「正当化事由」が合成されたりはしない。だが,この「錬金術」のような試みが,ドイツの脳死批判論によって現になされた。しかし,いわゆる植物状態の患者の治療中止は,患者の自発的呼吸循環を断つものではなく,ただ自然死を待つようでもあるが,実は栄養補給を断つ点で稚児に授乳をせずに殺す行為に等しい[19]。しかも,その患者には,その限界づけはほとんど困難であるとはいえ回復可能性が残されている[20]。脳死者の治療中止も,脳死反対論により脳死者が生きている根拠にされている人工的呼吸循環を直接に断つのであるから,およそ自然死に委ねるといったものではなく,疑いなく殺人になる。そこで,他人の救命のための献身だといえば,「尊厳死」との違いが明白になる。本人の同意の存在を持ち出しても,同意殺人の禁止を回避しえない[21]。いよいよ脳死が「死への不可逆的過程」であるというならば,その是非こそが,根源に遡って再検討されるべきであろう。「不可逆的な脳死」が「死」ゆえに「治療中止」が許されるのである。わが国の脳死懐疑論者も,同様に臓器移植を違法阻却事由として許容しようと試みた。その不適切なことは,すでに指摘されている[22]。移植が緊急に必要な息子のために,母が脳死患者を探し回り「生き肝」をナイフで摘出する。この母が「医師」であればすべて良しとはならないであろう。同一の医師の下に2人の生命の危篤な患者が現に治療中のような場合[23],実は「二つの生命」が失われるよりは「一つの生命」でも救うべきかという利益衡量が問題となっている。それでも,なぜ一方の生命が他方の生命のために

犠牲にされて良いのか，と問われる。ともあれ，その選択を医師に委ねるのは，脳死判定等の濫用が生じ易いという点からも適切でない。結局，「脳死懐疑論」の迷路から脱却しないと，単純明快な正道は拓かれないのである。

(5) 「脳死」と「心臓死」は実質的には同一との立場からすれば，その「選択権」や「拒否権」は論じられるべき前提を欠く。また，その「社会的合意」といっても，今後広く一般に啓発を重ねれば良いのであって，「初めに社会的合意であり」ではない[24]。むしろ，「社会的合意」が今移植を要望する少数者を軽視する多数者の力に迎合する論理となりえなくするための出発点は，何よりも「死」の基準の法的明確化であろう。

そもそも，医師の判定が信用できないのであれば，それは心臓死についても同様であって脳死に限るべき理由はない。なぜ三徴候判定には誤りはありえないのか。その選択を本人等に委ねることで生命という重大な法益が保持されうるのか。その判定に同意した者は，臓器提供の慈愛に満ちているがゆえに殺されても良いであろうか。そうではなく，全ての人に対して，全ての死の判定の過誤・濫用を防止しうる方策を充実することが求められる。それゆえ，「脳死判定拒否権」を法が保障したことは，立法政策的に疑問である。それは，法が「脳死判定」の不確実性を承認したかのような印象を人々に与えるため，その危惧感を増大させる効果をもちうる。「脳死」が人の死であろうとなかろうと，人々は最終的には「自己の死生観」に依拠して「臓器提供」の意思を決定するのである。この本人の意思が法で最大限尊重される保障がある限り，様々な理由から脳死を受容しえない人々の自由も十分に保障されうる。特に，その拒否権が「家族」にも与えられたことで，「本人の代弁者としての立場」と「死の受容についての遺族自らの立場」とが区別し難くなり，全てが「和」として一括化された点も問題であろう[25]。

四　死の絶対的概念と脳死一元論

(1) 尊き「生命」の全てが「個体として自律的に統合された有機体」である。しかし，人は，「人格」の存在を規範的に予定する。それは，意思能力・行為能力・責任能力等の存否に制約されず，他の生物とは異なる各々の「所与の個性」全体をいう。しかし，「人格」は，人の死を超えて，法的に保

護される(26)。その遺体は単なる物と同視されず,死後なおその人の名・業績は人々の記憶と共に残り,その意思（遺志）も社会的に可能な限り尊重される。この「人格の法的保護」は,遺族等の感情保護とは異なり,万一の死の誤認を救済し,本人に「死」を「虚無・絶望」とさせず,その生前の意思決定に期待を与えるものである。この点で,「人格」とその「生命」とは,区別される。

(2) 「死の概念」を法的に確定するには,生物学的・医学的妥当性と社会的承認との調和が問われる(27)。その一体不可分な伝統的観念が既に歴史的に存在し継承されてきた。少なくとも近代以降,死は普遍的で絶対的なものとして「生物学」と「法学」との間で「社会的な合意」に到達していたものと見ることができる(28)。生物学的には,生命は誕生と同時に死滅への道を歩み始め,個々の器官の異なる時点での死滅から全細胞の死滅に至る「連続的な過程」があるにすぎない。その死滅への連続線に「普遍的な絶対的な単一の区分点」を打つのは,社会である。それは「規範的措定」であって,「個の共存」の法理（憲法13条）からして,個体が他者との「自律的関係」を有しうる「最小の生物学的状態」の「最初の不可逆的喪失」の時点に定められる。それは,生物学的意味での「自律的統合体の崩壊」と一致することになる(29)。そもそも,伝統的な「死」の観念は,人の身体が再び動かなくなったという単純な徴候についての人々の「体験」に由来するものであるから,臓器自体の「局部死」ではなく,個体の「全体死」であった。それに,「心臓死」の名称にも示されているように,本来「心の死」つまり「脳死」でもあった。死によって,人の精神活動が停止し,身体から「魂」が離脱すると信じられて来たのである。一九世紀に至り「脳」への医学的関心が生じるまで「脳の機能」はほとんど知られておらず,「心臓」と「脳」とは長らく混同され一体視されていた。この意味では,「心臓死」は「脳死」の別称にすぎない。むしろ,「脳死基準」の登場以前には,死についての確定的な「定義」・「名称」も存在しなかったのである(30)。

(3) 人は「自律的に統合された組織体」の崩壊と同時に,「社会的共存に不可欠な意思疎通・行為の可能性」を不可逆的に喪失する。それは,「医学」的には,人の生命を「治療により保持・回復しえなくなる時点」である(31)。こうして,伝統的な社会的合意の枠内で,医学の蘇生技術の進展と共に,

I 刑法学会での報告

「心臓死」基準からより厳密な「脳死」基準への重点の移行が連続的になされてきた。この合意による医学への信頼が医学の努力に反して一方的に破棄されようとしたのは，1968年の和田心臓移植事件の後であり，法学では唄孝一教授が初期の脳死論者を「医学追従説」と命名したのが[32]，その端緒であろう。しかし，「死」に関する「新たな概念」ではなく，延命治療のために生まれた「より精密な基準」に対して，なぜ新たに社会的合意が必要なのであろうか[33]。

いわゆる「心臓死」基準が動揺したのは，1967年にバーナード博士が実施した「心臓移植」，またそれ以前の「人工呼吸器」の登場により1959年にフランスで確認された「脳死」の発見であった[34]。この医学的発見から判明したのは，ただ心肺の循環機能が人為的に代替・操作可能であるというよりも，むしろ人の「自律的統合体」の維持に不可欠な心肺の「自発的な機能」が「脳の中枢機能」に依存し支配されていることである。生命の中心は「心臓」から「脳」へと移されるべきことになる。しかし，このことは，伝統的な死の基準の「実質的変更」を意味するものではない。むしろ，従来の「自発的な呼吸循環」の「不可逆的停止」の背後に控えていた「脳の機能停止」が表面化し，医療による生命の回復維持可能な「臨界点」がより正確に判定可能になったのである。

(4) 「死」は，個体の全細胞の「死滅への入り口」(atria moris) である[35]。通例，心肺停止の数分後に脳死が始まる。「脳」は，酸素欠乏に最も弱い器官であって，その蘇生回復が不可能である。また，「脳」は，自発的な呼吸循環の制御のみでなく，意識・知覚運動・ホルモン・自律神経等を統合・調整する中枢器官である[36]。人の生命の「自律的統合」が終局的に「脳全体」に依拠しているのであれば，「全脳死」は死の判定基準に最適であるといえよう。反対に「心臓死」つまり「呼吸循環の最終的停止」が死の基準に不適切なのは，それが「脳機能の最終的停止」に依存するため，その判定が不正確であり，しかも独立の基準とすべき意義が欠けるからである。このことは，人工心肺施置に接続していない患者についても同様である。呼吸脈拍の停止後，いつまで人工呼吸・心臓マッサージ等の蘇生医療を維持すべきか。その最大限の生命保持の義務を限界づけるのが，脳死の時点である。それゆえ，心臓死基準に回帰することは，許されないであろう。

さて,「全脳死」とは何か。それは, 必ずしも脳の全ての部分の死滅までは要せず,「脳幹を含む脳全体としての機能喪失」と解される。「個体死」全体を根拠づける原因としての「脳死」は, 直接的には「脳幹死」であれ, その結果として「脳全体」が「機能喪失」に至れば足りることになる。それゆえ,「全脳死」の判定には, 脳（特に脳幹）の機能停止を示す身体の「諸徴候」それ自体ではなく, その発生後の「時間的経過」が重視されるのであろう。ドイツの移植法では「大脳, 小脳及び脳幹の全機能の回復しえない最終的な喪失」（3条2項2号）と定められていて, エーザー教授のように,「精神性」こそが人間の生命を性格づけるとして人類学的生命観寄りの見解もある[37]。「精神と身体との統合論」によれば, 精神の欠落により生命の統合が崩壊するので死となるが, その「精神」とは何か。その「身体における所在」が解明されない限り, その「欠落」も医学的に判定しえない。今日の医学では, 精神との関係の強い大脳（皮質）の機能喪失は脳幹のそれと独立に判定しうる確実な判断方法がないとされている[38]。「精神」性は, 大脳にかかわる思考・記憶という特定の能力に限らず, 意識・知覚反応・情緒等の身体の全能力と不可分な関係に立つとすれば,「全脳」に対応することになる。

　なお, 将来たとえ大脳や脳幹が移植可能になっても, その移植された人の「生命」を否定しえない[39]。生命の「自律統合性」が維持される限り, 器官・機能の「代替可能性」の可否は,「死の判定基準」ではなく, ただ「人格の同一性」に関係するにすぎない[40]。それは, 人のクローンやサイボーグにも関わる「死」とは別の法的問題なのである。

　(5)　死の実体的判定基準に従って死の時点を認定するには, その「判定方法」・「判定手続」が重要になる。その判定方法が確立していないとする批判[41]が, 刑法学でも有力に主張されていた。しかし, その判定技能を有する医師に対しては, その批判は妥当しない。法的には, 脳死判定に一定の方式・技能が不可欠であるならば, その手続的な規制を行えば良いのであって, 脳死判定一般を拒否すべき理由はないのである。

　「脳死臨調の小数意見」は, 三徴候判定は脳死判定よりも遥かに安定した誰にも客観的に判別できる死の判定法であるという[42]。しかし, 単純な判定方法が正確な判定方法とはならない。ある救急医療の専門家によると, 心臓・呼吸が停止し瞳孔が散大して心肺蘇生を行いながら病院に運び込まれた

患者210人中3人は，完全に回復して社会復帰を果たした[43]，とされている。ちなみに，「三徴候判定」と厚生省（竹内）基準の「脳死判定」との差異は人工呼吸器装置の有無に由来するものでしかない。要するに，「三徴候判定」も「総合判定」として「全脳死」を的確に判定する限りは，「竹内基準」との実質的差異はない。両者を固定的に理解しなければ，三徴候判定も脳死基準であり，竹内基準も三徴候判定の変種である[44]。

　これに対して，刑法学説として初めて「生命の環」説を採用した町野朔教授によると[45]，「脳死が時間的に直ちに心・肺機能の停止にまで至らず，脳死状態が心臓死あるいは肺臓死の状態に対して独立の存在となってきた現在，生命の環を構成する器官の一つの死によって，すなわち，生命の環の「切断」によって死を認めるべきである」として，「脳死一元論」を排斥する。また，脳死臨調の立場は，「心臓の不可逆的停止」も人の死と認める点で，「生命の環」説に立つものである，とされている。しかし，この見解が，心臓死・肺臓死・脳死という「三つの判定基準」を等価的に認めるものであるならば，それは疑問である。何故に生命に不可欠な臓器が3つのものに限定され，それ以外の臓器の相互作用が生命の環から除外されうるか。その根拠が明らかではない[46]。もし条件関係的に考えるならば，全ての器官・細胞が生命の統合に不可欠になるであろう。反対に，心・肺・脳の3つの器官に限定されるべき根拠は，やはり心臓死が脳死と不可分な関係に立つからであろう。すなわち，心肺の機能も脳幹等の自律神経中枢によって制御されているのであるから，生命の環の切断は脳死に集約されるべきことになる。さらに，「判定方法」としても，結局，心肺の「不可逆的機能停止」は「不可逆的な脳機能喪失」なくして正確には判定不能なのである。心臓が摘出されても脳死前であれば生命は維持されうる。要するに，「死の時点」は，たとえ間接的な判定方法であれ，「全脳死基準」により統一的に定まるべきものである[47]。「脳死一元論」こそが「死の普遍的絶対性」に適合する。「脳死」は，人工呼吸器を装着した患者にのみ適用される判定基準でも判定方法でもない。医師は，いかなる臨死状況であろうとも，「全脳死」に至るまでは，蘇生延命（救命）のための医療を尽くさねばならず[48]，また全脳死後の遺体への侵襲は本人の同意等の正当化事由に依拠しない限り許されない。

五　むすびに——脳死説の妥当性

　脳死批判論の論拠は[49]，適切ではない。まず，他の生物と同様に，生命とは「自律的に統合された組織体」であり，その自律的統合の崩壊が「死」である。その崩壊が「脳死」により発生するがゆえに，これが「死の判定基準」となる。呼吸循環機能が人工的に代替されていても「個体としての生命の統合」が認められると反論する場合，その「統合」の意味が問われる[50]。それが「血液循環」であるとするならば，事故で首が切断され全脳も欠損後，その止血された胴体の心臓が人為的にせよ動かされている限り，その胴体は人であってさらに殺傷されうることになろう。人工呼吸器で代替されるのは横隔膜の活動のみであるからこそ，それでもって「脳幹の自律神経中枢全体」が代替・補完されたことにはならない。すなわち，諸器官の機能の代替・補完のみで「生命」が否認されたりしないのは当然であるが，それによって「個体としての自律的統合」が維持されないのであれば，そこには単に「生きている器官」の機能の競合的集積が残るにすぎない。その「外観」は，人工呼吸循環ゆえに「生命」に近い。しかし，それゆえに「生命」を肯定しうることにはならない。

　要約すれば，伝統的な死の判定基準は，「自発的」な呼吸循環機能の「不可逆的な停止」を通じて，その背後の「脳幹を含む全脳の機能の不可逆的喪失」に止目してきた。その「自発性」・「統合性」を欠く人工的で部分的な機能の存在ゆえに「生命」を肯定しようとする「脳死批判論」は，生命を「血液ポンプ」のように解する「機械的生命観」に依拠しない限り，これを支持しえない。ドイツの脳死批判論者[51]は，脳死説を「医学へのダイナミックな追随」であり，脳死基準は「人間像の削減」である，と激しく批判した。しかし，この批判論に追従するためには，「生命権の構成要件の広い解釈」すなわち，「伝統的な生命要件の削減」が必要になる。それは，正に社会的合意を必要とする「新しい生死」の概念・基準である。人の生死は，単なる個人の問題ではなく，共存の社会的問題であるからこそ，絶対的な基準により定まるべきことになる。

(1) その全体につき，アルビン・エーザー（長井圓＝井田良共訳）「ドイツの新臓器移植法（上）・（下）」ジュリスト1138号（1998）87頁・1140号125頁，また新法の翻訳・関連資料・文献を含めて，長井圓「日本とドイツの臓器移植法・比較と検討」神奈川法学32巻2号（1998）25頁，日本の新法に関する文献についても同注(1)参照。
(2) 例えば，金沢文雄「死の判定をめぐって」判例タイムズ233号（1969）6頁，同「脳死および臓器移植」ジュリスト904号（1988）36頁。
(3) なお，井田良「脳死説の再検討」西原春夫先生古稀祝賀論文集第3巻（1998）58頁は移植の利益衡量を肯定する。
(4) 同旨・「座談会・臓器移植をめぐって」ジュリスト1121号（1997）14頁における中森喜彦教授の見解。
(5) 唄孝一「脳死議論は決着したか」法律時報69巻10号（1997）34頁。
(6) なお，中山研一「迷走した臓器移植法の軌跡」・「臓器移植法と脳死問題」法学セミナー517号（1998）18頁・22頁，中山太郎「臓器移植法──適正な移植医療を目指して」法学セミナー513号（1997）111頁参照。
(7) 中山研一＝福間誠之編・臓器移植法ハンドブック（1998）〔丸山英二〕62頁参照。
(8) 反対・井田良「臓器移植法と死の概念」法学研究70巻12号（1997）219頁。なお附則4条における同意要件の差異は，経過措置であって，決定的ではない。
(9) ドイツの移植法をめぐる解釈の対立につき，エーザー・前掲注(1)ジュリスト1138号92頁注(16)参照。
(10) 脳死基準の登場以前には，「死の概念」は医学的にも存在しなかった。勝又義直「脳死者からの臓器移植」名古屋弁護士会編・脳死と臓器移植（1995）15頁，町野朔・犯罪各論の現在（1996）61頁参照。
(11) 最近でも，例えば，前田雅英・刑法各論講義（第2版・1995）15頁。
(12) Stephan Rixen, Todesbegriff, Lebensgrundrecht und Transplantationsgesetz, ZRP 1995, S. 461-S. 466, S. 463ff. また，Wolfram Höfling, Um Leben und Tod: Transplantationsgesetzgebung und Grundrecht auf Leben, JZ 1995, S. 26-S. 33, S. 33 は，脳死状態での死の自己決定権および尊厳死を肯定する。さらに，ドイツの脳死批判論の紹介と反論につき，斉藤誠二・医事刑法の基礎理論（1997）98頁〜110頁，同「ドイツの臓器移植」西原古稀論文集第3巻59頁参照。
(13) 平野龍一「三方一両損的解決」ジュリスト1121号（1997）31頁。
(14) 厚生省保護医療局通知「臓器の移植に関する法律」の運用に関する指針

(ガイドライン)第五参照。

(15) 石原明・医療と法と生命倫理（1997）234頁は，これを生死のいずれでもない状態であるとし，患者が了解すれば死とすることができるとされる（251頁）。同・法と生命倫理20講（1997）176頁は「脳死選択説」を新移植法の解釈論としても主張する。既によく知られている「α期論の凍結」につき，唄孝一・脳死を学ぶ（1989）25頁・123頁，また石原説につき同275頁参照。

(16) 前掲注(12)(15)参照。

(17) そもそも，脳死状態での心拍動を長期にわたり維持しうるとき，どの時点で画されるのであろうか。

(18) 石原・前掲注(15)医療と法と生命倫理251頁参照。

(19) 町野・前掲注(10)38頁は，さらに安楽死・尊厳死「二分論」に疑問を示す。

(20) Johann Friedrich Spittler, Der menschliche Körper im Hirntod, ein dritter Zustand zwischen lebendem Menschen und Leicham?, JZ 1997, S. 747-S. 751, S. 750 によると，恒常的失外套症候群は，大脳死と同一ではなく，病理学的検査により，大脳中の神経細胞の不完全な壊滅，上部交感神経中枢の損傷の拡がり，および脳幹中央部の局限損傷のみが見られ，極めて限られた回復可能性とはいえ，長年経過後でも，その予後判断は確実にはなしえない。

(21) 臓器摘出時に本人の瑕疵なき同意を明らかにすることは，不可能である。

(22) 平野龍一「生命の尊厳と刑法」ジュリスト869号（1986）40頁，斉藤誠二・刑法における生命の保護（三訂版・1992）557頁・593頁，同・前掲注(12)医事刑法の基礎理論167頁，町野朔「脳死者からの臓器の摘出」法学教室153号53頁，同「『死』の決定の必要性」生と死の法理・法哲学年報1993・75頁，同・前掲注(10)40頁～58頁参照。

(23) エーザー・前掲注(1)ジュリスト1140号127頁～128頁は，レシピエントの選択につき，業務衝突の適法性を認める。

(24) 社会的合意の基礎は脳死論の正当根拠にある。その検討として，小田直樹「死亡概念について（一・二・三完）」広島法学13巻1号（1989）91頁・2号（1990）71頁・3号113頁参照。

(25) 以上の論述につき詳細には，長井圓「生命の法的保護の限界」神奈川大学創立70周年記念論文集（1998）218頁～220頁・238頁～242頁・251頁～252頁，同・前掲注(1)31頁～34頁参照。なお，特に問題なのは，法6条1項が提供者の「書面」による意思表示を要件としたので，ただ書面を欠くだけで本人の提供意思が家族により代行実現される余地がなくなり，法2条1項に定める提供意思の尊重が阻害され，これと矛盾する。これは立法の過誤であろう。

Ⅰ 刑法学会での報告

(26) ドイツ刑法168条（死者の安息の妨害）との関係につき，斉藤・前掲注(22)刑法における生命の保護239頁・250頁参照。また，ドイツ移植法との関係につき，Ulrich Schroth, Die strafrechtlichen Tatbestände des Transplantationsgesetzes,JZ 1997, S. 1149-S. 1154, S. 1152（長井・前掲注(1)）35頁注(10)参照。なお，「死者についての人格権」は「死者」への「人格権」の「帰属」を意味しない。

(27) 唄・前掲注(15)123頁・149頁，また，J. F. Spittler, JZ 1997, S. 747ff. 前掲注(20)参照。

(29) 前掲注(28)参照。

(30) 前掲注(28)参照。

(31) Hans-Ludwig Schreiber, Wann darf ein Organ entnommen werden?, Gehirntod Organtransplantation als Anfrage an unser Menschenbild (1995), Beiheft 1995 zur Berliner Theologischer Zeitschrift 12Jhg., S. 112-S. 121, S. 114.

(32) 唄・前掲注(15) 5 頁～6 頁参照。

(33) なお，脳死基準の法的検証と社会的啓発が必要なことは，前掲注(24)参照。

(34) W. Höfling, JZ 1995, S. 28 前掲注(12)。

(35) H. L. Schreiber, a. a. O., S. 114 前掲注(31)。

(36) Werner Heun, Der Hirntod als Kriterium dos Todes des Menschen, JZ S. 213-S. 219, S. 215. これに対して，W. Höfling, Erwiderung：Über die Definitionsmacht medizinischer Praxis und die Aufgabe der Verfassungsrechtslehre, JZ 1996, S. 615-S. 618, S. 616f. は，脳死観念の人類学と生物学の「二重」の概念による根拠づけを誤りであるとし，また，「意識」という前科学的現象の欠如は自然科学的にも正当化しえない，と批判する。しかし，W. Heun, Schlußwort, JZ 1996, S. 618f. は，最近の脳神経学による意識研究によれば，その解明が不完全とはいえ，全脳の不可逆的欠損の場合に意識が可能になることはありえず，また脳死は「あらゆる意識・感覚能力」等の喪失として全ての哺乳動物の死を招くものである，と反論している。なお，脳死概念の「二重」の根拠づけは，その「伝統的な社会的承認」の側面に由来する。

(37) エーザー・前掲注(1)ジュリスト1138号88頁。わが国でも，例えば，大島一泰「生命の終焉と刑法」現代刑罰法体系三（1982）40頁，団藤重光・刑法綱要各論（第 3 版・1990）377頁。なお，木村栄作「脳死もまた人の死である」刑事法学の総合的検討（上）（1993）284頁では，脳幹死説は「人の精神活動に意識・感覚等の点に対する配慮を欠く」として全脳死説を採用しつつ「死

の判定基準」としては三徴候説の補完としてのみ脳死説を認める。
(38) J. F. Spittler, JZ 1997, S. 749 前掲注(20)。
(39) なお，町野・前掲注(10)55頁では，「人間の価値は意識の有無で決まるわけではない。」「脳死者には自発呼吸がないから，ともいわれる。しかし，だからどうして低価値になるのだろうか。」とされる。確かに「人間の生命」を「社会的な価値判断」で動かしてはならない。しかし，「生命」は，「価値の有無」とは異なる次元の「生物学的所与」を基礎として，「規範的」に措定される。この次元の措定（死の基準）が，社会的な「低い評価」とたとえ一致しても，それゆえにこれを排斥しうることにはならないであろう。
(40) これに対して，斉藤・前掲注(12)医事刑法の基礎理論95頁では，脳死説の論拠の一つとして，「生命の中枢である脳幹をほかの人の脳幹で置き換えることは，あたらしい生命をつくりだすことであり，いまの法秩序のもとではできない」とされる。
(41) 特に脳死否定論に改説された大谷実・刑法講義各論（第4版・1995）11頁。
(42) 町野朔＝秋葉悦子・資料生命倫理と法・脳死と臓器移植（第2版・1996）269頁参照。
(43) 三井香児・前掲注(10)脳死と臓器移植113頁〜114頁。
(44) 木村・前掲注(37)287頁・290頁参照。
(45) 町野朔「生命・身体に対する罪」小暮得雄＝内田文昭ほか編・刑法講義各論（1988）21頁。以下の引用は，同・前掲注(10)65頁・66頁。
(46) 山口厚「生命に対する罪（下）」法学セミナー450号（1192）84頁注(1)参照。
(47) 平野・前掲注(22)45頁，同・前掲注(13)33頁，伊東研祐「「死」の概念」ジュリスト1121号（1997）43頁等参照。なお，医学説として，錫谷徹教授と桂秀策教授の見解を対比すれば（木村・前掲注(37)286頁参照），後者が脳死一元論に近い。
(48) 丸山英二「脳死と臓器移植」神戸法学雑誌47巻2号（1997）233頁〜234頁は，医師のやり方次第で死の判定が前後するので，「死の判定は……現実にはすでに，普遍的ルールの地位を失っている」とされるが，そのような「現実」を「法」は容認しえないからこそ「脳死基準」の確立を必要としている。他方では，小田直樹「脳死の論理」中山研一先生古稀祝賀論文集第1巻（1997）324頁が人為的に左右されない平等な「人の死」（脳死）を「新たな病態」（人工呼吸器装着の状態）に限る点には，疑問がある。
(49) S. Rixen, ZPR 1995, S. 461ff., S. 463, S. 464f. 前掲注(12)，W. Höfling, JZ 1995, S. 617 前掲注(36)。丸山英二「脳死臨調中間意見に対する若干の感想」ジュリスト985号（1991）15頁〜17頁。同・「脳死説に対する若干の疑問」ジ

ュリスト844号（1985）52頁〜53頁参照。
(50) H-L. Schreiber a. a. O., S. 117 前掲注(31)。
(51) W. Höfling JZ 1995, S. 28, S. 31f. 前掲注(12)。

(初出：刑法雑誌38巻2号，1999年)

2　臓器提供権者と提供意思
——意思表示方式と承諾意思——

山　本　輝　之

一　臓器摘出の要件としての承諾

（1）　死体から臓器を摘出する場合，誰の承諾が必要であり，それはいかなる形式でなされなければならないか。この点について，これまで，わが国における臓器移植についての唯一の法律であった，「角膜及び腎臓の移植に関する法律」（以下，角腎法）3条3項は，「医師は，第一項又は前項の規定による死体からの眼球双は腎臓の摘出をしようとするときは，あらかじめ，その遺族の書面による承諾をうけなければならない。ただし，死亡した者が生存中にその眼球又は腎臓の摘出について書面による承諾をしており，かつ，医師がその旨を遺族に告知し，遺族がその摘出を拒まないとき，又は遺族がないときは，この限りでない」と定めていた。すなわち，同法は，①死者本人の意思が不明であるときはもちろん，反対意思を表示していても，遺族が承諾すれば摘出が許され，②逆に，死者が摘出に同意していても，遺族が反対すれば摘出は許されない，として，死者の生前の意思より遺族の意思の絶対的優位を認めていた。

（2）　しかし，このような態度には，かねてより批判が強かったところである。1992年1月22日に出された，「臨時脳死及び臓器移植調査答申・脳死及び臓器移植に関する重要事項について〔脳死臨調最終報告〕」は，死体からの臓器摘出の場合の承諾について，本人の意思が優先されるべきであるとして，「本人が何らかの形で臓器提供を否定していたときは，たとえ近親者が提供を承諾しても，臓器の摘出は認められるべきではない。また，反対に，臓器提供についての本人の承諾がドナーカード等の文書でなされていたときには，近親者はこれを尊重することが望ましいものと考える」とした。1997年6月17日に成立し，同年10月16日から施行された，「臓器の移植に関する

法律」(以下,臓器移植法) 6 条 1 項は,これを受けて,「医師は,死亡した者が生存中に臓器を移植術に使用されるために提供する意思を書面により表示している場合であって,その旨の告知を受けた遺族が当該臓器の摘出を拒まないとき又は遺族がないときは,この法律に基づき,移植術に使用されるための臓器を,死体(脳死した者の身体を含む。以下同じ)から摘出することができる」と規定し,前述の角腎法とは対照的に,本人の書面による承諾の意思表示が生前になされていない以上,絶対に摘出が許されないとして,本人の意思を絶対的に重視する態度を打ち出した。臓器摘出に関する同意モデルには,大きく分けて,①死者本人の書面による承諾意思の表示がある場合にのみ,臓器摘出を認める「狭い承諾意思表示方式」,②死者本人の書面により承諾意思の表示がない場合でも,遺族の同意により臓器摘出を認める「広い承諾意思表示方式」および③死者本人の書面による反対意思の表示がない限り,臓器摘出を認める「反対意思表示方式」などがあるが,わが国の臓器移植法は,そのうち,①のモデルを採用したことになる。

しかし,臓器移植法も,角膜・腎臓移植について,従来より摘出要件が厳格になることを慮って,その附則 4 条 1 項は,角腎法の廃止後も当分の間,脳死した者の身体以外の死体からは,本人の意思表示がないときにも,角膜・腎臓を遺族の承諾で摘出することができると定めている。

二 臓器摘出の承諾権者

(1) だが,角腎法に大幅な修正を加え,死者本人の書面による意思表示を臓器摘出の絶対的要件とする臓器移植法の下においては,臓器の摘出は実際上きわめて稀な場合にしかありえないことになろう。そのため,臓器移植法も,遺族の意思を尊重する角腎法の立場を全面的に廃止し,死者の意思を絶対的に重視する立場を貫徹することはできないと考えている。すなわち,前述したように,脳死体から角膜および腎臓を摘出する場合には本人の書面による意思表示がなければならないが,それ以外,すなわち心臓死体から角膜および腎臓を摘出するときには,当分の間は,本人が拒絶の意思を表示しているとき以外は,遺族の書面による承諾でそれらの摘出を行うことができる旨の附則を置いている(4 条 1 項)。しかし,これは,法的な取扱いを異に

する，脳死，心臓死という「二つの死」を認めることにほかならない。これは，脳死はまだ少しは生きているということなのであろうか。だが，もし少しでも生きているのならそれは生きているのであって，死体に脳死した者の身体を含むとすべきではないであろう。このような反論理的な態度を前提としてまで，本人の書面による意思表示を臓器摘出の絶対的要件とすることが妥当であったかは，疑問であるように思われる。

(2) より基本的には，臓器移植法のように，死体からの臓器摘出について，死者本人の意思を絶対的に尊重することがはたして妥当か，である。

死体からの臓器摘出の許容原理を死者本人の意思の尊重に求めるべきだとする，このような考え方は，死体の処分権は，死者本人に属するとする考え方に基づいている。すなわち，生きている人の身体は，所有権の対象ではなく，人格権の対象である。このような人格権は，死後においても残存し，死体についての処分権は，死者本人に属している，とするのである。このような考え方は，現在ドイツの学説において有力であり，またわが国の学説にいても有力な見解である。たとえば，金沢教授は，「身体についての自己決定権は，自分の死後の死体の処置にも及ぶと考えられる。自分の死後に臓器を移植のために提供するかどうか，死体を医学教育のために献体するかどうかを決定する権利は，法秩序において尊重されるべき『人格権』に属するものであって，本人の決定は死後においてこそ完全な効力を認められなければならない」とされている（金沢文雄「臓器移植と承諾」広島法学 8 巻 2・3 号〔1984年〕94頁以下)。

しかし，身体に対する自己決定権が，そのまま彼の死体の処分にも及ぶとすることはできないであろう。死者はおよそ法益の主体ではなくなるのである。人の身体に対する自己決定権はその死亡により消滅するのであり，死体について及ぶということはありえないと思われる。金沢教授は，死者の自己決定権は，憲法13条により保障されている，とされるが，同条は生きている人間の尊厳を保障しているのであり，死者のそれまで保障しているとはいえないであろう。ドイツの学説には，死体というものは，人の価値がそれに作用し影響を与えるものであるから，それにはその人の人格が残存している，とする見解もあるが，その人の人格権は，死亡により消滅するのであり，それが死後も残るとするのはフィクションにすぎないように思われる。

このように，本人の書面による意思表示を臓器摘出の絶対的要件としている臓器移植法の態度は，実際的にも，理論的にも疑問であり，したがって，3年の見直しの時期には，この点の修正がぜひとも必要であると思われる。

三　死体損壊罪の成否

(1)　死体の処分権は，死者本人に帰属する，とする以上のような見解の論者は，死体損壊罪（刑法190条）は，死体の処置に対する死者本人の自己決定権を保護するものであると考えている。

従来，同罪の保護法益については，「埋葬すべき死屍を毀棄した」ことを処罰していた旧刑法264条の「死屍を毀棄する罪」を基本的に受け継いだというその沿革，および，その体系的位置から，「国民の葬祭に関する良俗または感情の侵害を本質とする」，「死者に対する社会的風俗としての宗教的な感情を保護するものである」など，社会の風俗としての宗教感情が保護法益である，とする見解が有力であった。しかし，このような見解は，人々の宗教感情が一致していた時代には妥当するが，宗教的自由が憲法上保障され，宗教的価値観が多様化し，一致した社会的風俗としての宗教感情というものが存在しない現代社会には妥当しない，また社会風俗としての宗教感情というのは法益のとらえ方としてあいまいであるという疑問が提起されるようになった。そして，現在では，前述した，死体の処分権は，死者本人に帰属するとする見解を前提として，死体損壊罪は，自己の死体の処置に対する自己決定権を保護するものであるとする見解が，わが国およびドイツの学説において有力となっている。この立場によるなら，臓器の摘出は，死者本人の承諾がある場合にのみ許され，それ以外の場合には，死体損壊罪の成立が認められるということになる。金沢教授は，この結論を認められている。また，生者に「人間の尊厳」が認められるならば，死者にも「死者の尊厳」が認められるとされ，死体損壊罪は，精神的存在としての死者の人格的利益・尊厳を保護するものだ，とされる平川教授も，このような結論を肯定されている（平川宗信・刑法各論〔1995年〕260頁，263頁）。

(2)　たしかに，死者の精神性があり，人格があるとする考えも理解できないわけではない。しかし，これは，生と死とを明確に区別しない情緒的な考

え方なのではないであろうか。やはり，前述したように，身体に対する自己決定権が，そのまま彼の死体の処分にも及ぶとする自解は理論的にとれないように思われる。また，死者には民法上権利能力は認められなくなるのであるから，当然死体についての処分権も認められなくなるはずである。金沢教授，平川教授などの見解によると，民法においても保護されない法益を刑法によって保護するということになり，この点でも妥当性を欠くように思われる。しかも，この見解によると，死者が自分の死体が八つ裂きにされることを望んでいた場合には，死体損壊罪の成立が認められないということになるが，この結論も妥当とはいえないであろう。

　以上のことからするなら，刑法190条は，死者の自己決定権を保護しているのではなく，現在生きている人々の死体に対する尊重感情を保護していると考えるのが合理的であるように思われる。同条は，死者を法益の主体として認めているのではなく，自分が死んだ後，その死体などが不好に扱われることなく，安心して死にたい，というわれわれの生きている人々の感情を法益として保護しているのであり，それを「死者の人格権」と表現しているにすぎないのである。死体損壊罪が死体に対する社会的感情という法益に対する罪だとされる実体はこのようなものである。ハッセマーが，死後においても死体が侵害されることはないというわれわれ生きている者の信頼が，ドイツ刑法168条（死者の安息を妨害する罪《Störung der Totenruhe》）の保護法益の実体であるとしているのも，これと同趣旨であると思われる（Hassemer, Theorie und Soziologie des Verbrechens, Ansätze zueiner praxisorientierten Rechtsgutlehre, 1973, S. 185f. 斉藤誠二・医事刑法の基礎理論〔1997年〕201頁以下参照）。

　これに対し，わが国の学説には，刑法190条は，死者に対する感情に基づく，死体に対する遺族の権利を保護するものであるとする見解もある。この考え方によるなら，遺族の承諾のない臓器の摘出は死体損壊罪を構成するということになる。たしかに，わが国においては，伝統的に，家族の一員のことについては，その家族に決定権があるとする考え方が強い。だが，このような「遺族主義」は，角腎法の時代から批判されてきたように，やはり不合理であり，わが国の古きよき伝統であるというわけにはいかないように思われる。しかも，このような考え方によると，遺族が承諾するかあるいは遺族

がいない場合には，死体を八ツ裂きにしても死体損壊罪の成立が認められないことになり，結論的にも妥当ではないように思われる。

(3) 以上のように考えるなら，われわれ生きている人々の死体に対する尊重感情に適合する範囲での臓器摘出は，死体損壊罪を構成しないことになる。このような観点からは，①死者が明示的に臓器提供の意思表示も，その拒否の意思表示もしていない場合に，移植のために臓器を摘出した場合と，②死者が明示的に臓器提供拒否の意思表示をしていたにもかかわらず，これに反して臓器を提供した場合とが問題になる。まず，①の場合には，われわれは死体が不当に扱われているとは感じないであろうから，死体損壊罪の成立を認める必要はないように思われる。これに対して，②の場合には，このようなことが行われるのならば，われわれは「安心して死ねない」と感じるであろう。すなわち，この場合には，自分が死んだ後，その死体が不当に扱われることなく，安心して死にたい，というわれわれ生きている者の感情を害するといえるように思われる。したがって，②の場合には，死体損壊罪の成立を認めてよいように思われる。

(初出：刑法雑誌38巻2号，1999年)

3 検死と臓器移植
―――刑事手続と臓器摘出―――

近藤和哉

一 臓器移植法7条の運用について

(1) 臓器の移植に関する法律（以下では、「臓器移植法」という）7条は、「医師は、前条の規定により死体から臓器を摘出しようとする場合において、当該死体について刑事訴訟法（…略…）第229条第1項の検視その他の犯罪捜査に関する手続が行われるときは、当該手続が終了した後でなければ、当該死体から臓器を摘出してはならない」として、犯罪捜査に関する手続を、移植用臓器の摘出に優先させるという基本的立場を明らかにしている。

これを受けて、関係省庁から、臓器の摘出を行う病院等、および検視等を行う警察に対して、法の運用の指針とされるべき通知等が出されている。

まず、病院側がとるべき措置については、厚生省保健医療局長から都道府県知事等に宛てた、いわゆるガイドラインが存在する。さらに、これを補足説明するかたちで、厚生省保健医療局エイズ疾病対策課長から、都道府県等の衛生主管部（局）長宛に、「臓器移植と検視その他の犯罪捜査に関する手続との関係等について」と題する通知（以下では「課長通知」という）が出されている。

他方、検視等の実質的な担い手である警察がとるべき措置については、警察庁から各都道府県警察に対して通知がなされているが、その本体は公開されておらず、概要のみが明らかにされている（以下では便宜的に「警察庁通知」という）。

これらガイドライン等によると、脳死体からの臓器摘出に際しては、ほぼ次のような手続きがとられることになる。

(2) 脳死体から移植用臓器が摘出される場合には、まず、臨床的脳死判定（ガイドライン第4の1）が行われる。これが認定されると、引き続き主治医

により，本人が意思表示カード等の意思表示書面を所持しあるいは作成していたか否かの概括的調査が行われ，家族がコーディネーターによる説明を受けることに同意した場合には，コーディネーターによる説明へと進む（ガイドライン第4の1～4）。

そして，コーディネーターにより，本人が脳死判定に従う意思および臓器を提供する意思を有していたこと，さらに，家族が脳死判定・臓器摘出を拒まないことが確認され，必要な書面がとられた場合には手続きが継続され，「判定の対象者が確実に診断された内因性疾患により脳死状態にあることが明らかである者以外の者であるとき」（ガイドライン第11の5）に，所轄警察署の署長に対して速やかに，臓器移植法に基づく脳死判定を行う旨の連絡が行われる（課長通知第1）。実務的には，交通課（明らかに交通事故である場合）あるいは刑事課（死因が不明であるか明らかに犯罪が関与している場合）の担当警察官がその窓口となることが予定されているようである。

病院からの連絡を受けた警察署長（実際には刑事課あるいは交通課の担当警察官）は，さらに本部の検視官に連絡を行う（検視規則3条，死体取扱規則4条）。

検視官は直ちに病院に臨場し（警察庁通知2（3）），医師から，死者本人の意思を表示した書面，家族の承諾書，死亡診断書等の書面の提示およびその写しの提供を受けるなどするとともに（課長通知第1の4），所轄署の警察官を指揮して，死亡の状況に関するいわゆる環境捜査を開始する。これと並行して，検察庁に報告を入れ，警視庁の場合には，東京都監察医務院にも連絡を入れることとされているようである。

右の過程で事件性が疑われ，司法解剖を要すると判断された場合には，その時点で臓器摘出のための手続は中止されるが，これ以外の場合には，1回目の脳死判定，2回目の脳死判定へと，手続が継続される。ただし，ドナーが交通事故の被害者である場合には，業務上過失致死罪が成立しえるが，加害者が判明し，同人において加害の事実を認めているような単純な交通事故については，通常の場合，司法解剖が行われていない。そこで，このような脳死体に関しては，手続きの継続が予定されているようである。

脳死判定医により2回目の脳死判定が終了すると，速やかに，検視官による「検視その他の犯罪捜査に関する手続」（以下では「検視等」ともいう）が

開始される（警察庁通知第2（2））。これら検視等の手続が終了するまで臓器の摘出を行ってはならないとするのが，臓器移植法7条の規定であるが，「検視等」の具体的内容は，「検視，実況見分，司法解剖，警察官が国家公安委員会規則に基づいて行う死体見分等」であるとされている（課長通知第1の3）。このうちの「検視」については，刑事訴訟法229条が規定しているが，ここでは主に，警察官が同条2項に基づいて検察官の命令を受け，国家公安委員会規則である検視規則に依拠しつつ行う，いわゆる代行検視を指すこととなる。また，「警察官が国家公安委員会規則に基づいて行う死体見分」とは，検視規則と同じ昭和33年に制定された死体取扱規則に基づく死体見分を指す。なお，死体に関する調査は，その開始の当初から，検視として，あるいは死体見分として行われるわけではない。調査は，端的に，当該死体が犯罪に起因するものであるか否かという観点から行われ，実務上は，都道府県警察ごとに呼称は異なるが，「死体取扱報告書」（例えば警視庁），「死体発見報告書」（例えば千葉県警）等の名称で呼ばれる報告書が作成される。これらは事件性の有無を判断するために必要と考えられる調査事項を網羅的にカバーしたものであり，検視規則，死体取扱規則が定める「検視調書」「死体見分調書」の調査事項と比較して，より厳密なものとなっている。この報告書はすべて検視官のチェックを受け，そこで結論的に事件性が否定された場合には，さかのぼってその当初の調査は死体見分であったとして処理され（死体見分調書が作成され，検察官への報告は行われない），逆に，事件性が肯定された場合には，さかのぼって，その調査は検視であったとして処理される（検視調書が作成され，検察官報告がなされる），という運用が広く行われているようである。このため，多くのケースでは，最終的に死体見分調書が作成されることになる。もっとも，都道府県警察ごとに運用の実際は若干異なり，警視庁では，結論として事件性が否定された死体について検視調書が作成されることはない模様であるが，事件性が否定されるまでに相当程度の調査を要した死体について検視調書を作成することとしている県も存在するようである。移植用臓器の摘出が予定されている脳死体についても，検視官が常にこれを行う，また，衛生上の配慮から死体に直接手をふれず，医師の援助を受けて調査を行うという点での違いはあるものの，他の点では上と同様の処理がなされることになる。

このようにして検視等の調査が終了し、事件性がないと判断された場合には、医師に対して検視等の手続が終了したことが告げられ、他方、事件性があり、司法解剖の必要があると判断されれば、その旨が告げられる。この告知は、検視官が行うこととされているようである。

二　若干の検討

(1)　以上に述べた検視等の体制に関しては、まず、これら一連の手続きに時間がかかりすぎ、脳死体であるドナーの心臓が停止するなどして、移植が不可能になることがないかが問題になる。

この点、警察は、脳死判定病院に対して、1回目の脳死判定を行うことを決定した時点で警察に連絡を入れるよう要請しており、また、病院の連絡を受けた場合には直ちに検視官が病院に赴いて、所轄署の警察官を指揮して聞き込み等の環境捜査を開始する体制をとっている模様である。加えて、脳死判定を行うことが決定されてから1回目の脳死判定が行われるまでには、さらには、そこから最低6時間の間隔をおいて2回目の脳死判定が行われるまでには、相当程度の時間的余裕が存在する。従って、2回目の脳死判定後に至っても事件性の一応の有無さえ判断されず、警察の環境捜査が延々と続くという事態が生じる可能性は、おそらくは低いものと思われる。

また、死体そのものについての調査が開始されるのは2回目の脳死判定後であるが、生命維持装置等の器具が装着されていることや、検視官が直接触れて調査を行わないこととの関係で、通常の場合より多少長引くことが予想される。しかしながら、通常の場合がおおむね一時間を要しないことを考えると、やはり、検視等のために臓器の摘出に支障が生じる可能性は低いといい得るように思われる。

また、生命維持装置等が装着されているために死体についての調査が十分にできず、結果として犯罪の見逃しが生じるのではないかという懸念もある。この点、警察は、直接の接触を行わない、器具は特別のものを用いる等の違いはあるものの、それ以外の点では、一般の死体の場合と同様の調査を行い、同様の程度の確実性をもって事件性が否定された場合（および自動車事故の場合等で司法解剖が不要である場合）にのみ、臓器の摘出を認める方針をとっ

ている模様である。現実の例がいまだひとつも存在しない現段階においては，この方針をどこまで徹底し得るかにつき不安も残るが，これを前提とする限りにおいては，前述した運用の下で事件性の判断の正確性が損なわれる可能性は低いように思われる。

　もっとも，生命維持装置が装着されている状態での検視等が，通常の場合と比較して著しく不自由な条件の下で行われることは否定できない。従って，この不利益を補償する事後措置がとられることは，もちろん望ましい。例えば，東京23区では，昭和58年に，警視庁検視官室と監察医務院との間で，移植用臓器が摘出された死体については，摘出後に監察医による検案を行い，できる限り解剖も行うとの申し合わせ（「心臓死からの臓器移植に関する話し合い」）がなされており，この方式が，脳死体からの臓器摘出の場合にも適用されることが予定されている模様である。これに対して，他の多くの地域は，監察医制度を持たないのであり，これと同一の方式をとることは不可能である。しかし，近年，いくつかの県では，生命保険，あるいは労災保険をめぐる紛争との関連で，事件性は否定されるが死因解明が必要であるケースの存在が認識されるようになり，これに対処するための手段として，いわゆる承諾解剖を採用する動きが生じてきている。監察医制度を持たない地域においては，その本来の趣旨からは若干外れることになるが，これを活用していくことも考えられるのではないだろうか。

　(2)　以上のように，臓器移植法7条について予定されている検視等の体制に関しては，現時点では，顕著な問題点を見いだすことはできない。これに反して，臓器移植法7条自体に関しては，いくつか指摘すべき点があるように思われる。

　第1は，7条違反に罰則が設けられていない点である。臓器移植法7条のいわば前身であった角腎法4条にも罰則は設けられていなかったが，角腎法4条違反は死体損壊罪を成立させるとする見解が有力に主張されていた。臓器移植法7条に罰則が設けられなかった背景にも，その違反は死体損壊罪を成立させるという考えがあったのかも知れない。

　しかしながら，臓器移植法のすべての要件を満たせば死体損壊罪の違法性が阻却されるということは，臓器移植法のすべての要件（7条の要件も当然含まれる）を満たさなければ死体損壊罪が成立するということを意味するも

のではない。同罪の成否は、7条違反の行為が死体損壊罪の保護法益を侵害するか否かにより決定されるべき問題である。確かに、同じく罰則が設けられていない6条違反（同意要件に関する違反）に死体損壊罪が成立するかに関しては、いわゆる「死者の人格権」の問題があり、同罪の成立を肯定する見解も直ちには否定できないのであろう。しかし、7条違反の問題は、これと同質ではない。7条違反に死体損壊罪の成立を認めることは、死体損壊罪が犯罪捜査の適切な遂行という利益をも保護法益としていることを認めることであり、妥当ではないと言わざるを得ない。やはり、7条違反は現在では不可罰なのであり、この点、同じく犯罪捜査等を保護するため、医師に異状死体の報告義務を課している医師法21条が、その違反に罰金を科していることとの間に不均衡を生じているというべきではないかと思われる。

　第2に、7条に関しては、将来的な見直しの可能性のひとつとして、司法解剖に先だって臓器摘出を可能にするような変更を加えることが検討されてよいように思われる。前述したように、現在の7条の下では、司法解剖が行われる場合には、それが終了した後でなければ臓器の摘出は許されない。しかし、創傷の部位や状況によっては、司法解剖以前に臓器を摘出しても、司法解剖の目的を達成できる場合が存在する。例えば、頭部にのみ傷害を負って脳死状態に陥った人の場合などは、かりに心臓等の臓器を摘出した後に司法解剖を行ったとしても、法医学的に死因を特定することが直ちに不可能となるわけではないようである。このようなケースが存在するのであれば、司法解剖以前に臓器摘出を行うことを一切許さないとする必然性はないというべきであろう。

　もっとも、司法解剖は、本来、全臓器を鑑定対象として行われるものであり、すでに臓器が摘出された死体について司法解剖を行うことは、法医学的には相当に異常な事態である。また、臓器の摘出を先行させても差し支えないとする判断に、法医学の専門家をどのように関与させるかという問題もある。しかし、臓器移植法7条が犯罪捜査に関する手続を臓器摘出に対して優先させている趣旨が、臓器摘出による犯罪捜査阻害の防止にあるとするならば、犯罪捜査に支障を来さない限りでその順序に変更を加えることは、臓器移植法がとっている現在の基本的立場の枠内で可能なことであり、また、その趣旨にも合致している。確かに、司法解剖が行われる場合に臓器の摘出を

一律に禁止することは，疑義を生じる可能性がある臓器移植を排除するための措置として当面は必要なことであろう。しかし，これは現段階における「必要」に留まるのであり，脳死体からの臓器移植が医療として社会に受容される程度に応じて，見直されていくべきであるように思われる。

(3) 最後に，従来しばしば関連づけて論じられてきた，我が国における死因解明システムの不備と臓器移植の是非との関係について，簡単に触れておくことにする。

臓器移植と死因解明システムのあり方とは，しばしば，臓器移植を行うには，アメリカのメディカル・イグザミナー制度等と比較して立ち後れている我が国の死因解明システムを充実させることが必要である，あるいは先決である，というような形で，関連づけて論じられてきた。このような議論の根拠は，死因の解明が，単に医学上の利益であるにとどまらず，公衆衛生上の利益，犯罪捜査上の利益，生命保険金に関する遺族の権利等の諸利益と，密接に結びついていることに求められていたようである。

しかしながら，充実した死因解明システムが存在すれば，これらの利益がより厚く守られることが事実であるとしても，死因解明システムを充実させることが臓器移植を行うための前提条件であるということにはならないであろう。死因解明システムの充実は，（遺族等の利益と社会的利益とが調和させられる限り）望ましいことであると思われるが，これは，臓器移植が行われるか否かとは無関係にそうだからである。両者を関連づける見解の趣旨は，あるいは，臓器移植が行われることによって，公衆衛生上の，犯罪捜査上の，あるいは，遺族の民事上の利益が損なわれる危険があるということであるのかも知れない。しかし，現時点では，その可能性が高いと考える根拠は見出し難いように思われる。臓器移植が行われる場合，その死体についての死因解明は通常の場合以上に慎重に行われ，結果として，その死体に関する先述の諸利益は，臓器移植が行われるために，かえって守られるのではないだろうか。確かに，犯罪死体が見逃され，そこから臓器が摘出されるという事態は，感情的に耐え難いものであろう。この意味で，臓器移植の問題を契機として，死因解明システムの充実が主張されることは理解できる。しかし，犯罪死体から臓器が摘出されることが，単に犯罪が見逃されて終わる場合と比較して，より避けるべき事態であるといえるのかには，なお疑問が残る。

I 刑法学会での報告

　また，先の議論においては，我が国の死因解明システムのもとでは犯罪の見逃しが生じている可能性が大きいとされ，具体的提案として，監察医制度の全国的な拡大が主張されることがある。しかし，監察医制度は，「公衆衛生の向上を図るとともに，医学……の教育又は研究に資する」という死体解剖保存法の目的（1条）の下にある制度であり，犯罪捜査への協力を本来の目的とするものではない。この点を措くとしても，犯罪の見逃しを防止するという目的のためには，医師における異状死体の届出を徹底した上で，検視官制度の充実を軸に，警察段階での犯罪発見能力を向上させる方向が，現実的であるように思われる。例えば東京都の場合，警察のチェックを漏れ，監察医務院で初めて事件性が疑われて司法解剖に移行するケースはごく少数であり（検案総数9226体中6体〔平成7年度〕。平成8年版事業概要による），最終的に事件性が肯定されるケースはさらにまれである（同年度において3体であった模様）。もっとも，東京都には，監察医務院が，検視官の背後にあって，事実上非常に強力な犯罪再チェック機能を果たしているという例外的な事情があり，このことが上のような検視官のチェック機能の充実に寄与しているのかも知れない。このことを考慮するならば，監察医制度が存在せず，検視官が事実上最初で最後のチェック機関となっている他の多くの地域においては特に，人員面での充実にとどまらず（検視官の数は，近年全国的にやや増員されたようである），研修期間の長期化・継続化，研修内容の高度化等よる資質面での充実が，急ぎはかられるべきであるように思われる。

　（本報告をまとめるに当たっては，警察庁刑事局，警視庁検視官室，千葉県警察本部，富山県警察本部，千葉県警市川警察署の警察実務家の方々，慶応大学医学部法医学教室，埼玉医科大学医学部法医学教室，富山医科薬科大学医学部法医学教室の先生方から，惜しみのない御協力をいただいた。謹んで感謝の意を表したい。）

〔追記〕
　昨年12月，胸部を刺されて死亡（心臓死）した殺人事件の被害者から，司法解剖に先だって角膜が摘出された（12月18日付け毎日新聞朝刊等参照）。将来的にはこのような措置を可能にすることが望ましいと考えるが（本文238頁以下），現時

第 3 部 論　　争

点でこれが可能かについては，なお議論の余地があるように思われる。まず，今回の眼球摘出が臓器移植法 7 条に違反しないとするためには，同条の「死体」とは「死体部分」の趣旨であるとするほかはないように思われるが，このような解釈は果たして可能であろうか。また，司法解剖前の臓器摘出が現行法下で可能であるとするならば，法医学の専門家の意見の聴取は必須の要件であると思われるが，その方法（誰から意見を聴取するか，電話等で足りるとするか，直接の検案を要するか）も検討される必要があろう（今回のケースでは，司法解剖を担当する予定の医師から意見が聴取され，同医師も摘出を是認した模様である）。なお，今回の眼球摘出は，被疑者が犯行を認めており，凶器も挙がっているという例外的な事案について実施されたものであり，今後，司法解剖前の臓器摘出が続出する可能性は低いと思われる。

　　　　　　　　　　　　　　　　（初出：刑法雑誌38巻 2 号，1999年）

II 生命の保護と脳死

1 脳死説の再検討

井 田　　良

一　はじめに

　死の概念と基準をめぐっては従来さかんな論争があり，もはや議論は出尽くした感もある。しかし，1997年6月17日，国会で成立した「臓器の移植に関する法律」は，死の概念と基準という論点との関係でみれば，問題の一応の解決というのにもほど遠い内容のものである[1]。新法の制定・施行を機縁として，論議は，新たな様相を呈しつつ，より先鋭化した形で継続されざるを得ないと思われる。

　ドイツにおいては，1997年6月25日，脳死説を前提とする臓器移植法が連邦議会で可決された。ドイツでは，25年ほど前から脳死説が支配的見解とされ，脳死を個体死としたうえで脳死体からの臓器摘出が行われているが[2]，今回の臓器移植法は，脳死を人の死と認めることを前提とし，移植医療の実務で行われているところを追認して法的基礎を与えたという内容である。臓器移植法をつくろうとする目論見がこれまで功を奏さなかったことにはいくつかの理由があるが[3]，移植用臓器の摘出に関するドナー側の同意の要件をめぐり見解がきびしく対立してきたことが大きな要因であった[4]。ところが，この数年来，脳死説に対する批判が強くなり，臓器移植法案をめぐる重要争

点の1つとなるに至ったのである(5)。

　もちろん,脳死説をめぐり法的視点から検討されるべき問題点が少なくないことは,ドイツでの議論をみるまでもなく明らかなことである。それでも,脳死説の理論的基礎をめぐるその論争には参考とすべきところもあるように思われる。本稿は,ドイツの脳死論議に触発されて,法的視点から脳死説を再検討し,とくにその理論的基礎についての省察を試みようとするものである(6)。

二　ドイツにおける脳死論議

　ドイツにおける最近の脳死論議にとくに大きな影響をもったのは,わが国でも知られている「エアランゲン・ベービー事件」である(7)。これは,妊娠した女性が脳死と判定されたが,医師が妊娠を継続して出産させようとし,結局流産に終わったという事件である。事件の経過は次のとおりである(8)。1992年10月5日,その女性は運転中に木に衝突して頭部を強打した。ただちに,エアランゲン大学病院外科の集中治療ステーションに収容されたが,10月8日,脳死と判定された。女性は妊娠していたが(妊娠13週から15週目と推定された),胎児の状態は良好であったため,大学側はアドホックな検討委員会をつくり協議した結果,人工呼吸器をはずさず妊娠を継続させて出産させることに決めた(9)。しかし,結局,11月16日,自然流産したというのである。

　この事件はその経緯が詳しく報道され,「死者が子を出産しよう(出産させられよう)としている」という事態が社会的に大きな話題となった。この事件により「脳死説と臓器移植に対する否定的空気」があおられたともいわれる(10)。死亡時期との関係で関心をひくエピソードは,この女性について死亡後の法的手続がとられ,戸籍簿に死亡の記載をすべきところを担当の係官がこれを拒んだということである。その理由は『後に子どもが生まれたとき,母のいない子どもとして記載しなければならなくなるが,それはできないから』というものであった(11)。法的に興味深いのは,裁判所に対し,この女性に「世話人(Betreuer)」を付すための申請の申立てが行われ,10月16日のヘルスブルック地方裁判所の決定で,この女性に民法上の世話人が付けられ

たことである⁽¹²⁾。裁判所は，申立てに対し，一方でその女性を死者であるとしたうえで，他方で世話人を付す決定をした。しかし，民法上の世話人の制度（ドイツ民法1896条以下参照）は，「人」のためその権利保護を目的として付せられる制度であり，死者に対しては使うことが予定されていない制度である。死者であれば権利能力が消滅しているはずで，その「権利」の保護を考えるということじたい矛盾している⁽¹³⁾。そこで，この事件を契機に，死の概念を相対的に把握し，民法では脳死説によらず伝統的な死の基準にしたがい，刑法では（あるいは臓器移植の場面にかぎっては）脳死説をとることがもっとも妥当な結論を導くともいわれた⁽¹⁴⁾。

　かねてから脳死説批判を展開していたのは，日本でも知られている哲学者，ハンス・ヨーナス（Hans Jonas, 1903-1993）であった。ヨーナスは，フッサールとハイデッガーの弟子であり，ユダヤ系であったため戦前に国外に出ねばならず，長い間アメリカで教授をしていたが，「医と倫理」の先駆者の一人でもあり，影響力が強く，またドイツでも尊敬を集めた人であった。ヨーナスの反脳死論はハーバード基準を取り上げて1969年と1974年に書かれた短いものであるが，現在でも十分通用する内容のものと評価できる。ヨーナスの主張は，大ざっぱにいえば次のようなものである。①心臓と肺の機能は人の身体の全システムにかかわるものであり，心肺の機能が維持されているものは有機的な生命体である（脳が他の器官に比べて一段高い意味をもっているとすることはできない），②将来，脳の機能の一部が機械的に維持されるようになったときに「自発的な機能」を失ったという理由で死を認定することをしないであろう，そうであれば，なぜ心臓と肺については自発的な機能を失っただけで死を認定するのか，③ただ延命治療を中止するというのでなく，臓器摘出をするというのであれば，確実に死んでいるということがいえなければならず，生と死の疑わしい境界ではむしろこれを生きているものとして扱うべきである，④脳死体を死体として扱うときは，他の目的にこれを役立てるという形での功利主義的濫用がいつか生じてくる，などとし，結局，脳死移植にも反対するという点で首尾一貫したものであった⁽¹⁵⁾。ヨーナスは，後に，エアランゲン・ベビー事件についても言及し，脳死説をするどく批判する。脳死説はふつう『脳の統合的機能によりばらばらの器官の集積物が有機体となるのであり，脳死により有機体としての統一は失われてばらばら

の器官になってしまう』とするが、ヨーナスは、こういう見解に対し、たとえ機械の助けを借りてでも子を成育させ出産させることのできるものは根本的な生命体の機能を備えたものであり、「ばらばらの器官の集積物」であり「遺体」であるなどとは到底いえないではないか、としたのである[16]。

さらに、1994年には、脳死説批判の論文を多く含んだ単行本『いつ人は死んだことになるのか』が出版され反響を呼んだ[17]。1995年からはじまった連邦議会での臓器移植法制定のための論議にあたっても、脳死説の反対者はもはや一部の少数派とはいえない状況であった。複数の政党が共同で出した法案（多数派の法案）は、脳死を個体死とすることを前提とするものであったが、「緑の党」は脳死を人の死としない立場からの法案を独自に提出した。司法大臣個人も脳死説に反対であり、キリスト教民主・社会同盟や社会民主党のなかにもかなりの数の反脳死論の支持者がみられたのである。脳死説に固まっていた刑法学界の内部でも動きが生じた。トレンドレ（Herbert Tröndle）の注釈書では、死の概念に関する部分が大幅に書き直され、脳死説を疑問とする立場からの記述に変わったのである[18]。

もちろん、脳死説はそれでもドイツにおける動かぬ通説であり[19]、1997年6月25日の連邦議会の採決も、それを再確認したものといえよう。党議決定による拘束を行わずに行われた採決の結果は、449票対151票であり（ただし、それは超党派の共同提案の法案についてであり、脳死説の当否については424票対201票であったという[20]）、ドイツの新聞では「意外なほどの大差」と表現された[21]。ただ、そうであるとしても、近年における脳死説批判の台頭には目を見張るものがあったことはたしかである。このような議論の影響で、脳死者からの臓器摘出に対し遺族が同意する割合が目だって減少し、したがって臓器移植の数も減少したとの指摘もある[22]。6月25日の連邦議会では、採決に先立ち長時間にわたり各法案をめぐって議論が行われたが、連邦保健省大臣（厚生大臣）のゼーホーファー（Horst Seehofer）が、脳死が人の死であり死を前提として臓器摘出を行うというように、きちんと法律に規定しないかぎり、臓器を提供しようとする国民の気持ちはやがてゼロになってしまうと危機感を表明したとのことである[23]。

三 争点とその検討

以下においては、ドイツの議論を参考にしつつも、日本の状況を念頭において、まず死の概念と基準をめぐる問題の方法論的性格を明らかにしたうえで、法的視点から脳死説の当否を検討することにしたいと思う。

1 方法論的問題

「死」を論ずるための方法論的前提として、死の概念と死の基準は区別して論じるべきだとか、死の概念と死の判定とは区別すべきだとかいわれることがある[24]。最近のドイツの文献では（脳死説に対する賛否にかかわらず）、主体、定義（概念）、基準、判定（証明）という4つの議論のレベルを区別すべきだとするものが多い[25]。たしかに、概念の混乱を避けて議論を整理するために、また、学説が暗黙のうちに前提としているものを明らかにし、理論全体の論理的首尾一貫性を検証するために、このような議論のレベルの区別は有益であるように思われる。主体の問題においては、「何についてその死を論じるのか」が問われ、「人」において法的保護の対象となるものが何かを明らかにすることが求められる。死の定義は死の概念の問題であり、いかなる概念要素が存在するときにこれを死と定義してよいのかが問われる。死の基準は、死の概念要素にあてはまる事態が生じたことを認識するための基準の問題である。判定（証明ないしテスト）は、基準がみたされたことをどのように確認し証明するかの問題である。「判定」は「基準」に依存し、「基準」は「定義」に、「定義」は「主体」に依存するという関係にあるといわれるのである。

右のような議論のレベルにあてはめると、脳死説（全脳死説）は、「意識が不可逆的に消失し、かつ全体としての身体的機能の統合が不可逆的に失われること」をもって人の死と定義する。そこでは、死の「主体」のレベルで、人間は精神と身体という2つの要素からなり、これら2つの要素の「本質的」部分がともに不可逆的に失われたものは人としての法的保護に値しないという考え方が前提とされている。脳死説は、このような人間観・人間像と関連した法的価値判断の正当性に依存しているのである。

以上のことだけからも明らかなように，死の概念と基準の問題は，医学的知識を必要とすることは当然であるが，決定的には規範的・法的問題である[26]。ドイツの脳死議論において注目に値することは，脳死説の是非の問題が，根本的に法的・規範的問題であることが強調され，また一般的に強く意識されるようになったことである[27]。もちろん，法的・規範的問題は，法律家のみに権限があるというものではなく，重要な場合には政治的決定にゆだねられ，民主主義のルールにのっとって決断されるべき事柄である。

ただし，死の概念と基準の問題がどの段階で「人」としての法的保護を終了させるべきかという問題であるとしても，「人」であるかどうかの限界は「保護するに値するかどうか」という純粋の法的価値判断のみで決まるものではない。死の対極にある「人の始期」についてみても，法的価値判断の問題としては出産以前の段階でもこれを人としての生命保護の対象とすることは可能であるにもかかわらず，出産のプロセスを経ることに決定的な意味が与えられている。それは，出産が人になることの前提であるという「共通の了解」が確固として存在するからであろう。生命保護の限界を考えるとき，そこでは，何を・どういう理由で保護すべきかという法的価値判断と，それとは区別された，われわれがもつ共通の了解（歴史的に形成されたコンベンション）が影響する。「死」についても，この点は人の始期の問題と同様に考えられる。規範的判断そのものは「弱い」ものであるが，共通の了解として定着することにより「強い」ものとなる。しかし，それはコンベンションである以上，時代と諸状況の変化につれて見直しの対象とされなければならない[28]。

2 脳死説の論拠

脳死説によれば，人の精神と身体のそれぞれの要素が本質的に失われるというとき，それは脳という器官が不可逆的に機能を停止することと同一視できるとされる。全脳死説は，いわゆる大脳死説のように，意識・思考・感情といった精神作用が不可逆的に消滅するだけでは死と認めることはできないという。全脳死説の根拠として，大脳以外の脳幹の一部（脳幹網様体）も，それじたいで意識を担う機能をもっている可能性があることが指摘されることもあるが[29]，むしろ，生命体にとり精神作用ばかりでなく，身体的機能の

統合も重要であり，意識が不可逆的に消失するばかりでなく，それに加えて，全体としての身体的機能の統合が不可逆的に失われなければ個体死とはいえない，とすることが，全脳死説をとることの決定的な理由とされるのが一般的であろう。したがってそこでは，脳が人の精神作用を担う器官であることとならんで，脳（とりわけ脳幹）が全体としての有機体の各器官の機能を代替不可能な形で統括する中枢器官であることに，生命保護の限界を決めるにあたって決定的な意味が与えられていることになる(30)。このような「二元的な」理論構造が（全）脳死説の本質であり，これと，脳死の時点が死の過程における不可逆的な段階，すなわち「ポイント・オブ・ノーリターン」（引き返し不能点）であることとが相まって脳死説の根本的な論拠となっているといえよう。さらに，それは救急医療の実際における臨床感覚，すなわち，脳を守れるかどうかがまさに生命線であり，脳を守れれば蘇生できるし，脳を守れなければ救えない，という臨床感覚によって支持されている。

　私がここで強調したいことは，脳死説も，法学説一般に共通する「弱さ」をもっていることである。法解釈において複数の見解が対立するとき，そのうちのいずれが選択されるべきかを一義的に決定することはふつう困難である。ごく単純化した言い方をすれば，法解釈にあたっては規範的判断の混入が避けられず，規範的判断については「自然科学的な客観性」をもってその真偽を判定することができないからである。脳死説もまた，法学説一般に見られる弱点を共有しており，その論拠はいわば「疑おうとすれば疑える」内容をもっている。脳は「有機体全体としての諸器官の統合機能」をもつとされるが，しかし，脳死の時点以降も——とりわけ機械・薬剤の助けを借りることにより——一定程度の「統合」状態が維持される（それは重病患者にみられる「統合」状態と比較して質的に劣るものではない）ともいわれる(31)。エアランゲン・ベビー事件のような場合についてみても，妊娠の継続を生命体たる人の機能として重視するかぎりは，ヨーナスの脳死説批判は説得力をもつといえる(32)。「ポイント・オブ・ノーリターン」の主張に対しても，生命保護にあたりその「質」を問題としてはならないとすれば，「ポイント・オブ・ノーリターン」を過ぎたその時点がそれじたい法的保護に値するということは論理的にありうるから，決定的な説得力をもたないとすることもできる(33)。脳死説の基本的ジレンマと思われるのは，脳という器官の本質的重要

性を論証しようとするとき，人の精神作用を根拠にすればそれは容易であるが，そこからは大脳死説に至る可能性があり，さらには植物状態患者や重度のアルツハイマー症患者等への死の概念の拡大の危険が生じる一方で，それを回避しようとするとき，「有機体としての身体各器官の統合」という弱い論拠に依拠せざるを得ないところである[34]。

3　三徴候説と脳死選択説

しかしながら，法学説として脳死説を評価するとき，死の概念と基準に関する可能な選択肢として他にどのような見解がありうるか，それらが十分な説得力を有するかどうかを検討することも必要である。脳死説に対立する伝統的学説は，いわゆる三徴候説である。それは，従来のコンベンションに支えられているという強みがあるものの，その積極的な理論的根拠が必ずしも明らかでないという問題をもつ[35]。先の4つの議論のレベルにあてはめるとき，いかなる人間観・人間像を前提にして，何を本質的に重要な保護の対象とするのか（死の主体と死の定義の問題）は積極的に明示されていないのである[36]。呼吸と血液循環の機能は機械と薬剤によって代替可能であることからこれを本質的なものとみることはできず[37]，将来，人工心肺が実用化されるようになったとき，ひとたび人工心肺が装着された以上，脳死の時点をはるかに過ぎてもそのまま死を確定できない状態が続く可能性が生じることにもなってしまう。医学的にみても，3つの徴候が生じればただちに死の判定ができるというものではなく，臨床的な判断としては，結局は間接的な脳死の判断に還元されざるを得ないといわれる[38]。むしろ三徴候説は，脳死説と対立・矛盾する学説なのではなく，死の「基準」は共通であり，これを臨床的に「判定」する仕方が異なっているにすぎないと考えることができる[39]。さらに，三徴候説を前提として脳死移植を法的に許容しようとするとき，いわゆる「違法性阻却説」，すなわち脳死を人の死としなくても心臓等の移植用臓器の摘出は（殺人罪または同意殺人罪の構成要素に該当するが）正当化されうるとする見解がこれと結びつけて主張されることになる。しかし，たとえ患者が脳死状態にある場合でも「人」として保護に値するという前提に立つかぎり，それを死なせることを合法化することは「生命の質」を考慮した生命保護の相対化を法が正面から承認することになるし，違法性阻却説の立場

からすると，脳死状態の人と末期患者とを区別する論理がありえない（末期患者からの心臓等の臓器摘出も理論的には適法となりうる）というところに大きな問題がある[40]。

　折衷説ともいうべき見解として，死の概念ないし基準そのものを2つに分けて個人の選択にゆだねるという学説がある[41]。この見解には，なぜ臓器摘出の場面にかぎっては，個人の意思により死の時期を早めることが認められるのかの根拠が明らかでないという問題がある。本人の意思ないし自己決定権が根拠となるとされるが，本人の意思によって「生命という法益そのもの」が存在しなくなる（「本人の身体は一般的な意味において死体となる」）とすることはできない。なぜなら，本人は臓器移植のため脳死の時点で死体として扱われ移植用臓器を摘出されることには同意しているとしても，医師による臓器摘出以外の態様での加害行為（第三者が心停止に至らせる行為）から保護されないことについては同意していないはずだからである。それにもかかわらず，生命という法益そのものを脳死の段階ですでに否定すること（一般的な形で法的保護を終了させること）は，個人の自己決定権という論理では説明できないはずなのである。また，刑法202条に示されているように，原則的に本人意思では左右できないとされる生命という法益が，脳死状態において本人意思の有無により「生」と「死」という2つの評価の差を生み出すことは，脳死段階が通常の「生」の段階とは異なることを前提としなければ論理的に説明できないことである。一方で，本人の意思にかかわらず存在するとされる法益であるのに，他方で，本人の意思により存在しないものになる，とすることはできない。論理的に可能であるのは，生命は本人の意思にかかわらず存在するものではあるが，本人が臓器摘出との関係にかぎってはその法的保護を放棄している以上，そのかぎりで早めに法的保護を終了させるということであり，要するに，それは「残りわずかな生命」に関する処分権を認めることにほかならない。脳死選択説は，三徴候説を前提として死に関する処分権を認める違法性阻却説に帰着するのである[42]。

四　法学説としての脳死説

　死の概念と基準は，規範的な評価やコンベンションが決定的に作用する領

域の問題であり，脳死説（全脳死説）も，法的視点からみたとき，一定の（必ずしも当然視することはできない）理論的前提に依拠している。しかし，もともと法律学の学説の多くがそういう脆弱な基盤のうえに立っているのであり，いわば規範的判断を論理でつなぎあわせた構造をもっている。法学説の選択にあたり「合理的な疑いをいれない」程度の高度の論証まで要求するのは行きすぎなのである。脳死説の理論的基礎が堅固でないとしても，他の選択肢である三徴候説や脳死選択説は，より大きな問題点をもっているように私には思われる。たとえ脳死後にも身体各器官のある種の相互作用が確認できるとしても，脳死の時点を境にして一個の生命体としての統合性が質的に変化することが医学的知見により支持されるという以上[43]，それを死のプロセスにおける1つの「区切り」とみて，法的保護の終了という効果を結び付けることは——ほかに，より理由のある「区切り」を設定できないのであるかぎり——十分の説得力をもつといえよう。そして，このような文脈では，脳死判定の医学的確実性が保証されていることが決定的に重要であり，とくに脳死の時点が真に「ポイント・オブ・ノーリターン」であることは「医学的前提」として本質的な意味をもつのである。「合理的な疑いをいれない」程度の証明が問題となるのはむしろこの点であろう[44]。

さらに，死の概念と基準をめぐる学説の評価にあたっては，臓器移植による救命を法的に可能にし，かつ移植用臓器をできるかぎり確保するという社会的要請が正面から考慮されてよい。法学説は，法の規定の解釈上可能な限界内にとどまるべきであり，しかも論理的・価値論的に矛盾を生じさせるものであってはならない。そして，それでも主張可能な見解の間での選択にあたっては，帰結として生ずる社会的効果・影響が考慮される必要がある。そのことは法学方法論の常識に属するといえよう。法学説としての脳死説の選択は，脳死移植による重病患者の救済を広く可能とすべきであるとする考慮にもとづくものであってよいし，もとづくべきものであるように思われる。

(1) 臓器移植法については，新法の制定直後に，井田良「臓器移植法と死の概念」法学研究70巻12号（1997年）199頁以下において若干の検討を加えた。
(2) 心臓移植についてみれば，毎年，500件弱の移植手術が行われ，5年生存率は70パーセントから80パーセントとされる。Eckhard Nagel/Petra

Schmidt, Transplantation, 1996, S. 155 ff. を参照。

(3) すでに1970年代末に，連邦レベルでの統一的な臓器移植法制定の動きが生じたが，実現に至らなかった。憲法（＝基本法）の解釈として，連邦に立法権限があることについても異論があった。1990年代に入ってからの立法に向けての動きの背景には，ドイツ統合にともない，統一的な連邦法の必要性が指摘されたこと（とくに，Günter Hirsch/Andrea Schmidt-Didczuhn, Transplantation und Sektion, 1992 を参照）や，移植用臓器の確保が困難な状況が続き，それが移植医療の法的基礎が明確でないことと関係していると考えられたことなどの事情がある。なお，1994年には，憲法が改正され，臓器移植について連邦が立法してもよいこと（いわゆる競合的立法権限をもつこと）が明記された（基本法74条1項26号参照）。ドイツにおけるこれまでの立法に向けての動きについては，Wolfram Höfling/Stephan Rixen, Verfassungsfragen der Transplantationsmedizin, 1996, S. 24 ff. が詳しい。

(4) 各方式をめぐる議論の状況を要領よくまとめた最近の論文として，Jochen Taupitz, Um Leben und Tod: Die Diskussion um ein Transplantationsgesetz, JuS 1997, S. 203 ff. がある。

(5) 詳しくは，斉藤誠二『医事刑法の基礎理論』（1997年）98頁以下，184頁以下およびそこに示された文献を参照。

(6) 本稿はドイツにおける在外研究中に書かれたものであり，遺憾ながらわが国の文献についてはこれを十分に参照することができなかった。

(7) この事件については，斉藤『医事刑法の基礎理論』（前掲注5）112頁が詳しい。ただし，同書には，本事件をきっかけとして脳死説への批判が台頭したことの指摘はない。私が参照したドイツの文献は，Gisela Bockenheimer-Lucius/Eduard Seidler (Hrsg.), Hirntod und Schwangerschaft, 1993 である。

(8) Bockenheimer-Lucius/Seidler (Hrsg.), Hirntod und Schwangerschaft（前掲注7）S. 11 ff. による。

(9) ちなみに，脳死の状態にとなっても，妊婦については，通常の場合よりもずっと長い期間，そのまま安定した状態を維持できるとされる。この点について，たとえば，Rainer Beckmann, Ist der hirntote Mensch eine "Leiche"?, ZRP 1996, S. 224 Fußn.80 を参照。

(10) Dieter Birnbacher, in: Bockenheimer-Lucius/Seidler (Hrsg.), Hirntod und Schwangerschaft（前掲注7）S. 60.

(11) Bockenheimer-Lucius/Seidler (Hrsg.), Hirntod und Schwangerschaft（前掲注7）S. 21 を参照。この取扱いに対する批判として，Hans-Georg

第 3 部　論　　争

　　　Koch, in: Bockenheimer-Lucius/Seidler (Hrsg.), Hirntod und Schwangerschaft（前掲注 7）S. 80 f.
(12)　詳しくは，MedR 1993, S. 111 f.; NJW 1992, S. 3245 を参照。批判として，Koch, in: Bockenheimer-Lucius/Seidler (Hrsg.), Hirntod und Schwangerschaft（前掲注 7）S. 76 f. がある。
(13)　その点に，法律家にも「脳死者を死体のように扱うことへのためらい」があることが示されたともいわれる。Beckmann, Ist der hirntote Mensch eine "Leiche"?（前掲注 9）S. 219 Fußn. 5 参照。
(14)　Bernd-Rüdiger Kern, MedR 1993, S. 113. この種の見解は，たとえば，Erwin Deutsch, Arztrecht und Arzneimittelrecht, 1983, S. 154 f.; Hans-Ludwig Schreiber, Kriterien des Hirntodes, JZ 1983, S. 594; Harm Peter Westermann, in: Erman/Westermann (Hrsg.), Handkommentar zum Bürgerlichen Gesetzbuch, 1. Bd., 9. Aufl. 1993, § 1 Rdn. 5 などによっても主張されている（最近これを正当とするのは，Taupitz, Um Leben und Tod〔前掲注 4〕S. 207 Fußn, 57）。しかし，ドイツでは広く支持されるには至っていない。たとえば，Dieter Leipold, in: Münchner Kommentar zum Bürgerlichen Gesetzbuch, Bd. 6, 2. Aufl. 1989, § 1922 Rdn. 12 を参照。
(15)　Hans Jonas, Gehirntod und menschliche Organbank: Zur pragmatischen Umdefinierung des Todes, in: ders., Technik, Medizin und Ethik, 1987, S. 219 ff. による。
(16)　Jonas, in: Johannes Hoff/Jürgen in der Schmitten (Hrsg.), Wann ist der Mensch tot?, 1994, S. 21 f.
(17)　Hoff/in der Schmitten (Hrsg.), Wann ist der Mensch tot?, 1994; Erweiterte Ausgabe 1995.
(18)　Herbert Tröndle, Strafgesetzbuch und Nebengesetze, 48. Aufl. 1997, Vor § 211 Rdn. 3a, 3b 参照。
(19)　1997年に入ってドイツ連邦医師会の学術委員会による脳死判定に関する改定新基準が発表されたが（Deutsches Ärzteblatt, 1997, S. 1032ff.），これも脳死反対説を意識したものでなく，とくに近年の技術的発展にかんがみ，補助検査に関する事項に補正を加えたものにすぎない。
(20)　Gisela Klinkhammer, Transplantationsgesetz: Endlich Rechtsklarheit, Deutsches Ärzteblatt, 1997, S. 1481.
(21)　たとえば，Fränkische Landeszeitung v. 26.6.1997, S. 1 参照。
(22)　もっとも，この種の指摘の真実性について，Höfling/Rixen, Verfassungsfragen der Transplantationsmedizin（前掲注 3）S. 19 f. は懐疑的である。

(23) Frankfurter Allgemeine Zeitung v. 26.6.1997, S. 1 参照。
(24) (単純ではない)ある事柄について，その「概念」を定義することと，その概念にあたる事態が存在するかどうかを判断するための「基準」を明らかにすることとは異なるとされるのは，「死」の問題にかぎられない。たとえば，「真理」についてではあるが，Peter Janich, Was ist Wahrheit?, 1996, S. 43 f., 47 参照。ふつう「概念」と「基準」とを区別することが不要であるのは，概念要素が備わっているかどうかを認識するために格別の困難がない単純な事態が問題とされていることが多いからであると思われる。
(25) 細部に差異はあるものの，最近の文献の多くはこのような区別に言及する。たとえば，Dieter Birnbacher, Einige Gründe, das Hirntodkriterium zu akzeptieren, in: Hoff/in der Schmitten, Wann ist der Mensch tot? (前掲注17) S. 29; Martin Kurthen/Detlef Bernhard Linke, Vom Hirntod zum Teilhirntod, in: Hoff/in der Schmitten, Wann ist der Mensch tot, (前掲注17) S. 83 f.; Höfling/Rixen, Verfassungsfragen der Transplantationsmedizin (前掲注3) S. 62 f.; Beckmann, Ist der hirntote Mensch eine "Leiche"? (前掲注9) S. 219 f.; Detlev Sternberg-Lieben, Tod und Strafrecht, JA 1997, S. 82 ff. など。
(26) なお，自然科学的な「生命」概念と法的な「生命」概念の関係について一般的な形で論じたものとして，Jörg Laber, Der Schutz des Lebens im Strafrecht, 1997. S. 1 ff. がある。
(27) この点につきとくに，Höfling/Rixen, Verfassungsfragen der Transplantationsmedizin (前掲注3) Teil D. S. 48 ff. が詳しい。脳死説を支持する最近の論文である Hans-Ludwig Schreiber, Der Hirntod als Grenze des Lebensschutzes, in: Festschrift für Walter Remmers, 1995, S. 596, 598 f.; Werner Heun, Der Hirntod als Kriterium des Todes des Menschen, JZ 1996, S. 214, 217 なども，問題の「規範的側面」を強調する。
(28) 人の始期についても，医学の進歩により，母体からの出産というプロセスを経由することなく人になるという事態が生じてきたとき，従来の「共通の了解」は反省を迫られざるを得ないことになる。
(29) この点について，伊藤正男『脳と心を考える』(1993年) 69頁以下を参照。また，斉藤誠二『刑法における生命の保護〔3訂版〕』(1992年) 75頁，86頁，福武敏夫「脳死論議の医学的前提」『法哲学年報・生と死の法理』(1993年) 66頁，Sternberg-Lieben, Tod und Strafrecht (前掲注25) S. 84 なども見よ (ただし，問題は，脳幹のみで意識等の精神作用が可能であるかどうかの点であろう)。

第3部　論　争

(30)　ドイツの最近の文献についていうかぎり，脳死説の理論的根拠としてこれ以外の理由づけは見られないように思われる。

(31)　この点について，たとえば，Gerhard Roth/Ursula Dicke, Das Hirntodproblem aus der Sicht der Hirnforschung, in : Hoff/in der Schmitten, Wann ist der Mensch tot?（前掲注17）S. 54 ; Hoff/in der Schmitten, Kritik der Hirntod-Konzeption, in : dies. (Hrsg.), Wann ist der Mensch tot?（前掲注17）S. 181 ff., 191 ff.; Höfling/Rixen, Verfassungsfragen der Transplantationsmedizin（前掲注 3) S. 72 ff., Beckmann, Ist der hirnote Mensch eine "Leiche"?（前掲注 9) S. 224 f. などを参照。立花隆『脳死臨調批判』(1994年) 157頁以下は，全脳死説に立ちながらも，「有機的統合体」という観念は曖昧で非科学的であると強く批判する。しかし，全脳死説を根拠づける別の論理がありうるかどうか私には疑問である。

(32)　前掲注16に引用した文献を参照。

(33)　たとえば，立花『脳死臨調批判』(前掲注31) 70頁以下，131頁以下，152頁以下を参照。

(34)　この点について，中山研一『脳死・臓器移植と法』(1989年) 196頁以下も参照。全脳死説の理論的首尾一貫性の欠如を批判するのは，Kurthen/Linke, Vom Hirntod zum Teilhirntod（前掲注25) S. 82 ff.; Hoff/in der Schmitten, Kritik der Hirntod-Konzeption（前掲注31) S. 176 ff. などである。

(35)　斉藤『刑法における生命の保護』(前掲注29) 53頁を参照。

(36)　石原明は，「従来の三徴候説も結局は三徴候が揃うことによって，全体としての有機体の統合的機能が不可逆的に停止することが確実であるから，それをもって死としていた」とする。石原『医療と法と生命倫理』(1997年) 230頁。この点につき，Johannes Bonelli, Leben - Sterben - Tod, in : ders. (Hrsg.), Der Status des Hirntoten, 1995 S. 107 も参照。

(37)　この点につき，Markus Schwarz, Biologische Grundphänomene von Lebewesen, in : Bonelli (Hrsg.), Der Status des Hirntoten（前掲注36) S. 13 を参照。いつの日かかりに中枢神経の統括の機械による代替が可能となったときには，死の概念と基準の見直しを迫られざるを得ないであろう。

(38)　この点につき，福武「脳死論議の医学的前提」(前掲注29) 65頁以下を参照。

(39)　この点につき，斉藤『刑法における生命の保護』(前掲注29) 53頁以下，99頁以下，527頁など参照。

(40)　詳しくは，井田「臓器移植法と死の概念」(前掲注 1) 205頁を参照。ちな

みに，ドイツで，脳死を個体死としない立場からそれでも臓器移植を合法化できるとする見解の論者は，個人の自己決定権の内容として「死に方を選択する権利」というものが考えられるとする。すなわち，個人には，脳死状態になったとき，すぐに人工呼吸器を取り外すことを要求する権利があるとともに，また，そのまま人工呼吸器を外さず「死に行く過程を少しひきのばす」ことによって臓器摘出を可能にし，「他人に役立つ」形で死に行く権利もあるとし，それは個人の意思で死のプロセスをひきのばすものであるから「殺人」にあたらないし，自己決定権尊重の趣旨からは，「他人に役立つ死に方」を選択する権利を承認すべきだというのである（Höfling/Rixen, Verfassungsfragen der Transplantationsmedizin〔前掲注3〕S. 84 ff., 95 ff.; Tröndle, Strafgesetzbuch〔前掲注18〕Vor § 211 Rdn. 3b 参照)。しかしながら，ここでも，生命に2つのもの，すなわち，保護に値する（＝個人の意思で処分できない）生命と，保護に値しない（＝個人の意思で処分できる）生命の区別が認められていると思う。この点につき，Hans-Ludwig Schreiber, Bewertung des Hirntodes sowie der engen und der erweiterten Zustimmungslösung in einem Transplantationsgesetz, in : Hoff/in der Schmitten (Hrsg.), Wann ist der Mensch tot?（前掲注17）S. 430 ; Edgar Wagner/Lars Brocker, Hirntodkriterium und Lebensgrundrecht, ZRP 1996, S. 229 ; Sternberg-Lieben, Tod und Strafrecht（前掲注25）S. 86 を参照。

(41)　わが国の臓器移植法は，このような見解を前提として立法されたものと思われる。学説上，同様の理論構成を主張していたのは石原明である。石原『医療と法と生命倫理』（前掲注36）225頁以下を参照。

(42)　脳死選択説につき詳しくは，井田「臓器移植法と死の概念」（前掲注1）209頁以下の批判を参照。

(43)　このことは，石原『医療と法と生命倫理』（前掲注36）234頁も認める。かりに，それが医学的認識により否定されるというのであれば，脳死の到来を条件として臓器摘出を行うことじたいも疑問とされるべきであろう。

(44)　ちなみに，ドイツにおいては，脳死の判定方法に対する医学的見地からの疑問点として，①従来の脳死の判定方法では，人が精神作用をすべて完全に失っていることとか，意識や感覚がないということを科学的に確定したことにならない（＝意識や感覚の存在を完全に排除することはできない）こと，②現在の医学によっては脳の機能をもはや取り戻すことができず，もはや蘇生の可能性がないという時点と，器官としての脳の死の時点とは同一ではないことなどがあげられた。これはわが国でも脳研究の専門家から指摘されて

第3部　論　　争

いるところとほぼ同一に帰するが（たとえば，伊藤『脳と心を考える』〔前掲注29〕178頁以下を参照），これらは本質的に医学的論点であり，そのかぎりで基本的に医学専門家の「管轄」を尊重すべき問題であると思われる。

（初出：西原春夫先生古希祝賀論文集第三巻・成文堂，1998年）

2 生命維持治療の限界と刑法

井 田　良

一　問題の所在

　現在，救急医療の実務においては，臨床的に脳死と認識・判定された患者について，近親者の同意を得たうえ，積極的な救命医療を中止し（たとえば血圧維持のための措置等をやめ），さらには人工呼吸器を停止させること（それにより患者は心停止に至る）が行われることがある。そのような医師の行為が犯罪を構成するものでないことについては異論がないであろう。しかしながら，その行為が違法でないとすれば（違法だが責任がないという理論構成はここでは問題にならないと思われる），そもそも殺人罪の構成要件に該当しないか，それとも該当はするが違法性が阻却されるかのいずれかであろうが，はたしてそのどちらであるのかをめぐっては見解が分かれ，それぞれの説の内部における理由づけにも帰一するところがない[1]。しかも，事態は，1997年の「臓器の移植に関する法律」（以下，臓器移植法という）の制定・施行により[2]，よりいっそう錯綜し不透明なものとなったといえよう。
　ここにおいて，どのような論理により医師の行為を適法とするかは，ただ理論的関心をひく問題だというばかりでなく，実際的にも大きな意味をもつ。なぜなら，そこから，人工呼吸器の取り外しに関する近親者の同意に瑕疵があったケースや，さらにはそれが近親者の意思に反して行われたケースの法的評価も定まるからである。しかも，脳死患者からの人工呼吸器の取り外しの法的評価は，脳死の状態にはない末期患者への生命維持医療の中止の法的評価ともダイレクトに連動する関係にある。
　以上のような問題の重要性にかんがみ，本稿は，臓器移植法施行後の現行法規定を前提とし，脳死患者に装置された人工呼吸器の停止の法的評価に焦点をしぼって解釈論的検討を加えようとするものである。

二　生命保護の限界と臓器移植法

1　臓器移植法のもつ意味

　まず検討されるべきことは，脳死患者が「人」として刑法的保護の対象となるかどうかである。伝統的通説とされてきたのは三徴候説であるが，それによれば「人」たる脳死患者の身体への侵害行為は殺傷罪を構成することになる。しかし，ここで問題となるのは，臓器移植法（1997年7月16日公布，10月16日施行）との関係である。同法は「臓器移植[3]」の場面を念頭においた法律ではあるが，死の概念と基準につき一般的に検討するにあたっても，これがどのような影響をもつかが問われざるを得ないのである。すでに別の機会に指摘したところであるが[4]，臓器摘出の要件と手続を定めた同法6条の解釈として3つのものが可能であると思われる。いずれの解釈をとるかは，本法全体への解釈態度，および，施行後3年が経過した時点での見直し（附則2条）に向けての方向づけに深く関わることであるが，具体的な帰結として，6条の要件をみたさずに行われた臓器摘出の法的評価や，臓器摘出以外の場面における，脳死患者の身体への不法な侵害行為の法的評価が大きく異なってくるという点で重要である。

(1)　相対化説（脳死選択説）

　法の文言に忠実で，立法者意思にも合致する解釈によれば[5]，この法律は「2つの死」を認めたもので，本人の書面による同意にもとづく移植用臓器の摘出の場面にかぎっては脳死説により脳死を人の死とするが，それ以外の一般の場合には心停止が訪れてはじめて人は死亡したことになるとする[6]。

　この見解の根本的問題は，死の概念ないし基準そのものを2つに分けて個人の選択にゆだねることが法の論理として可能であるのかという点にある[7]。まず疑問とされるのは，生命という法益が本人の意思でも左右できないとされるにもかかわらず（刑法202条参照），脳死の状態において本人の意思の有無により「生」と「死」という2つの評価の差が生み出されることは，脳死段階が通常の「生」の段階とは異なることを前提としなければ説明が不可能ではないかということである。たしかに，次のように考えるのであれば，それは「理解可能」である。すなわち，生命は本人の意思にかかわらず存在す

るものではあるが，本人が臓器摘出との関係においてはその法的保護を放棄していることから，そのかぎりで早めに法的保護を終了させ得る，とするのである。しかしそれは，一定限度において生命に関する処分権を認める後述の(3)説（違法性阻却説）そのものというべきであろう。また，本人の意思ないし自己決定権を根拠にするとしても，「生命という法益そのもの」が存在しなくなる（本人の身体は一般的な意味において死体となる）ことは理由づけられないと思われる。なぜなら，その人は脳死の時点で死体として扱われ移植用臓器を摘出されることは同意しているとしても，医師による臓器摘出以外の加害行為（たとえば，移植と無関係な第三者が攻撃を加えて心停止に至らせる行為）から保護されないことについては同意していないからである。そこで，臓器摘出を行う医師とそれ以外の第三者とを区別し，医師との関係では死体であるが，医師以外の第三者との関係ではなお生体であるとすることが考えられよう。しかし，これも(3)説に立たないかぎり正当化できない区別である。しかも，その区別を徹底すれば，摘出に同意のあった心臓との関係では患者は死んでいるが，同意のない腎臓との関係ではまだ生きているといったことを認めざるを得ないことになってしまう。さらに疑問となるのは，新法の6条3項が，本人の意思のみでなく，家族が拒まないこと（または家族がないこと）までを脳死判定の要件としていることとの関係である。もし死の時点を選択する権利を本人に与えるのだとすると，家族の意思を考慮した限定も，自己決定権の見地から説明できない。死の時期を選ぶという根本的な決定が，家族の意思によって左右されることになってしまうからである[8]。

(2) 脳死一元説

本法を脳死説[9]の立場から一元的に解釈することもただちに不可能とはいえない[10]。脳死の時点でつねに人の死は訪れるが，臓器摘出の要件としての脳死判定およびそれを前提とする臓器摘出は，第6条に規定する本人の書面による明示の意思表示と遺族の受容という要件のある場合にしかこれを行い得ない，と解釈するのである。臓器移植法は，死の概念と基準は客観的に1つであることを前提としつつ，死体から臓器を摘出するにあたっては（その前提としての脳死判定を行うにあたっては）本人の書面による同意等の存在を法的に要求したものということになる。いいかえれば，本人の書面による意思表示等は「死そのものの要件」ではなく，臓器摘出およびその前提となる

「死の判定のための手続的要件」にすぎない。

　しかしながら，本法は，脳死説を徹底することができず妥当のうえに成立した法律である。その解釈として脳死説の立場を徹底すべきだと主張したとしても，法を適用し執行する国の機関としてはこれにしたがうことはできないはずである[11]。その意味で，脳死一元説の主張は，現実的な解釈提案ということはできず，解釈者の「自己満足」におわる可能性が大きいといえよう。そればかりでなく，今回の臓器移植法を脳死説の立場から首尾一貫して解釈することには限界がある。まず，脳死説を前提とするとき，脳死判定についてまで本人の同意を要求する（6条3項を参照）理由はないはずである。脳死一元説は，臓器摘出についてのみならず脳死判定についてまで本人意思を要求した6条の解釈としては無理があるといわざるを得ないのである（6条3項は，脳死説を前提とした「中山（太郎）案」には含まれておらず，脳死を一般的に死とする前提をとらない立場からの参議院における修正により加わったものである）。さらにいえば，脳死を個体死とする脳死説を前提とするかぎりで，附則4条[12]は説明が困難である。それは，脳死体以外の「通常の死体」については，本人の書面による同意がなくても遺族が同意していれば臓器摘出が可能であるとしている。「脳死体」についてはもっとも狭い承諾意思表示方式，それ以外の「通常の死体」については拡大された承諾意思表示方式がとられていることになる[13]。脳死を人の死とする基本的立場からは，同じ死体でありながら，脳死体とそれ以外の死体とを区別することは矛盾といわざるをえない。

　(3)　違法性阻却説

　いま一つの可能性として，伝統的な三徴候説の立場から「違法性阻却説[14]」の趣旨を法定したものとして新法6条を読むことも考えられる[15]。すなわち，臓器移植の場面にかぎっては，本人の意思にもとづく生命侵害を合法化したのが6条の規定ということになる。「脳死した者の身体」も「死体」に含められているところに文言上の障害があるが，参議院での修正により「脳死体」という用語をさけたことから，「脳死状態にある人の身体」も死体に準ずる取扱いを可能にしたとする理解はより容易になったともいえる。

　この見解の根本的問題は，脳死を個体死とせずに，しかし脳死状態の者の身体からの臓器摘出を正当化するところにある。一方で，脳死状態にあるも

のは生命をもつ「人」である（したがって法的な生命保護の客体とするに値する）としながら，他方で，その侵害を合法化することは，同意殺を違法とする現行法のもとでは，正面から「生命の価値」に差を設けるのでないかぎり論理的に成り立ちにくい。したがってまた，違法性阻却説の立場からすると，脳死状態の者と末期患者とを区別する論理がありえない（末期患者からの心臓等の臓器摘出も適法とされ得ることになってしまう(16)）。しかも，本法の解釈論としても，違法性阻却説には無理があるといえよう。本法制定にあたっては，脳死の人の身体は「死体」であるとすることまでは明記して「移植用臓器の摘出は，生きている人を死なせる行為ではない」ことを最低限明示することがめざされたのであった。この点において，違法性阻却説は，「脳死した者の身体」を「死体」に含めている新法の文言に衝突するばかりでなく，右のような立法趣旨に正面から反するものである。さらに，より根本的な問題として，違法性阻却説はいわば「後ろ向き」であり，将来を見据えた（「一歩前進的」な）立法という性格づけに背馳することも指摘されなければならないであろう。

2　試　論

　臓器移植法の矛盾と不徹底さは，脳死の問題に関しコンセンサスを得ることがどれほど困難であったかということを示すものである。そのような性格にかんがみるとき，本法をまさに字義通りに解釈する，すなわち「文理解釈を徹底する」というのが１つの現実的な解釈の方法であるかもしれない。本法のように，規定の背後に，合意できずにきびしく対立する複数の立場が存在するとき，そのどちらかに肩入れするような解釈はとりがたいからである。しかしながら，形式的な文理解釈の徹底ということがどこまで可能であるかにつき疑問があるばかりでなく，本法には規定されていない事項に関わる問題の解決を迫られるとき，本法との論理的な関係を考慮しないわけにはいかないはずであり，そのとき，本法の基礎にあるものにさかのぼらざるを得ないはずである（たとえば，組織移植の場合の要件についてどのように考えるかは，本法の基礎にある思想を斟酌してはじめて結論を出すことが可能であろう）。

　私は，本法の特殊性に見合った解釈のあり方は次のようなものであろうと考える。第１に，本法は臓器移植の場面のみに関わるものであり，臓器移植

以外の場面についての含意はもたないとする認識を基礎におくべきである[17]。したがって，臓器摘出の場面以外においては三徴候説が妥当することを公権的に確定した立法であるという位置づけはさけるべきである。本法の規定を「反対解釈」してそこから具体的帰結を導くことを認めるとき，「死の概念の相対化」という問題箇所を正面に押し出し，本法のもつ理論的不整合を拡大し際立たせることになる。いいかえれば，本法の規定する要件を充足しない臓器摘出を（過去にまでさかのぼって）殺傷罪として訴追すべきであるとか，さらには脳死患者も殺傷罪の客体であるといった結論を本法から導くべきではない。これらの問題との関連では，本法は含意をもたず，あくまでも「価値中立的」と考えるべきである。

第2に，上のことを前提としたうえで，より積極的な性格づけを本法に与えることができると考える。すなわち，生産的な解釈のためには，本法の歴史的な位置づけ，ないし施行後3年を経過した時点での見直しに向けて一定の方向性を踏まえることがぜひ必要となることから，この法律は，将来において脳死移植をより広く可能にすることに向けた過渡期の立法であり，議論の行詰りを漸次的に克服するための一階梯として位置づけられるとするのである[18]。本法をそのように位置づけることができるとすると，本法により，今後の議論のためのとりあえずの合意の基盤ないし共通の立脚点として，次の2つことが確認されたと考えることが可能である。まず，本法は，本人の書面により同意等を要件として脳死段階の身体からの移植用の臓器の摘出（そしてそれによる心停止への移行）を「死体からの臓器摘出」として合法化した。それは，現在医学界で一般的な判定基準による脳死判定には不確実さが残るからこれに生命保護の終了という法的効果を結びつけるべきでない，とする異論[19]をしりぞけるコンセンサスが成立したことを意味する。したがってまた，本人意思を重視することは「脳死の判定にリスクがともなう」ことにもとづく，とする所説[20]も，現行法の説明としてとり得ない見解である。疑わしいことでも本人の同意さえあれば合法化できるというのは通用しない論理であると思われる。

次に，本稿のテーマとの関係で重要なポイントであるが，本法は，一定の要件のもとに脳死患者を「人」としては保護しないとする決定を含んでいる。ここから，かりに本人の書面による同意等の要件を充足していないとしても，

脳死段階の身体への侵害行為を殺傷罪を構成するものとして性格づけることは困難とならざるを得ないと考えられる。同意があるとき生命侵害がおよそ存在しないというのであれば，同意がなかったという一事で，生命侵害の存在が肯定されるとすることは論理として不可能である（これに対し，まさに本法はそのような例外的論理を認めたものだと考えることは，本法は臓器移植以外の場面についての含意はもたないとする前述の原則にもとづいて否定される）。たしかに，本臓器移植法の解釈として，脳死が一般的な意味で人の死であるかどうかを決することはできない。しかしながら，本法にもとづき，6条違反は殺傷罪の違法性を基礎づけ得ないし，脳死患者に対する加害行為は殺傷罪にあたらないとする結論が引き出されるべきなのである[21]。

三　人工呼吸器取外しの法的評価

　前章に示した試論によれば，脳死の段階に至ったとき，もはや現行刑法により「人」としての保護を受けないという結論になる。そこで，医師が脳死患者に装置された人工呼吸器のスイッチを切って心停止に至らせた場合，家族の同意を得たかどうかにかかわらず，殺人罪の構成要件には該当しないと解されることになる。しかし，問題の検討をここで終わらせることはできないであろう。なぜなら，なお多数の見解は（臓器移植法についての最も素直な解釈に立脚する脳死選択説の支持者を含めて）臓器移植の場面以外ではもっぱら三徴候説により生命保護の限界を画そうとするであろうと想像されるからである。そこで，本章においては，三徴候説を前提としたときに，人工呼吸器の取外しが刑法上どのように評価されるか[22]を検討することにしたい。

　1　作為（犯）か不作為（犯）か
　(1)　作　為　説
　従来の議論においてすでに明らかにされているように，考察の出発点は，何を「刑法的評価の対象」とすべきかである。すなわち，人工呼吸器のスイッチをオフにして装置を取り外すことを，作為による生命侵害と捉えるか（以下ではこれを「作為説」と呼ぶ），それとも継続してきた治療を中止しそれ以上の救命治療を行わないという不作為として性格づけるか（以下では「不作為説」と呼ぶ）により，理論構成は大きく二分されることになる[23]。

まず，作為説についてみると，この見解によれば，人工呼吸器の取外しは，機械的に維持されている生命を作為により断絶する行為として捉えられ，殺人罪の構成要件該当性を前提としたうえで，違法性の阻却を肯定する道を探ることになるであろう[24]。しかし，結論から述べれば，機械的に維持されているにせよ保護すべき生命があることを前提とするかぎり，その積極的な侵害の「正当化」を肯定することは困難といわざるを得ない。かりに人に「尊厳ある死」ないし「自然死」の権利があるとしても，本稿が問題としているのは，権利を行使するかどうか患者の意思が不明な場合なのである。近親者の同意により生命侵害を正当化できると考えることは，脳死患者の生命はふつうの人の生命とは異なったものであることを正面から承認することである[25]。刑法202条はたとえ本人の同意があっても生命侵害を違法とし，生命に関する法益主体の自己決定権を認めていない。本人の同意を絶対の要件とする積極的安楽死についてでさえ，これを適法となしうるかどうかについて議論があり，近時では違法説がむしろ有力である。本人の現実的意思が明白でないのに[26]，近親者の意思により——たとえ，本人意思を推定する一方法として近親者の意思を確認するとか，さらには本人の意思決定の代行を近親者に認めるという理論構成を介するとしても[27]——生命侵害の違法性を阻却することは，いかにして可能であろうか。やはり，違法性阻却を肯定できると考えることの前提には，医師は治療を取りやめるにすぎないという考慮があるのではなかろうか。さらにいえば，近親者の同意を理由に違法性阻却を認めるとすれば，近親者が同意すれば殺人罪を構成せず，近親者の意思に反したときは殺人罪になる，という結論になるが，これも奇異である。殺人罪が成立するのは，その行為が生命を侵害したからであり，特定の人の意思に反するからではないはずである。

(2) 不作為説

これに対し，不作為説によれば，医師の行為の適法性は，無理なく根拠づけることが可能である[28]。医師が人工呼吸器を動かし続けることは治療義務の履行であり，人工呼吸器の取外しは治療の中止を意味するから，「それ以上の救命行為を行わない」という不作為が刑法評価の対象とされる。そこで，もはや救命が不可能という段階に至れば，治療を継続する刑法上の義務が存在しないことを意味し得るのであり，そのかぎりで医師は保証者的地位に立

たないことから，行為は殺人罪の構成要件に該当しないのである。

　医師の行為を不作為に分類することは，治療行為の社会的実体に即して観察したとき，むしろ自然なことである。医師は患者の救命を依頼されてこれを引き受け，自己の負担と責任において救命のための治療行為を継続してきており，患者の現在の状態は，医師側の行う継続的な治療行為に全面的に依存する形で維持されているのである(29)。自動化された治療行為を打ち切ることは，将来に向けてもはや治療行為を行わないことと等価である。そのようなコンテクストから切り離して，人工呼吸器の取外しという，行為の一コマだけをとりあげて見れば，生命を断絶する行為ともいえないこともないが，事態の一部を分断せず実体に即してこれを見れば，これは死にゆく人を助ける行為をそれ以上はしなかった（しかも救命はおよそ不可能な状態にあった）という消極的な行為なのである。

　上のような，いわば直観的・実質的把握はそれなりに説得力をもつと考える。しかし，人工呼吸器の停止・取外しそのものは「身体的動作」であることは疑いなく，その動作にもとづいて心停止という結果が惹起されている（結果との間に合法則的条件関係を肯定することができる）ことはどうしても否定できない(30)。ここに不作為説のネックがある。三徴候説を前提とするといいながら実質的に脳死説をとるものであり，事態をそのまま維持することを「法的に無価値」と考えるからこそ，それじたいは存在する行為を無視して不作為を優先させることが可能なのではないか，という疑いを払拭できないのである。

　解決の糸口は，刑法規範の内容を分析することによってはじめて与えられるように思われる。殺人行為を禁止する刑法規範は，一定の身体的動作を禁止するというのでなく，生命という法益を侵害することを禁止している。ピストルの引き金を引くことは，それが生命という法益との関係でもつ意味に応じて，場合によっては殺人禁止の規範にあてはめられるのである。人工呼吸器を取り外す行為についてこれをみると，その行為じたいはただちには生命を断絶させる意味をもつものではなく（医師が呼吸器を交換するような場合を考えよ），あくまでも病院側の治療に向けての措置を中断・妨害することを通じて生命を危うくする行為なのである。人工呼吸器を停止させる行為が禁止の対象となるとすれば，その禁止はあくまでも治療の継続を確保するこ

とにより生命保護を保障するための禁止にほかならない。したがって，治療の主体たる医師がそれを行えばそれは「治療の中止」であり，第三者がそれを行えば「治療の妨害」の意味をもつ。

　ドイツにおいては，このようなケースを解決するための理論構成として「作為による不作為犯」の理論が主張されている[31]。これは，この種のケースに関し「否定できない身体的動作」の存在にもかかわらず構成要件該当性を否定するための理論構成として，やはり傾聴に値する。たとえば，被害者を救助する義務を負う者が，みずからの身体を傷つけることにより，救助することのできない状態を作出するとか，一定の時点で鉄道線路のポイントを切り替える義務を負う者が，それ以前の時点で故意に酩酊することによりポイント切替えを行わず事故を引き起こすというようなケースがここで想起されよう。これらの事例で，行為者はそれぞれの「身体的動作」（それと結果との間には合法則的条件関係を肯定できる）により行為義務の履行を怠ったことになるのであり，もしこの場合に行為者に作為義務じたいが最初から存在しない場合であれば，その作為も禁止されておらず，構成要件該当性が否定されることになる。これと同様に，人工呼吸器の取外しについても，主たる治療継続義務そのものが否定されるときには，その身体的動作も禁止されないことになるのである。より抽象的にいえば，「作為による不作為犯」の理論は，不作為の前提である主たる命令規範から二次的に，命じられるべき作為を不可能とする一定の作為を対象とする禁止規範が生じ，後者の規範（＝禁止規範）に違反することにより前者の規範（＝命令規範）に違反すると考える[32]。そもそも主たる命令規範による義務づけが否定される場合には，二次的な禁止規範による義務づけも否定されると考えることになるのである。

　ドイツにおいては，ほぼ同様のねらいをもった理論構成として，人工呼吸器の取外しを，救命の方向に向けて流れている因果経過を断ち切る「作為」として捉えるものがある[33]。救命に向かう因果の流れを断ちきることは，そもそも救命が可能であるかぎりにおいてのみ法的禁止の対象となりうるのであり，それが不可能であるときには，禁止違反が否定されるとするのである。たとえば，被害者が交通事故で瀕死の重傷を負い，すぐに病院に運んだとしてももはや救命が不可能という事態においては，救助者が被害者を病院に運ぼうとする行為をかりに第三者が故意に妨害したとしても，殺人既遂の構成

要件には該当しない。そこでは，行為者の作為について禁止違反性が否定されるのである（ただし，事情により殺人未遂にはなり得よう）。上の見解によれば，この事例におけるのと同じように，人工呼吸器の取外しは「作為」として捉えられるが，救命の可能性がないかぎりで禁止違反が否定され，殺人罪の構成要件該当性を欠くことになる。

上の2つの理論構成は，否定しえない作為の存在に注目しながら，それでも一定の場合には禁止違反を否定しようとするものであり，実質的には同じものともいえよう。これらの理論構成から実際上異なった結論は生じないと思われる。医師以外の第三者による呼吸器の取外しについても，救命の可能性のない治療行為の妨害が問題となるときには，同様に殺人既遂罪の構成要件該当性は否定されるであろう[34]。その意味では，人工呼吸器の取外しのケースについては，規範の内容が本質的であり，作為か不作為かは決定的な問題ではないといえるかもしれない。ただ，救命の可能性があるのに人工呼吸器を取り外したとき，作為義務を負う者じしん（＝医師）がそれを行ったとすると，主たる規範は命令規範であり，その作為を禁止する禁止規範は二次的・非独立的なものにすぎないと考えられるから，不作為犯が成立すると考えるべきであろう[35]。そうであるとすると，前者の「作為による不作為犯」の理論構成の方がより妥当といわざるを得ないように思われる。

2 治療義務の限界と本人の意思

そこで，重要な問題となるのは，いつ治療義務が（客観的に）終了するかである。たとえ三徴候説を前提としても，脳死になれば（少なくとも刑法上は）治療義務は消滅すると考えられる。脳死の時点はまさに「ポイント・オブ・ノーリターン」であり，心停止の時点を遅らせることそれじたいはおよそ治療の目的とはなり得ないからである[36]。さもないと最大限心停止を遅らせるためあらゆる措置をとるべき刑法的義務を認めることになってしまう。それはリジッドな「生命」絶対性の理論からの帰結であるかもしれないが，非現実的といわざるを得ないであろう。そうであるとすれば，脳死が到来して以降は，本人および近親者の意思にかかわらず（客観的に）それ以上の治療義務は否定されることになる[37]。

本稿の直接的テーマではないが，脳死患者でない末期患者についてどのよ

うに考えるかが,「自然死」または治療中止の問題として盛んな議論の対象となっている(38)。はっきりとした基準を設定することはできないが,治癒不可能な疾病のために死期が迫り,しかも意識を失っており回復が不可能または困難というとき,本人や近親者の意思にかかわらず(39)治療義務が否定される場合が認められる。意識の回復が不可能または困難という理由で「生命の価値」の切り下げを認めることは許されるべきではないが(40),それが治療の目的に照らし刑法的な治療義務を存否に影響することは考えられるのである(41)。ここでは2つのことが重要である。まず,不作為による殺人罪の成立がもはや否定される時点においても,ただちに治療を中止すべきなのではなく,家族の心情を考慮して（また,後の紛争を避けるためにも）その意思にしたがいつつ治療レベルを下げていくことが医師のモラルであるということは考えられるのである。しかし,それは少なくとも刑法上の作為義務ではなく(42),そのようなモラル違反のゆえに殺人罪が成立するものではない(43)。

　次に,ここにおいては,病院側が行う「治療」のなかで,高度な特別の治療措置（手術,輸血,人工透析,血漿交換,ＩＶＨ,抗がん剤や昇圧剤の投与など）と,鎮痛等のための基本的な治療・生命維持措置その他の看護措置（身体の衛生の確保や水分・栄養の補給など）とが区別される。疾患に対する特別かつ高度の延命治療（人工呼吸器の装着・作動はこれにあたる）の刑法的義務を否定することは,基本的な生命維持のための看護義務を否定することをただちには意味しない(44)。義務づけは段階的である(45)。特別な治療を行うことは「死期を人為的に引き延ばす行為」を意味し,後者の基本治療・基本看護は生存のために不可欠な条件を確保することである(46)。後者の基本的な義務まで消滅するのは例外的な場合であろう(47)。原則的にはそれは脳死とともに消滅する(48)。例外的場合として考えられるのは,義務の履行が大きな障害ないし負担をともなうときや,患者に害をもたらすとき(49)である(50)。

　他方において,治療義務の限界を画するにあたっては,患者および近親者の意思も意味をもち得ることはもちろんである。医師は患者の意思に反してまで患者の生命を引き延ばす義務はなく(51),（生命を処分する自己決定は認められないとしても）「生の押し付け」を拒否する患者の自己決定は完全に尊重されなければならないからである。「消極的安楽死」と呼ばれる場合であるが,末期状態の患者について,意識ある状態がなお続き得るというときに,本人

がそれ以上の治療措置を拒否しているとき，治療義務は否定され得る。殺人罪が成立しないのは，意思侵害が殺人罪の法益侵害の内容とされるからではなく，患者の意思により治療義務の限界が決せられるからである。その延長線上で，治療中止を望む本人の意思がはっきりと推定されるかぎりで，意識を喪失しての回復が不可能ないし困難と考えられる末期患者につき，高度な治療を行う義務が客観的に消滅する以前の段階で，その種の治療義務が否定されることの認められる余地はあるように思われる。

四　結　語

　個人の生命はかけがえのないものであり，法の最大の責務といえば何よりも個人の生命の保護である。そのことに異論の余地はあり得ない。しかし，それを高唱するだけで問題の万分の1も解決されることにならない。生命保護の限界領域において，刑法がどこまで介入すべきであるのかについてはあまりにも不十分にしか解明されていないように思われる。救急医療にたずさわる医師たちがまさに日常的に直面しているのは，それら境界線上の一連の問題である。本稿が取り上げたのもその一例にほかならない。これらの問題につきコンセンサスを形成できず，医療関係者に対し法的に確実な答えを提示できないというのでは法律専門家として無責任であり，鼎の軽重を問われてもやむを得ないといえよう。行為が違法かどうかは，事件が起こった後に裁判所によってはじめて決められる，というのでは法的ルールの社会的意味は半減する。刑法学の使命は，適法と違法の限界を事前に明らかにすることであり，市民に対し「それぞれの生活場面における行動基準」を示すことである。ところが，わが国の刑法学界の主流は，このような問題意識を活性化させることを妨げる理論的傾向を内在させている。現在の刑法学の，実務との関連におけるその不毛さのかなりの部分は，そこに起因しているといわざるを得ないように思われる。

　　(1)　脳死患者を含む末期患者に対する生命維持治療の中止をめぐる刑事責任の問題を詳細に検討した最近の文献としては，とくに，斉藤誠二『刑法における生命の保護〔3訂版〕』(1992年) 285頁以下，内藤謙『刑法講義総論(中)』

(1986年) 544頁以下, 山口厚「刑法における生と死」『東京大学公開講座55・生と死』(1992年) 224頁以下, 石原明『医療と法と生命倫理』(1997年) 301頁以下, 武藤眞朗「生命維持装置の取り外し」『西原春夫先生古稀祝賀論文集第1巻』(1998年) 361頁以下などがある。なお, 安楽死・尊厳死問題についての諸外国の議論の状況については, 五十子敬子『死をめぐる自己決定について』(1997年) が詳しい。

(2) 本法に関するまとまった文献として, 中山研一=福間誠之編『臓器移植法ハンドブック』(1998年) があげられる。なお, 本稿執筆後に書かれた, 臓器移植法に関する筆者の論文としては, 井田良「臓器移植法」のインプリケーション」『中谷瑾先生傘寿祝賀・21世紀における刑事規制のゆくえ』(2003年) 260頁以下, 同「脳死と臓器移植法をめぐる最近の法的諸問題」ジュリスト1264号 (2004年) 12頁以下がある。立法経過については, 島崎修次ほか〈座談会〉「臓器移植法をめぐって」ジュリスト1121号 (1997年) 6頁以下における丸山英二の発言, 丸山「脳死と臓器移植」神戸法学雑誌47巻2号 (1997年) 229頁以下, 田村充代「臓器移植をめぐる立法過程」法学政治学論究35号 (1997年) 280頁以下, 中山「臓器移植法の成立と経緯」前掲『臓器移植法ハンドブック』6頁以下などが詳しい。

(3) 本法は「臓器の移植に関する法律」と銘打たれているが, ドイツで1997年12月1日から施行されている「臓器の提供, 摘出および移植に関する法律」のような包括的な臓器移植法ではない。広い意味での「臓器移植」には, 腎臓, 肺, 肝臓, 心臓などについての (狭義の) 臓器移植と, 血液, 骨髄, 心臓弁, 血管, 皮膚, 角膜, 骨, 耳小骨, 硬膜などについての組織移植が含まれ, また, 臓器移植は, 生体からの移植と死体からの移植とに区別できる。ドイツ臓器移植法では, これらの包括的な規制の対象とする (血液と骨髄のみは対象からのぞかれている) のに対し, わが国の臓器移植法は, 主として, 死体からの (狭義の) 臓器の摘出に関するものである。ただし, 「臓器売買等の禁止」などの規定は生体から摘出された臓器との関係でも適用される。この点につき, 中山=福間編『臓器移植法ハンドブック』(前掲注2) 24頁, 48頁, 83頁, 96頁を参照。それは, 罪刑法定主義の見地からも問題とされうる余地があるように思われる。ドイツの臓器移植法については, アルビン・エーザー (長井圓=井田良訳)「ドイツの新臓器移植法」ジュリスト1138号87頁以下, 1140号125頁以下 (1998年) およびそこに引用された文献を参照。

(4) 井田「臓器移植法と死の概念」法学研究70巻12号 (1997年) 208頁以下を参照。

(5) それは立法経過に照らしても明らかである。田村「臓器移植をめぐる立法

過程」（前掲注2）277頁以下，285頁，中山「臓器移植法の成立の経緯」（前掲注2）16頁以下などを参照。
(6) なお，学説上，同様の理論構成（「脳死選択説」）を主張していたのは石原明である。石原『医療と法と生命倫理』（1997年）225頁以下を参照。また，柳田邦男『犠牲（サクリファイス）』（1995年）228頁以下も見よ。新法成立後の発言として，たとえば，丸山「脳死と臓器移植」（前掲注2）233頁，同「逐条解説第六条」『臓器移植法ハンドブック』（前掲注2）66頁以下，石原『法と生命倫理20講』（1997年）176頁以下，同「臓器移植法の性格と特色」『臓器移植法ハンドブック』（前掲注2）35頁，37頁以下など。
(7) この点につき批判的なものとして，たとえば，有賀徹ほか〈座談会〉「臓器移植法成立が我々に問いかけるもの」医療'97 13巻9号（1997年）20頁以下における中谷瑾子の発言，平野龍一「三方一両損的解決」ジュリスト1121号（1997年）31頁以下，秋葉悦子「臓器移植法の成立」法学教室205号（1997年）43頁以下，井田「臓器移植法と死の概念」（前掲注4）210頁以下，曽根威彦「脳死・臓器移植と刑法」法学教室211号（1998年）13頁以下など。
(8) ちなみに，附則4条の解釈も問題となる。同条による緩和された要件の適用範囲を眼球と腎臓にかぎるとすれば（丸山「脳死と臓器移植」〔前掲注2〕235頁以下を参照），その根拠は従来そうであったからという以外の何ものでもないことになる。むしろ，(1)説の立場からは，6条は脳死移植に関する規定であり，附則4条は「通常の死体」からの臓器摘出の要件を定めた規定として読むべきであり，そうすれば（法の文言を無視することにはなるが）同意要件の解釈に関するかぎり，首尾一貫したものとなる。
(9) なお，死の概念と判定基準に関する脳死説については，井田「脳死説の再検討」『西原春夫博士古稀祝賀論文集第3巻』（1998年）43頁以下において検討した。なお，脳死説に対しては「人為的な操作の可能性」があるといわれることがあるが，それは三徴候説にもあてはまるし，脳死説をとらないとしても人工呼吸器の取外しが問題となるケースにおいては「人為的な操作の可能性」はいずれにしても存在する。また，医師による脳死の判定および宣言を絶対とする必要はなく，事後的に証拠により脳死となった段階をおおよそ確定することは可能である。しかも，もしそのような危惧が憂慮すべきものであるとすれば，本人の同意のある移植用臓器の摘出の場面であっても脳死を死の基準とすべきではないであろう。
(10) たとえば，島崎修次ほか〈座談会〉「臓器移植法をめぐって」（前掲注2）14頁以下における中森喜彦の発言。医師の立場から，脳死一元説により臓器移植法を理解するのは，鈴木盛一『生命から生命へ「臓器移植」』（1998年）。

第3部　論　争

(11)　この点につき，斎藤信治『刑法総論〔第3版〕』(1998年)173頁を参照。

(12)　「経過措置」という見出しになっているのは，これまでの「角膜及び腎臓の移植に関する法律」が，死体からの臓器摘出に関し新法の6条よりゆるやかな要件で摘出することを認めてきたことから，6条の厳格な要件を「通常の死体」にまで広げると，臓器移植の要件を従来よりきびしいものにしてしまう（それは立法目的に反する）からである。立法論として，心停止後の角膜・腎臓移植についても，本人による事前の提供意思の表示を要求するのは，本田裕志「臓器移植法をめぐる諸問題」加藤尚武＝加茂直樹編『生命倫理学を学ぶ人のために』(1998年)246頁である。

(13)　この点につき，井田「臓器移植法と死の概念」（前掲注4）218頁以下を参照。

(14)　たとえば，大谷實『医療行為と法〔新版補正版〕』(1995年)246頁，内藤『刑法講義総論(中)』（前掲注1）555頁，小暮得雄「脳死と心臓移植」『平野龍一先生古稀祝賀論文集上巻』(1990年)255頁以下など参照。なお，違法性阻却説に立脚した立法論として，「生命倫理研究会・脳死と臓器移植問題研究チーム」による「臓器の摘出に関する法律（試案）」や日弁連の「臓器の移植に関する法律案・修正案」があった。いずれも，町野朔＝秋葉悦子編『脳死と臓器移植〔第2版〕』(1996年)に収録されている。この考え方を支持する最近の論文として，本田「臓器移植法をめぐる諸問題」（前掲注12）239頁以下がある。

(15)　斎藤信治『刑法総論』（前掲注11）170頁以下，172頁以下参照。

(16)　この点は，林幹人『刑法の現代的課題』(1991年)138頁，松宮孝明「『脳死』について」『中義勝先生古稀祝賀・刑法理論の探究』(1992年)438頁以下，斉藤誠二『医事刑法の基礎理論』(1997年)174頁以下，227頁，曽根威彦「脳死・臓器移植と刑法」（前掲注7）14頁などで指摘されている。

(17)　この点につき，浅野善治「臓器移植の承諾要件をめぐる問題点」法律のひろば51巻10号（1998年）15頁以下を参照。

(18)　平野「三方一両損的解決」（前掲注7）30頁を参照。そのような本法の位置づけからは，次のような帰結を導くことが可能であろう。まず，その文言にもかかわらず，6条はもっぱら脳死移植に関する規定であり，附則4条はもっぱら通常の死体からの臓器摘出の要件を定めた規定として読むことができるのである。すなわち，附則4条は，眼球と腎臓にかぎらず，脳死移植の場合以外の死体からの臓器摘出のすべてを（たとえば，小腸や膵臓の摘出も）カバーする規定と読むべきである。本法が規定していない組織移植についても，摘出ないし採取に関わる同意要件の問題にかぎっては，これを脳死

体からのそれと通常の死体からのそれとに分け，6条と附則4条の同意要件をそれぞれ準用すべきであろう（もっとも，移植用組織については，現実には心臓死体からのもので問題がないとされるであろう）。死体解剖保存法または献体法の同意要件を準用すべしとの見解もあるが，附則4条の要件を準用する方がベターだと思われる。以上のように解釈しないとすると，同意要件の原則は本法6条であるから，組織移植についても6条の原則的要件をあてはめるべしとする結論に至りかねないのである。6条は脳死を予定したものであり，心臓死体からの臓器・組織摘出については，6条の要件を要求する理由はないことを率直に認めるべきである。

(19) たとえば，松宮「『脳死』について」（前掲注16）419頁以下を参照。

(20) 加藤尚武「現代生命倫理学の考え方」『生命倫理学を学ぶ人のために』（前掲注12）10頁。

(21) なお，斎藤信治『刑法総論』（前掲注11）173頁も参照。

(22) この問題について詳細に論及した最近の文献は前出注（1）に示した。それらには内外の多くの文献が引用されている。

(23) この点についての日本とドイツの学説については，斉藤誠二『刑法における生命の保護』（前掲注1）300頁以下，とくにわが国の学説については，武藤「生命維持装置の取り外し」（前掲注1）361頁が詳しい。ドイツにおける最近までの議論の状況については，Kristian F. Stoffers, Die Formel "Schwerpunkt der Vorwerfbarkeit" bei der Abgrenzung von Tun und Unterlassen?, 1992, S. 386 ff. および Christian Schneider, Tun und Unterlassen beim Abbruch lebenserhaltender medizinischer Behandlung, 1997, insb. S. 164 ff. がもっとも詳細である。

(24) このような見解として，たとえば，神山敏雄「作為と不作為の限界に関する一考察」『平場安治博士還暦祝賀・現代の刑事法学(上)』（1997年）99頁以下，中森喜彦「作為と不作為の区別」『平場安治博士還暦祝賀・現代の刑事法学(上)』135頁以下，金沢文雄『刑法とモラル』（1984年）233頁以下，大谷『医療行為と法』（前掲注14）243頁以下，上田健二「末期医療と医師の生命維持義務の限界」同志社法学41巻3号（1989年）64頁以下，同5号（1990年）2頁以下，町野『刑法総論講義案Ⅰ［第2版］』（1995年）140頁以下，武藤「生命維持装置の取外し」（前掲注1）375頁以下など。

(25) 大谷『医療行為と法』（前掲注14）244頁は，脳死が起こった以上は「いわば『生と死の中間に属する状態』にあ」り，「そのような状態は人間としての尊厳を失ったものである」とする。

(26) かりに書面等により表示された本人の事前の意思（リビングウィル）を要

求するとしても，以前の時点での意思が現在も維持されているとはかぎらず，ただちに法的効力を認めがたいという問題がある。斉藤誠二『刑法における生命の保護』（前掲注1）295頁以下，345頁以下，大谷『医療行為と法』（前掲注14）239頁，山口「刑法における生と死」（前掲注1）233頁以下などを参照。

(27) ちなみに，家族の同意に意味を認める場合にも2つの異なった考え方があり得る。すなわち，①本人とは離れた家族独自の意思を尊重するというものと，②本人の意思をもっともよく知っているのは家族であるに違いないことから，本人意思を確認する手段として家族にこれを聞くというものである。ただし，②の考え方を前提としても，法的要件としては，（イ）家族の同意を要件としてあげ，それが本人意思をどれだけ反映するものであるかはあえて問わないものと，（ロ）家族の同意は，本人の同意があったことを推測させる1つの資料にすぎないとするものが考えられる。本人意思を最大限尊重するという立場をとるとしても，本人意思が不明な場合には，①と②（イ）との間に実際上の差異は存在しない。②（ロ）も現実の運用上ほぼ同じことになると思われる。いいかえれば，①と②は理念としては大いに異なるとしても，現実にはそれほど違いは存在しないと思われるのである。

(28) わが国における代表的主張者として，斉藤誠二『刑法における生命の保護』（前掲注1）285頁以下。不作為と捉えたうえで，はじめから回復の見込みがまったくない患者が運ばれてきたとすれば医師は生命維持装置などを取り付けて治療する義務はないのだから，治療開始後に途中からその見込みがなくなったときでも治療を続けなければならない義務はない，という理由により，治療義務を否定する。そのほか，不作為説をとるのは，内藤『刑法講義総論(中)』（前掲注1）574頁以下，甲斐克則「人工延命措置の差控え・中断の問題について（六・完）」海上保安大学校研究報告33巻1号（1987年）3頁以下，大野真義「安楽死と尊厳死と医療拒否」大野編『現代医療と医事法制』（1995年）211頁以下など。

(29) この点について，Günther Jakobs, Die strafrechtliche Zurechnung von Tun und Unterlassen, 1996, S. 38 も参照。

(30) この点について，武藤「生命維持装置の取り外し」（前掲注1）375頁以下を参照。

(31) Claus Roxin, An der Grenze von Begehung und Unterlassung, in : Festschrift für Karl Englisch zum 70. Geburtstag, 1969, S. 380 ff., insb, 395 ff. これを支持するのは，Walter Gropp, Strafrecht, Allgemeiner Teil 1997, S. 367 f.

(32) Roxin, An der Grenze von Begehung und Unterlassung（前掲注31）S. 383 f. を参照。

(33) Hans Joachim Hirsch, Behandlungsabbruch und Sterbehilfe, Festschrift für Karl Lackner, 1987, S. 605 f.; Stoffers, Die Formel "Schwerpunkt der Vorwerfbarkeit,（前掲注23）S. 457 ff.

(34) 正当にもこのことを明言するのは，Stoffers, Die Formel "Schwerpunkt der Vorwerfbarkeit"（前掲注23）S. 463 ff. これに対し，Roxin An der Grenze von Begehung und Unterlassung（前掲注31）S. 399 は，第三者については構成要件該当性を肯定するようである。

(35) 不作為犯である以上，因果関係（条件関係）の問題として，救命の可能性があったことの確定が必要である。不作為の因果関係については，井田『犯罪論の現在と目的的行為論』(1995年) 208頁以下およびそこに引用された文献を参照。

(36) 山口「刑法における生と死」（前掲注1）236頁を参照。

(37) 内藤『刑法講義総論㊥』（前掲注1）554頁は，脳死患者につき，三徴候説を前提として，治療継続を希望する本人の意思が明らかでないかぎりで刑法上の治療義務がなくなり，刑法的違法性が阻却されるとする。逆に，平川宗信「『脳死』と臓器移植をめぐって」『福田平＝大塚仁博士古稀祝賀・刑事法学の総合的検討(下)』(1993年) 347頁は，本人の希望が明らかであるかぎりにおいて刑法上の治療義務がなくなるとする。大谷『医療行為と法』（前掲注14）244頁以下は，脳死患者についても，家族ないし近親者が希望するかぎり「生命維持治療を行う民法上の義務」があるとする。義務違反に対して殺人罪を成立させるべきとする趣旨であるかどうかは明らかではない。石原『医療と法と生命倫理』（前掲注1）329頁も，脳死患者からの人工呼吸器の取外しについて家族の了解を要求するが，了解を得なかった場合にいかなる刑事責任が生じるかは不明である。

(38) 「東海大安楽死事件」についての横浜地判平7・3・28判時1530号28頁は，治療中止の問題との関係でも合法化の要件を提示した点で重要であるが，ここでは検討の対象とすることはできない。

(39) 斉藤誠二『刑法における生命の保護』（前掲注1）345頁以下，町野「法律問題としての『尊厳死』」加藤一郎＝森島昭夫編『医療と人権』(1984年) 229頁以下を参照。なお，末期医療における治療義務と患者の意思の関係を考察したものとして，山口「刑法における生と死」（前掲注1）232頁以下が示唆に富む。

(40) これに対し，武藤「生命維持装置の取り外し」（前掲注1）380頁は，意識

回復の可能性が失われることにより，その生命は「患者の事前の意思によって放棄可能な生命へと変質する」とする。

(41) この点について，大嶋一泰「生命維持装置の取外しと刑法」福岡大学法学論叢23巻3・4号（1979年）302頁以下，304頁以下，同「QOLと末期患者に対する基本治療義務・基本看護義務」『生命倫理1・生命倫理を問う』（1991年）37頁以下で述べられている基本的な考え方は正当であると思う。意識回復の可能性を基準とすることに対しては批判が強いが，意識回復が不可能ないし困難である場合にもなお依然として高度な治療を刑法的に義務づける（したがって義務違反を殺人罪に問擬する）ことは行き過ぎであるように思われる。

(42) その範囲内で，医師は延命措置継続の可否について裁量権を有するといってもよい。町野「法律問題としての『尊厳死』」（前掲注39）230頁を参照。

(43) 死期が必ずしも切迫していない場合でも，このような治療義務の終了を認め得るかどうかが問題となる。後述のように「基本的な看護義務」はなお継続するとしても，治療を続けても治癒は不可能であり死を回避することができず，しかも意識の回復が不可能ないし困難というのであれば，心停止が近くに迫っているのでなくても，「高度な治療」の義務は否定されると考える余地はある。

(44) 大谷『刑事司法の展望』（1998年）99頁参照。

(45) 町野「法律問題としての『尊厳死』」（前掲注39）242頁を参照。

(46) 山下一道「安楽死・尊厳死から尊厳的生へ」『生命倫理学を学ぶ人のために』（前掲注12）160頁を参照。

(47) 大嶋「生命の終焉と刑法」『現代刑罰法大系第3巻』（1982年）60頁以下，同「QOLと末期患者に対する基本治療義務・基本看護義務」（前掲注41）39頁以下，中谷瑾子「医療行為の限界」ジュリスト852号（1986年）27頁などを参照。加藤久雄『医事刑法入門』（1996年）236頁は，「自発呼吸しているケースの場合には，栄養を補給しつつ自然の死を待つべきであり，故意に栄養を補給しなかった場合には，不作為による尊厳死として殺人罪ないし保護責任者遺棄致死罪，患者の明示の『リビング・ウィル』がある場合には嘱託殺人罪に該当する」と述べる。

(48) 石原『医療と法と生命倫理』（前掲注1）329頁，同『法と生命倫理20講』（前掲注6）207頁，大谷『刑事司法の展望』（前掲注44）99頁以下は，さらに家族の同意を要求する。

(49) 山下邦也「尊厳死・安楽死と法」虫明満編『人のいのちと法』（1996年）175頁を参照。

⑸0 以上の点に関し，井田「臓器移植法と死の概念」（前掲注4）204頁の記述は不用意であり，考察が不十分であった。

⑸1 この点について，ハンス・ヨアヒム・ヒルシュ（石原明訳）「治療中止と安楽死」福田平＝宮澤浩一監訳『ドイツ刑法学の現代的展開』（1987年）156頁以下を参照。

（初出：法曹時報51巻2号，1999年）

III　生命倫理と臓器移植

〈解題〉

　ここには，第1部収録の諸報告の内容を補うものとして，研究会の活動と並行して町野朔の書いた文章を幾つか収める。

　医学雑誌に寄稿された1・2は，脳死問題と死者の自己決定という，現行の臓器移植法のかかえる基本問題を解説し，その解決のための法改正を展望したものである。我々の主張と提案を，法律の専門外の方々にも，わかりやすく説明しようとしたものであるが，成功したかは，現在でも分からない。
　3は，現行法における脳死と個体死の関係，それに伴って生じたいくつかの問題を紹介し結論を呈示したものである。現行法は妥協の産物として作られたものであるが，それは法律家の辻褄会わせでは解決の付くものでなくなっている。
　4は，倫理学・法哲学の専門家の前で，シンポジストとして話したことを活字にしたものである。シンポジウムでは，脳死問題，死者の自己決定に関して議論が集中し，筆者が問題とした「対話の可能性」までは至らなかったが，当時の状況からするとこれはやむを得ないことであったろう。
　上智大学カトリック・センターは，現行法のようなドナーのopt-inではなく，そのopt-outを基準とすべきだという我々の立場に反対し，小児の意思表示の有効性を認め，そのopt-inによって小児臓器移植を認めるべきだとする森岡正博氏らを招いて，公開シンポジウム「いのちと死をみつめて」を行った。そのときの筆者の報告に手を加えたものが5である。日本の社会的合意論・違法阻却論に支えられた臓器移植法は反倫理的な存在だとする筆

者と，これは世界に発信すべき誇るべき存在であると考える森岡氏らとの議論は，安易な妥協を許さないものである。

　もっぱら小児臓器移植問題に関する６も，医学雑誌に寄稿されたものである。その少し前に小児学会倫理委員会主催の公開シンポジウムが，森岡氏と筆者らを招集して，子どもの臓器提供の意思表示がないときにも，その死後の臓器の提供を認める我々のような見解は子どもの権利の侵害ではないかという趣旨のものであったのを受けて，子どもの権利，死者の権利とは何かを正面から問題にしたものである。

　以上の文章は，それぞれの機会にばらばらに書かれたものであり，重複もあるが，全体として，我々の主張の情念と論理とを説明するものになっていると思っている。

（町野　朔）

1 「脳死・臓器移植法」の混迷

町野　朔

1　死概念の混乱

(1) 「半分だけ死んでいる」？

「臓器の移植に関する法律」は，単に，「死体からの移植用臓器の摘出」とその移植を規定した法律ではない。それは，「脳死体からの移植用臓器の摘出」に焦点を合わせた，「脳死・臓器移植法」であると考えられている。そこでは，脳死を人の死と認めるにしても，臓器の摘出との関係で死としての取扱いが異なっているからである。

第一に，心臓死の場合には，臓器摘出の場合であろうとなかろうと，すべて人の死として取り扱われるのは当然のことと考えられているのに対して，脳死は，医師に脳死体からの臓器摘出の目的があるときにだけ，人の死として取り扱われているようにみえる（6条2項）。

第二に，心臓死の場合には，誰の意思にも関係することなく，客観的に，人の死と判断されるが，脳死の場合には，臓器摘出の目的がありかつ，脳死者本人が脳死を受容する意思を書面により事前に表示しており，家族もそれを拒まないときに，初めて脳死を判定して，脳死者から臓器を摘出しうるとされている（6条3項）。これは，脳死の場合だけこれを死と認める権利を関係者に与えたもののように見える。

第三に，死体からの移植用臓器の摘出は，死者本人の書面による同意があり，かつ，遺族がそれを拒まないときのみ許されるが，摘出される臓器が腎臓・眼球であり，死体が脳死体でないときには，当分の間」ではあるが，死者本人がそれを拒んでいなかった以上，遺族の承諾で摘出しうる（附則4条1項）。すなわち，心臓死からの臓器の摘出については，緩和された要件が妥当させられているのである。

脳死と心臓死との間におけるこのような取扱いの差異は、脳死が本当に死として認められたのか疑わしいという印象を人々に与えた。脳死は半分だけ、あるいは、移植の許されるときだけ、死とされたのかのようである。

(2) 脳死の存在と脳死の判定

法律が、法令の定める判定基準により全脳死であると「判定された」場合を「脳死」と定義したことによって、「判定」されなければ脳死が存在しないのかのような印象を人々に与えた。このため、脳死判定手続が終了した時点が死亡時期ではないか、脳死判定の許される場合以外には脳死は存在しないのではないか、無呼吸テストを行わない「臨床的脳死判定」では脳死は存在していないのではないか、という疑問が存在するに至った。

脳死が人の死であるかは別としても、脳死という生物学的事実は、その存否の判断の前に存在する事実であることは明らかなことである。このような混乱は、許される移植のために脳死判定を行うことだけを念頭に置いて作られた法の規定に由来するものである。

2　「臓器移植禁止法」？

臓器移植法は、書面による臓器提供の意思表示と、同じく書面による脳死を受容する意思表示がなければ、脳死者からの臓器摘出を許さない（6条1項）。また、「ガイドライン」（平成9年10月8日健医発1329号）は、脳死判定・臓器提供施設として指定されたところにおいてでなければ、脳死者からの臓器の摘出を認めないとしている（第3　臓器提供施設に関する事項3、第10移植施設に関する事項）。このような厳格な態度の背後には、脳死に対する懐疑的な世論、自己の身体を提供することに対する消極的な人々の存在、そして、脳死判定を行い、臓器を摘出し、臓器移植を実行する医師の権限行使に対する不信感がある。しかしこれによって、脳死臓器移植は極めて困難となったことは否定できない。臓器移植法施行から半年たった時点では、脳死臓器移植は行われていない。

また、有効な意思表示のできる主体でなければ、臓器提供の意思、脳死受容の意思を表示することができないと考えられるから、年少の脳死者からの

臓器の提供を期待することはできなくなっている。国会での議論を受けて，ガイドラインは，「15歳以上の者の意思表示を有効なものとして取り扱う」（第1書面により意思表示ができる年齢等に関する事項）としている。臓器移植法は「臓器移植禁止法」であるといわれるのも，理由のないものではない。

3 展望

結局，現在の混迷は，基本的な問題を解決することなく，妥協によってまず立法だけしようとしたことのつけが——それが，まったく間違ったことだったとまで，現在の状態から非難するつもりはないが——，すぐに回ってきたということに尽きるのである。

法の運用をめぐる戸惑いを解消し，脳死臓器移植法を推進するためには，やはり，「施行後3年を目途」とした検討・見直しによって，必要な法改正を行わなければならない。脳死が客観的に人の死であること，脳死の存在と脳死の判定とは別の問題であることを確認し，ある場合には，本人の現実的な意思がなくても臓器を摘出しうるとしなければならない。

しかし，そのためには，何故脳死が人の死であるのか，臓器の摘出に関する死者の自己決定権の意義が，再度，正面から問われなければならないと思われる。これは必ずしも平易な作業ではないが，結局問題はやはり避けて通ることはできなかったものなのである。

（初出：脳死・脳蘇生研究会誌11巻，1999年1月）

2 臓器移植法をめぐる論争

町野　朔

●現在の臓器移植法は脳死を人の死とすることを回避するという妥協の結果成立したものである。小児臓器移植を可能にすることの是非など，3年を目途とした法改正を考えるためには，脳死問題を正面から議論することが必要である。脳死を人の死とすることによってのみ，心臓移植は倫理的に認められるのであり，同時に提供者本人の opt-in を脳死臓器移植の必須の要件とする現行法を見直すことが可能となる。

＊

キーワード：臓器移植，脳死，心臓死，3徴候説，小児臓器移植

1　3年を目途とした見直し

"臓器の移植に関する法律"（以下，たんに"法律"という）は1998年6月17日，第140回国会で成立し，同年10月16日に施行された。法検討の目途とされた施行後3年（附則2条1項）はすでに過ぎたが，法改正の是非，その内容についての議論は進行中である。

　この法律が日本人の意識にもっとも適合した法律であるとする立場からは改正など口にもすべきでないとされる。臓器移植に消極的な見解からはこの法律の廃止が主張される。また，脳死を人の死とすることに反対の人は，後で紹介する「違法阻却論」に則った法改正を主張している。だが，現行法では不可能な小児心臓移植の問題[1]が法改正の焦点であることは間違いない。著者らは提供者本人の opt-in（「サイドメモ1」参照）を要求する現行法の態度を改める法改正を提案している[2]。問題の所在は，法律の特色はいかなるものか，そしてそれを支えている考え方を理解することからより明らかになるであろう。

2 "脳死・臓器移植法"としての「臓器の移植に関する法律」

　この法律は，脳死段階でなければ，すなわち心臓死を待ってからでは移植のために使用できない臓器（心臓，肺，肝など）の摘出を，脳死を人の死と認めることにより可能としようとしたものであった。したがって，その名称の包括性にもかかわらず，この法律は"死体からの移植用臓器の摘出"とその移植一般を規定したものではない。それは"脳死体からの移植用臓器の摘出"に焦点を合わせた"脳死・臓器移植法"である。そこでは脳死を人の死と認めたと理解したとしても，臓器の摘出との関係でそれを死として取り扱っているかのようにみえる。現行法の基本的な問題は，法が"脳死臓器移植法"であり，そのため脳死が，伝統的な死であると考えられてきた心臓死に対して，特別の"突出した死"とされたことに由来する(3)。

　実際にも法律は脳死を死とは断定していないようである。

　第1に，心臓死の場合には臓器摘出の場合であろうとなかろうと，すべて人の死として取り扱われるのは当然のことと考えられているのに対して，脳死体からの臓器摘出の目的があるときにだけ，脳死は人の死として取り扱われているようにみえる（6条2項）。ガイドライン（第8・9）は医師が死亡診断書（医師法19条・20条）に書くべき死亡時刻は，脳死体からの臓器摘出が行われる予定であるときには2回目の脳死判定の時刻であるが，それ以外のときは従来と同じ，すなわち3徴候説による死亡判断時期であるとしている。

　第2に，心臓死の場合にはだれの意思にも関係することなく，客観的に人

サイドメモ1 Opt-in/out

　積極的に承諾／拒絶すること。contract-in/out と同じ意味で用いられる。死体からの臓器摘出のために，本人，家族，いずれの承諾を要件とすべきか，あるいは両者の承諾を要件とすべきかの問題があるが，さらに承諾を示していたときにはじめて承諾意思を認めることにするか，拒絶かの問題がある。前者を opt-in 方式，後者を opt-out 方式という。本人の opt-in を必須の要件としている臓器移植法は，世界の臓器移植法の中では，わが国の法律だけである。

の死と判断されるが、脳死の場合には臓器摘出の目的があり、かつ脳死者本人が脳死を受容する意思を書面により事前に表示しており、家族とそれを拒まないときにはじめて脳死を判定して脳死者から臓器を摘出しうるとされている（6条3項）。これは、脳死の場合にはこれを死と認めることを関係者に委ねたもののようである。

第3に、法律は「脳死体」ではなく「脳死した者の身体」という言葉を、脳死者の「遺族」ではなくその"家族"という言葉をそれぞれ用いている（6条1～3項・6項）。これは法律が脳死を人の死とすることを拒んだものか、すくなくともそのように断定することを避けようとしたものと解される。

第4に、死体からの移植用臓器の摘出は死者本人の書面による同意があり、かつ遺族がそれを拒まないときにのみ許されるが（6条1項）、摘出される臓器が腎、眼球であり、死体が脳死体でないときには"当分の間"ではあるが、死者本人がそれを拒んでいなかった以上、遺族の承諾で摘出しうる（附則4条1項）。すなわち、脳死体からの臓器の摘出に関する厳格な要件は、心臓死については緩和させられているのである。

3 「臓器の移植に関する法律」の成立[5]

札幌医大心臓移植事件が起こったのは1968年のことである。心臓を摘出したときにドナーはまだ生きていたのではないか、医師は殺人罪（刑法199条）を犯したのではないか、という告発に対して札幌地検が死の概念について3徴候説または心臓死説（「サイドメモ2」参照）を前提としても、摘出時にド

サイドメモ2　心臓死説と3徴候説

心臓機能が不可逆的に停止したときに人の死を認める考え方を心臓死説という。これに対して3徴候説は、①瞳孔の拡散、②呼吸の終止、③脈拍の喪失によって死を判断するものであり、伝統的に臨床的な死の判断基準として用いられてきたものである。後者は心臓機能の喪失ばかりでなく、脳幹機能・呼吸機能の喪失をも判断しているのであり、前者とは異なるが、両者とも心臓機能が維持されている以上は人の死を認めない点では同じであるため、たとえば大阪地方裁判所平成5年（1993）7月9日判決、判例時報1473号156頁にある裁判例のように、現在でもしばしば混同される。

ナーが生きていたことの証拠がないとして不起訴処分としたのは，それから約3年後のことであった。刑事実務は3徴候説，心臓死説であって，脳死説ではないことがこれによって確定したといえよう。

1984年に，脳死と判定されたドナーから膵と腎を同時に摘出したという筑波大事件[5]が殺人などで告発されるなどのことがあり，国は1990年に「臨時脳死および臓器移植調査会」を設置した。その2年後，同調査会は脳死は人の死であること，近親者が本人の提供意思を認めるときには臓器提供が認められることなど多数意見とする『最終報告』を提供した。これを受けて1994年に国会に提供された「旧中山案」は「死体（脳死体を含む，以下同じ。）」とすることによって脳死を死と定義し，本人が書面により提供意思を表示し，遺族がそれを拒まない場合とともに，本人が書面によって許諾の意思表示を表示していない場合にも遺族の書面による承諾で臓器を提供しうるとした。これは脳死臨調最終報告書の趣旨に添うものであり，諸外国の臓器移植法とほぼ同じ内容のものであった。

法案の実質的審議がはじまったのは，法案提出後1年半たってからのことであった。予想されていたように，最初は脳死を人の死とすることが許されるかに議論が集中した。しかしやがて，提供者が生前になにもいっていないのに遺族の意思だけで臓器の提供を認めるのは不当である，という反対意見を考慮して，法案提供者たちは生前に本人が書面によって臓器提供の意思を表示していなければならないという，本人のopt-inを必須の要件とする修正案を提供した。しかしそうすると，遺族の書面による承諾で眼球と腎の提供を認めていた〝角膜および腎移植に関する法律〟よりも厳しい摘出要件になってしまう。そこで，心臓死体からこれらの臓器を摘出するときには，当分の間〝角膜および腎移植に関する法律〟と同様に（同法については，本人が提供に反対していたとしても遺族が承諾しうると理解する余地があった。修正案はさすがにこのような場合には提供を認めないこととしている），遺族の書面による承諾で足りるとした。

それでも，それ以外の場合においては臓器の提供が行われることはかなり難しくなる。とくに，意思表示能力のない小児は有効な書面による意思表示をなしえないため，小児心臓移植は不可能となる。すでに遺言能力年齢，法定代理人の代諾による必要なく自分の意思で養子になることのできる年齢が，

いずれも15歳からとされている（民法961条・797条）ことから，臓器提供の意思表示能力もこのようなものになるであろうと議論されていた。以上を再検討するために，修正案は，法律の見直しの時期を5年から3年に前倒しすることとした。

　法案は衆議院解散によって廃案になったが，この修正案を盛り込んだ法案（新中山案）が再度提出された。すでに臓器提供のための意思表示要件については以上のような妥協がなされていたため，議論は再度脳死問題に集中した。そこでは脳死を人の死としないまま，心臓を含めた臓器の提供を認めようとする「金田案」が対案として提出されたのである。このような違法阻却論（「サイドメモ3」参照）も心臓移植を含めた脳死臓器移植を合法化しようとするものであるから，新中山案と結論において相違はない。しかし，人びとはどちらでもいいとは考えなかった。そこには脳死を人の死と認めるべきか，殺人を合法とする違法阻却論は妥当かをめぐって，深刻な思想的対立が存在したのである。衆議院では中山案が金田案を大差で敗り，法案は参議院に送られた。

　しかし，このままでは終わらなかった。参議院では金田案とほぼ同じ「猪熊案」が提出され，予想されたとおり再度脳死論議が法律の成立の前に立ちはだかったのである。しかし，法律の成立がこれ以上遅れることを避けるために国会はさらに妥協し，脳死が人の死であると断定することを避け，脳死を肯定しない人には脳死判定の承諾，拒否の権利を与えようとする修正案（関根案）を受け入れたのである。すでに提供者の生前の書面による承諾がなければ，とくに脳死体からの臓器の提供を認めないことにしていた以上，

サイドメモ3　違法阻却論

　脳死は人の死ではなく，脳死者は生きているとしてもその心臓などを摘出して移植することは正当な目的があるから，それによって提供者を死亡させても殺人の違法性は否定されるとする見解。脳死説をとらないでも脳死体から移植用臓器の摘出を行うことを可能とするために，早くから一部の刑法学説で採用された見解であったが，後に生命倫理研究会の「試案」（1991），脳死臨調「最終報告書」における少数意見（1994），日弁連の「意見書」（1995），国会に提出された「金田案」・「猪熊案」（1997）がこれを前提としている。

これに加えて本人に脳死判定についても承諾・拒否権を認めたとしても，臓器移植推進論者としても大きな問題ではないと考えられたのであろう。

このようにして，脳死に懐疑的な人びとからめると脳死反対論と賛成論との鮮やかなバランスを可能にした「三方一両損的解決」[6]が，他方，脳死を拒否し日本の根関案などと同様に違法阻却論による解決を主張した「緑の党」の法案を否定して，臓器移植法を私立させたドイツの法律家からみると「明らかに破綻した妥協物」[7]が成立したのである。

4　ふたたび脳死論議に

以上から明らかなように，問題の根源はやはり脳死論にある[8]。脳死が人の死でないのなら，そして，脳死者が生きているのなら，その心臓を摘出して彼を殺してよいということはできない。それは，移植医療を肯定的に評価するか消極的に評価するかにかかわりなく妥当する命題である。違法阻却論は終末期にある人の生命の価値を移植医療の目的のために相対化する恐るべき論理であり，とうてい認めることはできない[9]。

提供者のopt-inを要件としなければ"死者の自己決定権"の侵害になるとして現在の法律の建前を維持すべきだとする人も，遺族の承諾だけで腎，眼球を心臓死体から摘出しうるとする附則を廃止すべきだとはしない。脳死を法律によって人の死とすることは，脳死を人の死と認めない人びとの権利を侵害することになるから，現行法のように脳死を認める人だけに脳死判定しうるとしなければならない，と主張する人も，心臓死については同じことを主張しない。世の中には，3徴候による死の宣告から48時間経過しなければ死を認めてはならないという人もいるかもしれない。これらの人が少数であることが，その権利を無視してよいという理由にはならないはずである。以上のような状況は，やはり脳死が心臓死と同等の"完全な死"ではないという意識に，その淵源があることを物語るものである。

われわれは，皆がいったんは回避に成功したと信じた脳死問題を，さらに議論しなければならないのである。

〔文　献〕

(1) 町野朔：子どもの心臓移植と臓器移植法，心臓をまもる，426：14-15, 1999.
(2) 町野朔・他：臓器移植の法的事項に関する研究―特に「小児臓器移植」に向けての法改正のあり方．厚生科学研究費補助金免疫・アレルギー等研究事業臓器移植部門平成11年度総括・分担研究報告書．2000, p. 354.
(3) 町野朔：「脳死・臓器移植法」の混迷．脳死・脳蘇生研究会誌，11：84-85, 1999.
(4) 町野朔，秋葉悦子：脳死と臓器移植［第3版］．信山社，1997, pp. 28-96, 231-377.
(5) 岩崎洋治先生追悼記念論文集編集委員会：芸に遊ぶ．岩崎洋治先生追悼記念論文集．朝日新聞出版サービス，1996, pp. 58-53, 174-181.
(6) 平野龍一：三方両損的解決―ソフト・ランディングのための暫定的措置．ジュリスト，1121：30, 1997.
(7) ハンス＝ルートヴィッヒ・シュライバー（長井圓，臼木豊訳）：人の死はいつなのか？―臓器移植法の起点となる脳死，臨床死および同意をめぐって．法律時報，71（11）：72, 1999.
(8) 町野朔：臓器移植―生と死．田宮裕先生追悼論文集．信山社．本書302頁以下．
(9) 町野朔：犯罪各論の現在．有斐閣，1996, pp. 55-68.

（初出：医学のあゆみ196巻13号，2001年3月）

3 臓器移植法と脳死
―― 法律的メモ書き ――

町野　朔

1 臓器移植法における脳死

1 法の合理的解釈
(1) 「半分だけの死」としての脳死

「臓器の移植に関する法律」（以下，単に「法」という）が脳死を人の死として認めたかは，法文からみるならかなり疑わしい。

第1に法（6条2項）は，「『脳死した者の身体』とは，その身体から移植術に使用されるための臓器が摘出されることとなる者であって……」としている。これは，移植用臓器の摘出のときだけに限って，脳死を人の死としたかのようである。

第2に，本人が事前に脳死判定に従う意思を書面により表示していて，家族もそれを拒まないときに限って脳死判定を行うことが許されるとしている（6条3項）。ところが法（6条2項）は，「脳死判定を受けた者の身体」を「脳死した者の身体」としている。彼らが脳死判定に承諾しなければ脳死判定を行うことはできず，したがって彼は脳死でもなく，死んでもいないかのようである。

このように，脳死が人の死となるかは，移植目的の有無，関係者の意図という2つの要素に依存し，脳死は，絶対的にではなく，相対的にのみ人の死とされたかにみえる。

第3に，法（6条2項，3項）は「脳死体」ではなく「脳死した者の身体」，その者の「遺族」ではなく「家族」としている。他方では，「脳死した者の身体以外」のもの，すなわち心臓死体を「死体」とし，心臓死した者についてはその「遺族」という言葉を用いている（附則4条1項）。「身体」は生きている者の肉体を，「家族」はその親族などを，それぞれ指すのがむし

ろ通例なのだから，法は，死であることに問題のない心臓死とは異なり，脳死を死と断定するのを避けているのである。

(2) 人の死としての脳死

(1) しかし，脳死が人の死であるとすることに疑いがあるのなら，少なくとも心臓移植手術は行うべきではない。脳死者は生きているが，移植手術のために必要ならその臓器を摘出して彼を殺してもいいという「違法阻却論」は，末期状態にある人の生命を，他の生命，とくに移植手術を受ける人の生命との関係において，質的に低く評価することを前提としなければ成り立たない議論であり，末期患者の生命の保護を危うくするものである。これは，憲法（13条・14条）の保障する個人の尊重，生存権の保障，法の下の平等を侵害するものである。違法阻却論を採用した金田案は，さすがに衆議院で否決されている。臓器移植法は脳死を人の死であることを前提としたものと理解しなければ，同法は違憲・無効といわざるをえない。

(2) 移植用臓器の摘出のときに限って脳死を人の死とすることも，不当である。これは，「臓器移植のために必要だから，脳死者は死んでいることにしよう」というものであり，目的のために人の生命を相対化する不当性は，違法阻却論に勝るとも劣らない。

また，関係者が脳死と心臓死を選択しうるとすることも不当である。それは，人の死亡時期の法的確定を不安定にするばかりでなく，関係者の意思を介して人の生命の保護を放棄する論理でもある。何よりも，以上のような死の相対化は，死の概念は客観的に一つでなければならないという社会文化的前提に反するものである[1]。

(3) 臓器移植法の合憲性を維持し，これを合理的に解釈しようとするなら，同法は脳死が人の死であることを認めたものとしなければならない。現行法は，ただ脳死判定の手続についてだけ条件を付けたものであり，その条件の充足の有無は脳死の存否と無関係であると理解するしかない[2]。

本法以前に発生した筑波大学膵腎同時移植事件（1984年）などの8件の脳死・臓器移植事件においては，本人の脳死判定に対する書面による承諾など，後に臓器移植法が定めることとなる手続きは，当然のことながらとられてはいなかった。しかし，検察庁は臓器移植法の実質的要件が備わっていたとして，これらすべてを不起訴処分とした（1998年付けの各紙朝刊参照）。これは，

以上のような解釈によらなければ理解できないことである。

(3) 眼球・腎臓に関する暫定的措置

以上のように，脳死は心臓死とともに人の死であるというのが現行法の態度であると解すべきであるが（脳死と心臓死との関係については，3の「脳死一元論，脳死・心臓死二元論」を参照），法（附則4条以下）は心臓死体からの眼球，腎臓の摘出は，本人が拒絶の意思を表示していなかった場合には遺族の承諾で許されるとしている。これらの臓器の摘出が脳死体から行われるときには，本人の書面による承諾が必要なのであるから（6条1項），ここでは脳死と心臓死とで取り扱いが異なっていることになる（この問題については，さらに3の「心臓死体と『脳死した者の身体』」を参照）。これは，旧角腎法では眼球，腎臓の摘出が遺族の承諾だけで可能であったのが，同法の廃止（附則3条）によって困難になることのないようにという考慮によるものである。しかし，これによって脳死と心臓死が法的効果を異にする2つの死になってしまった。解釈によってこの不合理を解消することは不可能であり，法改正が検討されなければならない。

2　腎臓保存のための灌流措置

移植の腎臓が温阻血によって傷つくのを防止するため，停止後ただちに灌流液を流す目的で，ドナーの心停止前にその大腿部を切開して灌流液注入用のカテーテルを挿入するという措置は，一般に行われていたものである。しかし，大阪地裁は，このような措置は「生存している患者の身体を傷つける行為」であるから，彼のそれを「承諾する確定的な意思の表示」が必要であり，それを欠如する行為は違法であるとした[3]。

だが，このような措置も移植用腎臓摘出のための措置として，当時の（旧）角腎法（3条2項），そして現行法（附則4条1項）の許容するところであり，遺族（となりうる者）の承諾を得て（大阪地裁の事案ではこの要件も満たされていなかったのであり，不法行為を認めた地裁の結論は妥当であった）行いうると解することができたと思われる[4]。

さらに上述のように，脳死が人の死であることは，臓器移植法によって確認されたことである。以上の場合におけるドナーがすでに脳死であるのなら，カテーテル挿入は生体への侵襲ではない。そして，心停止後に行われる腎臓

の摘出は遺族の承諾によって行われる（附則4条1項）のであるから，その準備のための脳死体へのカテーテル挿入も，遺族の承諾があれば足りるということになる。これからは，脳死判定を行った上で，このような措置をとることになろう。

2 脳死とその判定

1 概念と判定との峻別

法（6条2項）は「脳死」を定義して，「脳幹を含む全脳の機能が不可逆的に停止するに至ったと判定された」こととしている。しかし，このような判定がなされることがなくとも，「脳幹を含む全脳の機能が不可逆的に停止するに至った」状態である脳死は存在するのである。法の定義の仕方は概念とその存否の判定とを混同したミスリーディングなものである。死を定義する諸外国の立法では，「死とはXである」（概念），「その判定は基準Yと手続Zによって行われる」（判定方法）というように区別するのが通例である。

しかし，〝脳死判定なければ脳死なし〟としているかのような法の文言のために，かなりの混乱が生じている。

2 法的脳死と臨床的脳死

脳死体からの臓器の摘出を行うときの脳死の判定は，法（6条4項）とその委任を受けた省令である「臓器の移植に関する法律施行規則」（以下，単に「規」ともいう）の定める手続にしたがって行われる。しかし，このような「法的脳死判定」が行われなければ脳死が存在しないということではない。また，法的脳死判定の前段階で行われる，ガイドライン（厚生省保健医療局長通知）のいう「臨床的脳死判定」〔第4の1。それは無呼吸テスト（規2条2項5号）を除いて行われる〕を終えただけではまだ脳死とはいえないということでもない。法は，法令の規定する脳死判定基準が充たされていることが，脳死が到来していることを示す確実な証拠であるとしたうえで，そのような判定がなされたときだけ脳死体からの臓器の摘出を許すことにしたものである。しかし，これがないときには脳死がないということではない。それは，医師によって三徴候が確認されることがなかった死体であっても，死が到来

していることがあるのと同じことである。

したがって，ガイドライン（第5）もいうように，臓器の摘出が予定されていない場合に，医師が独自の診断で脳死であることを確認し，その診断に基づいて医療方針を決定することは当然許される。要するに，〝法的脳死判定なければ脳死なし〟でも，〝臓器移植なければ脳死なし〟でもないのである。

3 脳死判定と死亡時刻
(1) 法的死亡時期とガイドラインによる死亡時期

ガイドライン（第8・第9）は，法的脳死判定が行われたときの死亡時刻は2回目の脳死判定（規2条2項）の終了時であるとしている。しかし，脳死は「全脳機能の不可逆的な停止」が生じた時点で存在する。脳死判定はそれが生じたことを確認するものであるから，その判定時期は死亡時期ではない。ガイドラインは，医師法（19条・20条）の死亡診断書に記入すべき死亡時刻に関する行政指導にすぎないとしなければならない。そもそも，権利主体の消滅時期として法的に最重要な事項を，民法などの法律によってではなく，一片の行政通知によって決定しうるわけがない。

したがって，脳死判定が正しく行われ，死亡診断書に第2回目の脳死判定の時期が書き込まれたとしても，相続開始の時期はいつか，傷害致死事件の被害者はいつ死亡したのかなどをめぐって死亡時期が問題となったときには，裁判所は第1回目の脳死判定の時期に，あるいはそのさらに前の臨床的脳死判定の時期に，すでに脳死が存在し，死亡していたとすることも十分にありうるのである。

(2) 法的脳死判定が行われなかった場合

ガイドライン（第8・第9）は，また，脳死体から移植用臓器の摘出を行うための法的脳死判定が行われたときについてだけ，脳死を死亡時刻とすることに関して規定している。それ以外の場合は，従来の慣例どおり三徴候による死亡時期を判定すべきだとするもののようである。しかし，これも死亡診断書への記入の仕方に関する記述にすぎない。レスピレーターが装着されていた患者の心肺が停止し，医師がその時期を死亡時刻として診断書に記載したとしても，裁判所がその前に脳死が存在したと判断するなら，その時点

III 生命倫理と臓器移植

を死亡時刻とすることになる。

3 脳死と心臓死

1 脳死一元論,脳死・心臓死二元論
以上のように脳死は人の死である。それでは,心臓死はどうなったのだろうか。
(1) 脳の統合機能,生命の輪
(1) 脳死だけが人の死であって心臓死はその現象にすぎない,という考えもある。これによれば,心臓の不可逆的停止（心臓死）があってもわずかの間ではあろうが,全脳機能の不可逆的停止（脳死）までの間,人は生きていることになる。また,基本的に循環停止時期を死亡時刻とした法医学的判断がなされたときにも,厳密にいえばそれから数分後の全脳死が生じたときが法的な死亡時期であるということになる。

このような「脳死一元論」[5]は,脳が生命機能の中枢であり,機能全体の統合機能を営むことを根拠として主張されることが多い。しかし,脳機能だけを突出させて重要視し,伝統的な死の概念から離脱することは適切とは思わない。

(2) 脳幹を含めた全脳,心,肺の3器官は相互に緊密に依存しあう「生命の輪」(vital triangle) を構成している。1つの器官が停止すると,時間的にすぐに他の2つの器官も停止する。このような生命の「輪の喪失」のときに死を確認していたのが三徴候説である。心臓の死という「輪の切断」で足りるとしてきたのが心臓死説であり（このように,実は三徴候説と心臓説とは同じではない。本書285頁参照),脳死説はそれに脳の死を加えたものであり,伝統的な死についての考え方の延長線上にあるものである。脳死が心臓死に取って代わったものではない。

(2) 法医学的な死の判断
そうすると,脳死も心臓死もともに人の死であるという「脳死・心臓死二元論」が基本的に妥当である。心臓死が先に生じたときには,その時点がその人の死亡時期である。そして,このような場合がほとんどなのであるから,法医学的な死の判断方法は今後も当然維持されることになろう。

2　心臓死体と「脳死した者の身体」

かつて，次のような問題が実際に起こったことがある。

「臓器提供意思表示カード」により，脳死判定に従い，脳死後の心臓などの提供に承諾する意思を表示していたが，腎臓については承諾意思を表示していなかった（当時の「カード」には，○をつけるべき臓器の例示の中に腎臓がなかった）。他方，心停止後の，心臓死体からの臓器の提供についての承諾意思は表示されていなかった。このような患者に「法的脳死判定」がなされ心臓が摘出された後，さらに遺族の承諾により腎臓を摘出することは，法附則4条1項の認めるところであるか。

厚生省（当時）の「消極的な」指導の内容は次のようなものであったとされる。——この場合提供者は脳死判定を受けているのだから，その身体は「6条第2項の脳死した者の身体」である，したがって上記の条項にいう「［それ］以外の身体」には該当しない。結論として，6条1項の原則に従い，腎臓提供につき本人の書面による意思表示がない以上，遺族が承諾しても，腎臓を摘出することはできない。

しかし，このような，〝脳死した者は心臓死できない〟かのような解釈は不当であったと思われる。そもそも，衆議院を通過した段階では，附則4条1項は「脳死体以外の死体」となっていた。ここではいかなる形であれ，「心臓死体」が同条項の対象であり，以上のことは問題となる余地はなかった。しかし，参議院で，6条1項の「脳死体」が「脳死した者の身体」とされたことにあわせて，附則4条1項も現在のようにされたのである。これは，脳死者を死体と断定することを避ける意図であったのであり，厚生省のような解釈を意図したものでなかったことは明らかである。

また，厚生省のような解釈では，上記の例で仮に，本人が心臓停止後の腎臓の提供に承諾する意思を表示していたとしても，それは脳死した者の身体からの臓器の摘出に関するものではないから，6条1項によっても腎臓の摘出ができないことにならざるをえない。

あるいはこのような解釈は，次のような考慮によるものかもしれない。——臓器移植法は「脳死・臓器移植」に関しては本人の opt-in という厳格な原則を定めている。「心臓死・角腎移植」を遺族の opt-in によっても許容

する附則4条1項は旧角腎法を考慮した「暫定的措置」であり（1の「眼球・腎臓に関する暫定的措置」を参照），これを適用することによって「脳死・臓器移植」に関する法の基本原則を潜脱することは許されない。

このようにして，問題は現行法のopt-in原則がそもそも妥当かということにつながるのである[6]。

〔文　献〕

(1) 町野朔─臓器移植；生と死．田宮裕先生追悼論文集，信山社，東京．本書312頁以下．
(2) 町野朔，長井圓，山本輝之，他：臓器移植の法的事項に関する研究(1)。平成9年度厚生科学研究費補助金　免疫・アレルギー等研究事業（臓器移植部門）研究報告書，p 292．本書5頁以下．
(3) 大阪地判平成10年5月20日判時1640号，p 44．
(4) 町野朔，長井圓，山本輝之，他：移植用臓器保存のための準備措置について。平成8年度厚生科学研究費補助金　臓器技術開発事業研究報告書，p 228．
(5) 長井圓：臓器移植法をめぐる生命の法的保護──脳死一元論の立場から．刑法雑誌38：66，1999．本書218頁以下．
(6) 町野朔，長井圓，山本輝之，他：臓器移植の法的事項に関する研究；特に『小児臓器移植』に向けての法改正のあり方．厚生科学研究費補助金　免疫・アレルギー等研究事業臓器移植部門　平成11年度総括・分担研究報告書，p 354．本書218頁以下．

（初出：救急医学24巻13号，2000年12月）

4 死者の自己決定権
―― 法学と生命倫理学との対話は幻想か ――

町野　朔

1 法学と生命倫理学

　植物状態患者の延命治療を中止することは，いつ，どのような要件で許されるか，脳死体からの移植用臓器の摘出はどうかなど，法学は当為命題の定立，その内容の検討を目的とする学問である。この点では，生命倫理学も共通であると思われる。もっとも，法学にも，法学史，法思想史，などの基礎法学という分野があるように，生命倫理学にも「メタ生命倫理学」が存在するといわれる。

　我々は，法学も生命倫理学も，その究極的目的は同じなのであるから，原理上は相互の対話は可能であると漫然と考えてきた。しかし，そのわりには，日本では両者の対話，共同作業が活発に行われ，成果をあげているとはいいえない状態にあるようである。これは，どこに問題があるのだろうか。もしかしたら，外見上は同じ言語を使っているにもかかわらず，その意味が違っているのではないか。また，もしかしたら，双方における論理の組み立て方は基本的に異なっているのではないだろうか。

　以下では，臓器移植法における「死者の自己決定権」を例にとり，法学の一般的な terminology を用い，やはり法学で一般的と思われる paradigm に従いながら，議論を進めてみる。これは，法学の議論の一例として行うのであり，その結論の当否は――もちろん皆様のそれに対する意見には大きな興味があるが――，直接の問題ではない。この議論の仕方，用語の意味に関して，生命倫理学あるいは哲学の立場からの率直なご意見をうかがうことがその目的である。これによって，法学と生命倫理学との対話は可能なのか，やはり幻想に過ぎないのか，その理由はどこにあるのかを考えさせていただきたいと思う。

2 臓器移植法における本人の opt-in——議論の背景

　議論の例をお示しする前に，問題の背景をごく簡単に説明させていただく。「死者の自己決定権」は，脳死問題とともに，死者からの移植用の臓器摘出の許容要件に関する重要な問題である。

　3年前にできた「臓器の移植に関する法律」（臓器移植法）は，死者本人が，生前臓器提供の意思を書面により表示していなければ，移植のための臓器の摘出を許さないことにしている。（6条4項。もっとも，附則4条によって，「当分の間」ではあるが，脳死体以外の死体から眼球・腎臓を摘出するときには，本人の意思が不明のときには，遺族の書面による承諾を得るだけで足りるとされている。これは，臓器移植法によって廃止された「角膜及び腎臓移植に関する法律」（旧角腎法）の趣旨を受け継いだものである。しかし，すぐ次で述べるように，法的状況はかなり複雑である）。これは，自分の死んだ後とはいえ，承諾もしていないのに自分の臓器を取られるのは耐えがたいという考え方によるものである。旧角腎法は，眼球と腎臓に関して，本人が承諾していても遺族が拒絶すれば摘出はできない（この点は臓器移植法も同じである），本人の意思が不明なときには遺族の承諾によって摘出することができる（上述のように，臓器移植法附則4条は，脳死体以外からの眼球と腎臓の摘出についてはこの原則を維持している），本人が拒絶していても遺族が承諾すれば摘出できる（臓器移植法附則4条はこの原則を引き継がなかった），という遺族中心主義を取っていた。これを「遺族主義」ということもできるであろう。これは，「死者の自己決定権」を軽視した不当な考え方であり，臓器移植においては死者本人の意思を重視すべきである，という批判は早くから法律家の中に存在していた。臓器移植法は，この批判に従って，やはりある論者の用語に従えば「故人主義」をとったということもできよう。

　しかし，本人が生前に意思表示カードなどによって臓器提供の意思を表明している場合はそれほど多くはないから，このような制度のもとでは実質上臓器の摘出が行われる場合はきわめて少なくなる。"新しい臓器移植法は臓器移植禁止法だ"という声が医療担当者から出ることがあったのも，このためである。また，附則4条が脳死体以外からの眼球・角膜の摘出については

角腎法の原則を維持しようとしたのも，臓器移植法の厳格な要件を一般に及ぼしたのでは角膜・腎臓移植が阻害されることになってしまうことに配慮したからである。

　きわめて問題なのは，小児の心臓移植である。移植される心臓はレシーピエントの体格に適合したものでなければならない。生来性の心臓障害を持つ小児に移植されるべき心臓も小さなものでなければならないから，ドナーも小児でなければならない。だが，小児は臓器提供について有効な意思表示をなしうる能力がない（厚生省の行政解釈である「ガイドライン」は，この有効な意思表示をなしえる年齢を「15歳以上」としている）から，小児がドナーとなることは不可能であり，小児心臓移植も法的に不可能ということになる。日本の小児は「渡航移植」に期待しなければならない。

　死者本人の承諾（これを opt-in あるいは contract-in という）がなければ臓器の提供を認めないという法制度は，世界で日本だけであろう。死者の自己決定権の思想は欧米からの影響によって日本でも強くなってきたものであるが，アメリカでは本人あるいは遺族の opt-in のいずれかがあるときには臓器を摘出しうるとされ，ヨーロッパでは，死者本人あるいは遺族が拒否（これを opt-out あるいは contract-out という）しない以上摘出できるという，より緩やかな原則をとってきている。日本の臓器移植法成立の直前にできたドイツの臓器移植法は，本人の意思が明らかでないときには遺族の承諾で摘出できるとし，日本における議論を見守ってきた韓国でも，結局これと同じ考え方の臓器移植法を制定した。日本の臓器移植法が正しいので，外国は死者の自己決定権を軽視した法律としている，従って不当な外国法を利用する渡航移植も行うべきではない，というのも1つの考え方として成り立つかもしれない。しかし，死者の自己決定権の意味，その保護のあり方に関して，日本の臓器移植法と外国の考え方が基本的に異なっているのであり，その点を検討してどれが妥当なのかを考えるべきだという見解もありうる。

　以上のようにして，臓器提供における死者の自己決定権の問題は，現在の臓器移植法の改正，そのあり方に関する中心的問題である。ここでも我々法学研究者は，規範的命題の定立に向けて議論することになる。

3　死者の自己決定権について——法的議論の一例

　以下では少しコメントを挟みながら，私が行う議論の進行をお示しして，皆様方の率直な感想をおうかがいしたいと思う。
　① 　法も倫理も，世俗社会内の人間のよき生活のために存在する。
　　＊もしかしたら，この時点から既に相違点があるのかもしれない。あるいは，①を前提にすることなく，問題を議論できると考えておられる方もいるのかもしれない。
　② 　それゆえ，人間でない死者は，当為命題の妥当する主体ではない。
　　＊人権と同じ意味で「動物の権利」「死者の権利」を認めるのなら，②の命題は否定されるだろう。そのときには，①の命題も妥当しないことになる。しかし，その場合には，法・倫理は何のために存在することになるのであろうか。
　③ 　生と死は排他的関係にあるから，人間と死者も同じ関係にある。
　　＊生と死の間に倫理的に質的な相違はない，従って法的にもそうであるという命題を正面から主張する論者もおられるかもしれない。
　④ 　それゆえ，死者となった瞬間から法・倫理の主体は消滅する。
　　＊②あるいは③について別の考え方をとるなら，当然ここでこの命題を支持しないことになる。
　⑤ 　個人は自己決定権を持つ。それは，自己の身体を処分する権利を含む。
　　＊これを，現在否定する論者はおられないと思う。
　⑥ 　しかし死者は，死者となった瞬間からそれを持たない。
　　＊これに反対するのなら，以上の①から④までのどこで違う立場をとったのかを説明しなければならないであろう。
　⑦ 　それゆえ，「彼が生きている」という不可能な前提で「死者の自己決定権」を語ることはできない。
　⑧ 　「死者の自己決定権」を侵害すべきでないとするのは，自分が死んだ後もそのように扱ってもらいたいという生きている人々の期待の集合に由来すると考えるときに初めて，「死者の自己決定権は保護されるべきである」という倫理的・法的妥当性を論じることが可能となる。

＊④の命題を支持する以上，死者の自己決定権をこのように解するのが必然であると思われるが，どうであろうか。
⑨　遺言制度と同様，それは倫理的にもまた法的にも是認することの可能な人々の期待であり，その限りで「死者の自己決定権」を認めるべきである。
＊生きている人が死後の復活を信じているとすると，火葬を禁止する，臓器の摘出を禁止するということも考えられる。荻野弘之「古代ギリシア──死者の世界と現世と」（関根晴三編『死生観と生命倫理』，東京大学出版会，1999年，32頁）は，死後の世界に関する概念が，生きている人の現世の倫理に意味を持つことがあることを教える。この場合も，しかし，生きている人の期待の一つである。これを法的な期待として保護すべきものとまですることは，現在ではできないだろう。
⑩　しかし，その実質は，⑧で述べたような生きている人々の期待であり，「死者の自己決定権」はその期待権保護の反射として存在している権利ではあり，保護される権利としての実体は備えているとはいえるが，個人の権利とは異なる実体を持つ。
⑪　個人の積極的承諾が存在しない以上，当該者の身体からその臓器・組織を摘出することはその自己決定権の侵害であり，許されないという命題は，基本的に支持しうる。
＊これは生者のbodily integrityの権利であり，医療におけるinformed consentは，もともとこれに由来する。
⑫　しかし⑩で述べたように，「死者の自己決定権」は生者の自己決定権とは異なるものであるから，⑪の場合と同じように，本人の生前の臓器提供に関する積極的承諾がない以上，死者からその臓器・組織を摘出することは許されない，ということに，直ちになるわけではない。
⑬　それは，
a 人は，その本性として死後，自分の臓器・組織を移植のために提出する存在であるとみるべきであるから，本人が生前に反対意思を表示していなかった以上，移植用臓器を死体から摘出しても，人々の期待を裏切る事態とはならないと考えるか，あるいは，
b 人は死後，自分の臓器・組織を移植のために提供する傾向を持たない

存在とみるべきであるから，生前に積極的に承諾意思を表示していなかった者の身体から移植用臓器を摘出することは，人々の期待を裏切る事態であると考えるか，による。

⑭ 以上の意味での人々の本性がいかなるものかの解答の基準は，
　α 人々の性向の平均値，あるいは多数者の性向という所与であるか，
　β 法あるいは倫理がいかなる人間像を前提にするかという規範的事項であるか，あるいは，
　γ そのいずれの単位でもなく，両者の特別の組み合わせであるか，
が，いまひとつの問題である。

⑮ 規範の学としての法学はβあるいはγの立場をとることになる。
＊「そうであるべきこと」と「そうであること」とは違う，個々の命題は，後者の命題のみから前者を導くことはできないという考え方による。「法は理性的人間を前提にする」，「犯罪と刑罰に関する古典的理解は，不快を避け快楽を追求する打算的な人間観を前提にしている」などといわれるように，これは当然のように思われる。しかし，わが国でかつて存在した「社会的合意論」の一部には，社会構成員の意見の合致がなければ脳死を人の死とすることは許されないというものもあったように，むしろこのように考えない人が多いのかもしれない。

⑯ 死体からの移植用臓器の摘出は本人の opt-in（coutract-in）がないときには認めないという臓器移植法の原則を変更すべきかは，⑮の前提に立った上で，⑬のaあるいはbのいずれをとるかによる。

〔後記〕

本稿は，第51回上智大学哲学会大会（1999年10月24日）のシンポジウム「生命倫理の現在──法・倫理・人格──」における提題に基づくものである。

（初出：哲学論集29号，2000年10月）

5 臓器移植——生と死——

町野　朔

1 臓器移植法における脳死

1 脳死——「半分だけの死」

　1999年に成立した「臓器の移植の関する法律」（以下，「臓器移植法」，あるいは単に「法」という）においては，脳死は「脳幹を含む全脳の機能の不可逆的停止」である（6条2項）。しかし，この法律が，このような状態である「脳死」を本当に人の死と認めたものかは，極めて疑わしいのである。
　それは第1に，法の文言による。法（6条1項・2項）は，「死体」には「脳死した者の身体」を含むとしている。1994年の国会に提出以来，法案は「脳死体」という言葉を用いてきたが，1997年の参議院においてこのように修正されたのである。また同時に，本人が事前に脳死判定に承諾していること，一定の者が脳死判定を拒まないことが移植目的で行われる脳死判定の要件であるとされたが，後者の「脳死判定拒否権」を有するのは「遺族」ではなく「家族」であるとされた（6条3項）。「身体」は生きている人のからだを，「家族」は生きている人の近親者を指すのがむしろ通例であることからするなら，法は，脳死者も生者であるとしたもののように見える。少なくとも死者であると断定することを避けたものである。
　第2に，法（6条2項）は「『脳死した者の身体』とは，その身体から移植前に使用されるための臓器が摘出されることとなる者であって……」としている。これは，移植用臓器の摘出の目的があるときに限って脳死が存在しうるとしたかのようである。心臓死体は，それにどのような攻撃がどのような目的で加えようと，死体であるが，脳死体の場合には移植手術との関係だけで死とみなされていて，例えば怨恨をはらすつもりで脳死体を蹴飛ばし

たようなときには，彼は生きていて暴行罪が成立するかのようである。行為の目的から死の概念を相対化したかにみえる臓器移植法では，移植用臓器の摘出という限られた範囲内だけで，脳死は辛うじて人の死として取り扱われているのである。

第3に，既に見たように，法（6条3項）は本人が脳死判定に承諾し，家族もまたそれを拒まないときだけ脳死判定をなしうるとしている。これはあたかも，個人，その家族に死の選択権を認めたかのようであるし，関係者が異議を述べない場合に限って，不承不承，脳死を人の死としたかのようである。

第4に，附則4条1項は，「当分の間」ではあるが，「脳死した者の身体以外の死体」，すなわち心臓死体から移植のために眼球（角膜），腎臓を摘出することは，本人がそれを拒否していない以上，遺族の承諾だけで許されるとしている。これは，臓器移植法の一般原則に従って生前の本人の承諾がなければこれらを摘出できないことにすると，これまでの「角膜及び腎臓移植に関する法律」（これは臓器移植法の成立によって廃止された。附則3条参照）のときより，摘出要件が厳しくなることを考慮した経過規定であるが，これによって，法は取り扱いを異にする2種類の死があることを認めてしまったのである。

以上のように，臓器移植法は，脳死を移植に必要な範囲で人の死としただけあって，「完全な死」である心臓死に対して，脳死は「不完全な」あるいは「死の二級市民」であるかのようになった。脳死者は「半分だけ死んでいる」，あるいは「半分だけ生きている」存在である。そして臓器移植法は，特に脳死体からの移植用臓器の摘出に焦点を合わせた「脳死・臓器移植法」であるということになる。

2 議論の継続

札幌医大心臓移植事件が起こったのは1968年8月のことであった。この事件[1]のあと，我々は，人の死とは何か，移植医療とは何かを考え続けてきた。それから30年が経とうとする1997年に成立した臓器移植法は，1つの決着をつけたかにみえた。しかし，明らかな妥協の産物であった臓器移植法のもとでは，脳死・臓器移植は倫理的には終わっていないばかりでなく，かえって

混乱を生じさせたように見える。唄博士は，脳死を人の死とする法案と脳死を人の死としない違法阻却論との奇怪な合体に，戸惑いを隠されなかった[2]。今回の立法によって脳死を人の死であるとすることに決着したとされる平野博士も，「この法律は，理論的に筋が通らないだけでなく，妥協の産物であるため，臓器摘出の条件が厳しくなっている」とされた[3]。さらにあるドイツの刑法学者は次のように述べた。「あなた方の現在の法律は，相容れない2つの見解の間での不可能な妥協物だと思う。一方には脳死を認めない人があり，他方には脳死を認める人があって，そのため臓器摘出を不可能な諸条件の下でのみ許すことになっている。これは明らかに破綻した妥協物で，正しい判断とはいえないものだ」[4]。そして，附則2条1項の予定する「施行後3年を目途とした検討」が迫っている中で法改正の議論，特に「小児臓器移植」問題の検討が行われなければならなくなったのである[5]。

　本稿は，「脳死」「臓器移植」を改めて論じるための予備的考察として，以上のような「妥協」を支えている思想の実質を検討し，その適否を論じようとするものである。

2　生と死の境界線

1　死の概念と死の判定手続

　臓器移植法では，脳死は死そのものではないようである。脳死は，目的によって死であったり，死でなかったりする。それは，関係者の選択によって死であったりなかったりする。そしてこの考え方の背後には，死と認めてもいい状態はあり，脳死状態もそうであるが，死そのものは存在しない，脳死そのものは死ではない，という考え方があるように見える。人は，その中から一定の目的，一定の手続によって，脳死を人の死とするのであり，生と死の境界線も相対的であり，絶対的なものは存在しないのである。臓器移植法が，脳死の概念より，死の判定手続にかなり複雑な規定を置き，厚生省が，法施行後の脳死判定手続に関して神経質とも思われる程度に厳格な手続の遵守を求めたのにも――それが法の執行である以上当然のことともいえるのではあるが――，このことが影響しているのであろう。

2　概念の重さ

　例えば、生者からは移植のための心臓の摘出は絶対に許されない、死者からはある条件の下でそれが許される、というように、伝統的には、生と死、生体と死体は移植用臓器摘出の可否、その要件を導き出す存在として考えられていた。しかし、死そのものは存在しない、どういうときに死とするかが問題である、という考え方では、このような論理はとられないことがある。臓器提供は許されないとすべきだからそれは生者である、許されるとすべきだからそれは死者である、とされることにもなる。そしてここでは、「生」と「死」という概念が持っていたはずの、「地球より重い」存在[6]が、移植という梃子によって軽々と持ち上げられているかのようである。心臓移植が認められる範囲で、法的脳死判定を受けた人は死者としてよいという法の態度は、そのようなものである。

　このように、何が許されるかが決定的だとする以上、死の概念自体もさほど重要視する必要もない。「脳死は人の死ではないから脳死者は生きている。しかし、移植のためにその心臓を摘出して彼を死［この立場では、心臓死］に至らしめても違法ではない」という「違法阻却論」はこのようにして生じた。「脳死臨調最終報告」(1992年) における少数意見[7]、日本弁護士連合会の「修正案」(1995年)[8]、国会で提案された「金田案」(1997年)[9]、「猪熊案」(同年)[10]はこの立場をとっていた。そして、金田案は衆議院で否決されたが、参議院で現在の形に修正された臓器移植法は、実はこの論理を排除していないのだとすることも可能なのかも知れない。

　しかし、違法阻却論においては、脳死者である臓器提供者の生きる権利は、移植医療の中で相対化され背後に退けられている。それは、死の重みを考慮したが、生の重さに意を用いなかったものということもできる。脳死者は生きているとしつつ、しかも彼を殺して移植用臓器を摘出していいという論理はかなり衝撃的である。これは、言い方の問題に過ぎないというのではなく、観念の問題である。もし単に表現の問題に過ぎないというのなら、違法阻却論者もあれほど激しく脳死説に反発する必要はなかったはずである。そしてより衝撃的だったのは、これを衝撃的と思わない人がかなりいたという事実である[11]。

3　脳死者の承諾

臓器移植法は，提供者本人の書面による承諾がなければ臓器の提供は認められないとしている（6条2項）。既に触れたように，心臓死体からの腎臓，角膜の摘出については経過措置が規定されているが（附則4条1項），本人のopt-inを臓器提供の必須要件とするのは日本法だけだと思われる。これにより，日本では臓器提供が極めて困難になり，何よりも小児の心臓移植が不可能となっている[12]のである。だが，もともとこれは，違法阻却論から主張された立場であったことに注意すべきである。すなわち，生体肝移植手術のように，生きている人からの臓器の提供を受ける場合には，ドナー本人の真摯な積極的承諾がなければならない。脳死者が生きているとして，違法阻却論から臓器摘出を認めようとするのなら，脳死者本人の臓器提供意思の表明がなければならないのは当然ということになる。他方，死であることに疑いのない心臓死のときには，これは必然的な要件ではないことになる。ドナーを，①生きている人，②死者，③脳死状態の人，に分け，①③からの臓器の摘出については本人の積極的承諾を要件とした生命倫理研究会の「試案」(1991年)[13]以来，違法阻却論からは，脳死者からの臓器摘出の要件は常にこのように考えられてきた。脳死者のopt-inを臓器摘出の要件とすることは，「脳死者は半分だけ生きている」と考えている臓器移植法の下では，受け入れやすかったものといえる。

3　生 と 死

1　臓器移植法の解釈と法改正

以上のように，生と死の境界線は入り組み，不分明になり，ついには消えつつあるのが現行法である。そして，現在問われているのはこのような考え方の，倫理的妥当性である。法改正の是非，その内容に関する議論は，このような法律の態度をどう考えるかと，分かちがたく結びついているからである。

私はやはり「脳死説」が妥当であり，移植目的，関係者の意向によって，脳死が人の死であったりなかったりするという「相対的脳死論」は不当であると思う。従って，臓器移植法の解釈論としては，この法は脳死を人の死で

あることを認めたのであり，6条などの問題の条文は，ただ臓器移植の際の脳死判定手続についてだけ規定しているに過ぎない，これは脳死が人の死であることを変更するものではない，と解するほかはない[14]。もちろんこの解釈だけで，現行法の問題のすべてが解決するわけではない。特に医療現場における脳死をめぐる戸惑いは，これによって解消するわけではない。臓器提供に関して本人のopt-inを要件とすることの妥当性も，検討されなければならない。その際には，脳死説に従って，すなわち原点に戻って，死体からの臓器提供はいかなる要件で行われるべきかが，改めて論じられることになる[15]。

2 日本文化普遍主義について

しかし，臓器移植法を肯定的に評価する立場は依然として根強い。かねてより，臓器を提供しようとする人，臓器移植手術を受けたい人，移植医療を行いたい人，これらすべての人々の希望を満足させるため，日本では法律が必要である，「善意の贈り物」を無駄にしてはいけない，などといわれてきた。臓器移植法は，関係者すべての意見が一致している範囲で，特に，本人，遺族（家族）のすべてが承認し，納得している範囲においてのみ「脳死臓器移植」を認めようとするものであり，日本人の国民性・文化にもっとも合致したものである，とするのである。このような論者はこの基本原則を変更しようとする法改正には，当然反対するのである[16]。しかし，3年目の見直し，法改正が議論されるようになると，臓器移植法は，日本人の国民性に合致するだけでなく，世界に発信すべき優れた精神であると考える傾向が強まる[17]。これまでの議論が，「日本法が外国法と違うのは確かだが，我々には我々のやり方があるので，外国法を引き合いに出して臓器移植法を批判するのは不当である」という「日本文化固有論」であるとすれば，これは「日本文化普遍主義」とでも呼ぶべきものである。これも，当然日本の優れた精神に反する法改正など行うべきではないとするが，同時にむしろ外国は日本に学ぶべきことをも主張する。脳死の扱い，臓器提供における本人の承諾要件の2点において，外国法は日本法と基本的に異なっているが，「日本には日本のやり方があるのだからほっといてくれ」というのではなく，今や，「後れているのはむしろで外国で，外国が我々に学ぶべきだ」とするのである。前者が

「日本は神の国だ」というのだとすれば，後者は "Japan as No. 1" というものであろう。また，かつては，日本の臓器移植法の態度を支する人も，国内で法的に不可能な「小児心臓移植」を，合法な国外で行う「渡航移植」を非難したり，阻止しようとはしなかった。しかし，日本文化普遍論を一貫すれば，これを行うことになろう。脳死を死とする外国の態度は誤っているとして，外国で反対運動をするために渡航する医師の話には小説にも登場するが[18]，これはありうる話である。日本の臓器移植法の精神を積極的に世界に発信すべきだと考えている人のなかには，死者が生前に臓器提供の意思を現実に表示していないのに遺族の意思だけでそれを行いうるという外国の法律は「人間の尊厳」に反する，そのような法律によって移植手術をすることも不当であるとして，「渡航移植」に消極的な人も存在する[19]。

4 社会的合意論の矮小化

1 合意による意思決定

「合意の範囲での臓器移植」というのが日本の臓器移植法の基本的な態度である。そして，おそらくはこれが最大の倫理的問題であるように思われる。

もちろん，日本文化はすべて「恥の文化」として排斥されるべきものではない。また，「浴湯と共に子供まで流してしまう」[20]べきではない。しかし私は，臓器移植法に関する日本文化固有論は「子供を愛するの余り，濁った浴湯までも捨てることをも拒んだもの」[21]ではないかと疑う。また日本文化普遍論は，外国の赤ん坊を日本特産の濁った浴湯に投げ込むよう求めるものだとも思う。

本来大切にすべき子どもは，いうまでもなく，人間の生命，人間の尊厳，いのちである。そして濁った浴湯とは，生と死の重みを理解せず，その境界線をあえて明確にしないことが，いのちを大切にするゆえんだと考える態度である。生命の尊厳，死者の尊厳は，生と死を正面から見つめ，理解しようとするところから，初めて明らかになる。そのまなざしは冷酷であってはならないが，曇っていてもならない。我々はそれでも，鏡の中に見えるようにお・ぼ・ろ・にしか真実は見えていないのであろう。しかし，いつの日にか顔と顔とが向かい合う日が来ることを信じなくてはならない。生と死の輪郭，意味

はもともとおぼろなのだ，そのようにしておくことがいいのだ，ということではない。生・死をあいまいなままにし，ただ「いのち」と「人間の尊厳」だけを説き，皆が納得するところで折り合いをつけようとする曖昧模糊とした汚れたぬるま湯のなかでは，子どもは疫病にならない訳がない。

2　死の個人性・社会性

　臓器移植法における「脳死判定拒否権」の考え方は，一方的に死を宣告することは本人の人としての尊厳を害するという考え方によるのであろう。しかし，死んでいる人を死者として扱うのは正当なことである。命ある個人を人間として大切にし，死者は死者として遇することが，個人を尊重し，生命の尊厳を守り，いのちを大切にすることである。我々は死者を悼み，その思い出に涙し，彼のことを簡単に忘れることはしない。しかし我々は彼が死んだから彼の死を悼むのである。彼の死を認めることが，彼の人としての尊厳を侵害することになるわけではない。

　あるいは，本人が脳死を選択していない以上，本人は生きているのだというのかも知れない。しかし，死は本人の選択に任されるにはあまりにも大きな存在である。本人が脳死でいいといったから脳死を彼の死とし，本人がいやだというから心臓死にしよう，ということはできない。死が個人の選択すべきものだとすることは，死を，食後にコーヒーにするか，紅茶にするかのように軽いものと考えているということである。人の死とは，彼がこの世に別れを告げ，人々もそれを見送るという厳粛な事実である。死の概念を本人の選択に任せることは，死概念の不統一を招くということだけに止まらない。それくらいだったら，何とか取り繕って辻褄をあわせることもできるであろう。しかし，死の意味を理解しない倫理的な軽薄さは取り繕うことはできない。

3　矮小化された社会的合意論

　それでも臓器移植法がこのような態度をとったのは，本人も家族も脳死でいい，その段階で臓器を提供してもいいといっているのなら，その範囲で脳死・臓器移植を認めてもいいのではないか，という考え方があるのであろう。そしてこれが日本的美徳，争いを好まず和を求める態度だとも考えられてい

るのだろう。たとえばある論者は,「脳死の倫理問題」とは「脳の動きの止まった人」に関係者がどのように関わり合うべきかであり,「脳死とは何か」などというのでは問題の本質は見えないとしている(22)。ここにも,脳死が人の死かどうかは直截に決められるのではなく,関係者によって決められるべき事柄である,みなの意見が一致すればそれでいい,それが自己決定権の尊重ということだ,という考え方が見える。

　かつての「社会的合意論」の中には,社会を世論と同視し,世論が脳死を人の死と認めればそれでいいというようなものもあった。ここでは,脳死を死とすることが妥当なのかという倫理的に基本的な観点が欠落している。しかし,そもそも社会的合意に反する死の概念は認められないという議論は,移植のために必要だという医学的理由から死の概念を動かすことを拒否するとともに,断固として,社会の文化に合致した死の概念を求めるものであった。日本の法学者によるならば社会的合意とは "volonté générale"（国民的合意,国民的総意）(23),あるいは「社会通念」(24)にほかならないものであり,アメリカ合衆国大統領委員会の報告書では「社会内の確定した価値,人間存在・人格権との合致したもの」(25)であったのである。社会を世論と同視する社会的合意論は,その矮小化であった。そして以上の考え方もそれと同質のもので,「国民世論」を「関係者たち」にさらにサイズダウンし,矮小化したものに過ぎない。

　しかし,関係者が同意しているならそれでいいという内容の社会的合意論,自己決定権の議論は,法律家の中でも一般的なものであったと思われる。加藤一郎博士は,社会的合意とは実体のない蜃気楼みたいなもので,それによりかかる社会的合意論は自分の意見をいわないで,蜃気楼を隠れ蓑にしている卑怯者の論理であるか,あるいは,全員一致の合意でなけれは何も決定できないというムラ社会の論理であると激しく非難された(26)。しかし,1998年に博士が座長としてまとめられた日本医師会生命倫理懇談会の「最終報告書」(27)が,実はこのような社会的合意論をとっていたのである。それは次のようにいう。

　「脳の死による死の判定を是認しない人には,それをとらないことを認め,是認する人には,脳の死による死の判定を認めるとすれば,それでさしつかえないものと考えてよいであろう。このことはまた,自分のことは

自分で決めるとともに，他人の決めたことは不都合のないかぎり尊重するという，一種の自己決定権にも通じる考え方であるといえよう。」「わが国でも，死後に臓器を提供して他の患者に役立てたいという善意の人に対しては，その意思を活かして，脳の死による死の判定を認めていけば，それによって臓器移植への道が開かれることになろう。」

ここには，自己決定を意見の一致のための道具とし，関係者の合意を獲得するための手段とする考え方が示されている。人間の「異なっている権利」を保障し，精神障害者，傷つきやすい者に平等に権利を保障し，どこまでも侵入する鋭い槍で医療的合理性を貫通しようとした，自己決定権の革命的な激しさ[28]は姿を消している。ここでは，自己決定権は仲良くするための道具にしか過ぎない。唄博士が，このような議論を「自己決定権の出番を誤ったもの」とされる[29]のも当然だと思われる。

日本文化固有論，あるいは普遍主義の論者たちが加藤博士らの報告書を読んだかは明らかではないが，ここには日本で伝統的な考え方を見ることができよう。

(1) 世論に与えた衝撃，医プロフェッションへの不信，移植医療への疑惑など，この悲惨な事件の影響は今日にも及んでいるが，ここでは，次の2つの優れたレポートを参照するにとどめる。中島みち『見えない死——脳死と臓器移植』増補新訂版（文芸春秋社，1990年），共同通信社社会部移植取材班『凍れる心臓』（共同通信社，1998年）。
(2) 唄孝一「脳死論議は決着したか——臓器移植法の成立」法時69巻10号（1997年）34頁。
(3) 平野龍一「三方一両損的解決——ソフト・ランディングのための暫定的措置」ジュリ1121号（1997年）30頁。
(4) ハンス＝ルートヴィッヒ・シュライバー（長井圓＝臼木豊訳）「人の死はいつなのか？——移植法の起点となる脳死，臨床死および同意をめぐって」法時71巻11号（1999年）72頁における「訳者前書」参照。
(5) 町野朔ほか「臓器移植の法的事項に関する研究(1)——特に『小児臓器移植』に向けての法改正のあり方——」『平成11年度（2000年3月）厚生科学研究費補助金「免疫・アレルギー等研究事業」（臓器移植部門）研究報告書』354頁参照。本書18頁。
(6) 「生命は尊貴である。一人の生命は，全地球よりも重い」としたのは，死

刑の合憲性に関する最（大）判昭和23・3・12刑集2巻3号191頁である。
(7)　臨時脳死及び臓器移植調査会答申「脳死及び臓器移植に関する重要事項について」町野朔＝秋葉悦子編『脳死と臓器移植［第3版］』（信山社，1999年）314頁。
(8)　日本弁護士連合会「『臓器の移植に関する法律案』に対する意見書」町野朔＝秋葉悦子編・前掲注(7)67頁。
(9)　町野朔編『脳死と臓器移植［第2版］追補』（信山社，1998年）103頁。
(10)　町野朔編・前掲注(9)105頁。
(11)　違法阻却論に対しては，近時も，齊藤誠二『医療刑法の基礎理論』（多賀出版，1997年）167頁以下。なお，町野朔『犯罪各論の現在(いま)』（有斐閣，1996年）40頁以下。
(12)　本人が脳死判定と臓器提供に書面によって承諾しうるためには，彼に十分な意思能力が必要であるということになる。厚生省のガイドライン（「『臓器の移植に関する法律』の運用に関する指針［平成9年10月8日健医発1329号厚生省保健医療局通知別紙］」町野朔＝秋葉悦子編・前掲注(7)97頁）は，これを「15歳以上の者」としている。小児に移植される心臓はサイズの適合した小さな心臓でなければならないから，その提供者は小児でなければならないことになる。このようにして，必ずしも正確な表現というわけではないが，事実上「15歳未満の小児心臓移植は我が国では不可能である」といわれる事態になっているのである。町野朔ほか「臓器移植の法的事項に関する研究——現行法の3年目の見直しに向けての提言——」『平成10年度（1999年3月）厚生科学研究費補助金「免疫・アレルギー等研究事業」（臓器移植部門）研究報告書』332頁以下，同・前掲注(5)356頁以下，参照。
(13)　生命倫理研究会・脳死と臓器移植問題研究チーム「臓器の摘出に関する法律（試案）」町野朔＝秋葉悦子編・前掲注(7)28頁。
(14)　町野朔ほか「臓器移植の法的事項に関する研究(1)」『平成9年度（1998年3月）厚生科学研究費補助金「免疫・アレルギー等研究事業」（臓器移植部門）研究報告書』292頁以下。本書5頁以下。すでに，中森教授（町野朔ほか「座談会・臓器移植法をめぐって」ジュリ1121号［1997年］14頁［中森喜彦発言］）がこのような解釈をとられ，長井圓「臓器移植法をめぐる生命の法的保護——脳死一元論の立場から」刑法38巻（1999年）66頁以下も，これを前提とした解釈論を展開している。
(15)　町野朔ほか「臓器移植の法的事項に関する研究——現行法の3年目の見直しに向けての提言」『平成10年度（1999年3月）厚生科学研究費補助金「免疫・アレルギー等研究事業」（臓器移植部門）研究報告書』332頁以下，同・

⒃　たとえば，1999年5月2日に開催された第15回公衆衛生審議会疾病対策部会・臓器移植専門委員における中島みち・柳田邦男両参考人の陳述を参照。http://www.mhw.go.jp/search/docj/shingi/s9905/txt/s0524‑1-11.txt（as visited on Sept. 10, 2000）．

⒄　たとえば，森岡正博＝町野朔「対談・臓器移植法改正，イエスかノーか」論座2000年8月号178頁（森岡正博発言）参照。

⒅　加賀乙彦『生きている心臓』(上)・(下)（講談社，講談社文庫版，1994年）。

⒆　森岡正博＝町野朔・前掲注⒄185頁（森岡正博発言）参照。

⒇　これは，尊属傷害致死罪の規定（刑法旧205条2項）は封建的・反民主主義的であるとしてこれを違憲とした原判決を破棄するにあたり，最高裁判所が用いた言葉である。最（大）判昭和25・10・11刑集4巻1号2037頁。

(21)　これは，尊属傷害致死罪は違憲であるとして，右の最高裁判決に反対された平野博士の言葉である。平野龍一・刑事判例評釈集昭和25年度214頁以下。

(22)　森岡正博『増補決定版　脳死の人――生命学の視点から』（法蔵館，2000年）5頁以下。

(23)　唄孝一『脳死を学ぶ』（日本評論社，1989年）62頁。

(24)　星野英一「脳死問題を考える筋道と『社会的合意』論」ジュリ904号（1988年）58頁。なお，同「脳死」『心の小琴に』（有斐閣出版サービス，1987年）325頁参照。

(25)　President's Commission for the Study of Ethical Problems in Medicine and Bionedical and Behaviral Research, Defining Death : A Report on the Mecical, Legal and Ethical Issues in the Determination of Derth 46 (1981).

(26)　加藤一郎「脳死問題・社会的合意は蜃気楼だ」文藝春秋1988年4月号108頁以下

(27)　日本医師会生命倫理懇談会「脳死および臓器移植についての最終報告」町野朔＝秋葉悦子編・前掲注⑺255頁。

(28)　町野朔「医師の責任と法」『医と法／第1回日本医学会特別シンポジウム記録集』(1994年) 96頁参照。

(29)　唄孝一・前掲注⑵37頁。

＊　本稿は2000年7月3日，上智大学カトリックセンター主催の公開シンポジウム「いのちと死をみつめて――脳死，臓器移植に関する法をめぐって」に

第3部　論　争

おける筆者の報告，「生と死——きえゆく境界線」を基礎としたものである。このシンポジウムでは，他にホアン・マシア教授（上智大学），森岡正博教授（大阪府立大学）の報告があり，司会は青木清教授（上智大学）であった。各報告の録音をおこしたものは上智大学カトリックセンターのホームページ（http//www.info.sophia.ac.jp/cathocen/inochi,html, as visited on Sept. 10, 2000）に掲載されている。

　35年前，初めて東京大学法学部の共同研究室でお目にかかってから，常に優しく指導してくださった田宮裕先生に，謹んで本稿を捧げる。

（初出：田宮裕博士追悼文集上巻・信山社，2001年6月）

6 小児臓器移植——法と倫理——

町野　朔

1 小児臓器移植と臓器移植法の改正問題

1 本人の opt-in

「臓器の移植に関する法律」（以下，「臓器移植法」あるいは単に「法」という）のもとでは，小児の心臓移植は事実上不可能であり，それを実施しようとするなら，法律改正が必要である[1]。

まず，小児に移植されるべき心臓は，彼・彼女の心臓に等しいかそれより小さなものでなければならないから，提供者も小児でなければならない。しかし，法6条1項は，脳死体からの臓器の提供に関して，本人の opt-in を必須の要件としている。臓器移植法も，同法の施行規則（省令）も，臓器提供に関して有効な意思表示をなし，脳死判定に有効に承諾しうる年齢については何も述べるところはない。「ガイドライン」（平成9年の保健医療局長通知）は，「臓器提供に係る意思表示の有効性について，年齢等により画一的に判断することは難しいと考えるが，民法［961条］上の遺言可能年齢等を参考として，法の運用に当たっては，15歳以上の者の意思表示を有効なものとして取り扱うこと」としている。

ガイドラインは厚生省の行政指導にすぎず，法的な拘束力があるわけではないから，「15歳」が低過ぎるのではないかという議論も，逆に高過ぎるのではないかという議論もありうる。しかし，承諾意思の表示の意味での死者の自己決定を必要不可欠なものとするのが法の趣旨であるとするのなら，これを6歳にまで引き下げる[2]などという，便宜主義的な考え方は到底とることはできない。以上にようにみるならば，子どもが心臓のドナーとはなりえないこと，小児心臓移植が現行法のもとでは不可能であることは，確たる事実である。子どもたちの心臓移植は，現在では「渡航移植」によらざるえ

ないことになる。このような事態を打開し，小児の心臓移植に道を開くことを考えるならば法改正が必要となるのであり，ガイドラインの変更で対応しうる問題ではないことは明らかである。

2　法改正の2つの方向

小児心臓移植を可能とするための法改正の方向としては，おおむね，以下の2つの方向が考えられる。

1) 本人の opt-in を要件とする現行法の原則を維持しながら，小児からの臓器の摘出を可能にするために，たとえば親権者（であった者）の承諾だけで摘出することができるという特則を設ける。

2) 小児に限らず一般的に，本人の拒絶意思の表明がなかったときには，遺族の承諾によって臓器の摘出を認めるようにする。

われわれは，2)のような法改正が妥当であると考えている[3]。これは，諸外国の臓器移植法の考え方と一致するものであり，1994年，最初に国会に提出された法案（旧・中山案）もそのようなものであった。2)の提案は，最初の考え方に戻ろうとするものにすぎない。しかし，これに懸念を示し，反対する人も少なくない。そこでは，①一般的な臓器移植の倫理性への疑問，②脳死を人の死とすることへの反対，③本人が臓器を提供する意思表示を行う権利は小児を含めて護られなければならないという意見，が相互に絡み合いながら主張されているのである。このうち②の問題，とくに脳死を人の死と一律に決定しないことこそ倫理的であるという，日本固有のセンティメントの問題性に関しては，すでに別に論じたところであるので，以下では，紙数の関係あり，③・①だけについて述べる[4]。

2　死者の自己決定権の倫理的意義

1　小児の権利

日本小児科学会主催の公開フォーラム「小児の脳死臓器移植はいかにあるべきか」（2001年5月5日）は，③のような視点から開催されたものであった[5]。ここでは，もっぱらドナーとなる小児の側から問題が眺められていたが，レシピエントになる小児の権利も考えなければならない。児童には意見

表明権（児童の権利条約12条）ばかりでなく，生命権（同 6 条）もある。どちらの小児の権利も移植医が護らなければならないものである。また，小児の権利と同じように，大人の権利も守らねばならない。医師も法律家もすべての者の権利を平等に保護しなければならない。小児科医とそれ以外の医師，小児科医の中でも移植を行う医師とそうでない医師との間で，それぞれ違う倫理が妥当するようなことがあってはならない。「立場の違いが倫理の違い」であってはならない。

以下，上記公開フォーラムで，われわれの法改正の提案を説明するために書いた筆者の抄録，「死者の自己決定権と小児の権利」を，そのまま再録させていただく。

1) 臓器提供の明示の意思表示が生前になされていないときに，遺族の承諾によって移植用臓器の摘出を認めるべきだという提案に対する反対は，それは死者の権利，自己決定権を侵害するものであることを大きな理由とする。これは，死後にも臓器を提供するつもりがないのが人間なのだ，という人間観を前提とする。

2) このような前提に立つ以上，提供意思の有効性要件は厳格なものでなければならないことになる。ガイドラインの「15歳」という年齢も，十分であるか疑いが出てくる。脳死判定に有効に同意しうる能力も要求されていることを考えるなら，なおさらである。まして，この年齢をさらに下げようとすることは，自ら認めた自己決定権の絶対性を，小児心臓移植を可能にするために，易々と犠牲にしたものと評しなければならない。

3) 小児については，親権者（であった者）の承諾の代行を認めようとする法改正案にも，同じ問題がある。自己決定権は一身専属的であるのが原則であり，小児についてだけ便宜主義的に例外を認めることはできない。

4) 小児は大人と差別されてはならない。彼にも同じ権利が認められなければならない。もし死者の自己決定権が1)で述べたようなものであるのなら，小児からの臓器の提供，小児心臓移植を拒絶するのが筋道であると思われる。

5) 死者の自己決定権はそのようなものでない，1)とは逆に，死後には自分の臓器提供を拒否する意思表示が生前になされていない以上，臓器の提供が認められる，と考えるのが日本以外の臓器移植法である。最初に国会に提案された法案（旧中山案）もこのようなものであり，これが支持されるべきだと

思われる。

6) 死者の自己決定権を1)の意味に理解する人たちの多くも，遺族の承諾だけで心臓死体から腎臓・眼球の摘出を認めている法の立場に反対しない。これは一貫しないようにみえるが，1)で述べられた死者の自己決定権は脳死者についてだけのものだということなのかも知れない。しかし，どのような死者であっても，彼は死者として尊重されなければならない。心臓死を経た者の自己決定権は脳死者のそれより尊重されない，ということは不当である。

7) あるいは，脳死は人の死ではない，1)の内容も，生きている人の自己決定権であるということかもしれない。しかしこれは，「必要なら，生きている人を殺して臓器を摘出する殺人も合法となる」という違法阻却論にほかならない。これが不当であることは，あえてくり返すまでもない。

8) 「小児心臓移植」の問題は，①脳死が人の死であること，②臓器提供に関する死者の自己決定権は5)の意味に理解しなければならないこと，③子どもも大人もその命の価値は同じであり，その権利も同じように尊重されなければならないこと，を認めることによって解決されなければならない。

2 死者の自己決定権の倫理的基盤

以上のような，臓器提供に関する死者の自己決定権理解に対しては，意思決定の存在こそが保護されるべきであるという反論がありうる。しかし，人間はその本性から，死後に臓器を提供する存在であると考えたときに，初めてその倫理的意味を理解しうると思われる。

現行法のもとでは，「意思表示カード」という紙片に記された提供意思表示を根拠として，臓器の提供が認められる。しかもそれは，本人の死のだいぶ前に書かれたものであってもよいのである。また，コンビニで弁当を買うときに持ってきたカードに，ビールを飲みながら書いたものであってもよいのである。もし，臓器提供の意思決定・意思表示にすべての倫理的価値があるとするなら，このようなものを根拠として臓器の摘出を行うことに倫理的な疑問が生じるのは当然であろう。これが許されるのは，死後に臓器を提供するつもりなのが人間の本性なのであり，このような意思表示がそれを裏書きする存在であるからである。そして，「人間は，死後の臓器提供へと決定されている愛他的存在である」という人間観に立つときに，臓器提供の倫理的

意味が認められるのであり，明示的に提供意思を表示していなかった死者から臓器の提供を受けることが，倫理的に許されるのである。

3 死体臓器移植は反倫理的か

1 提供者の現れるのを待つこと

臓器移植は人が死ぬのを待つ医療であるから反倫理的である，と考える人もいる。これを一貫すれば脳死臓器移植ばかりでなく，およそすべての死体臓器移植にも反対することになるのであろうが，そこまでいう人は多くはない。ここにも，反・脳死論が混入しているのであろう。

しかし，このことを措くとしても，誰かが死んで臓器の提供者となってくれることを待つ心情は，それほど「罪深い」ものであり，反倫理的なものなのだろうか。それは「神の恵みを待つこと」と，どれだけ違うのであろうか。もちろん，臓器が欲しいから人を殺すことは反倫理的で，犯罪である。そして，脳死者は生きているかも知れないが，これを殺して臓器をとっていいと主張する「違法阻却論」は，このような犯罪をまさに推進すべきだとしたのである。違法阻却論が倫理的で，脳死臓器移植が反倫理的であるという倒錯した論理が堂々と登場するところに，臓器移植をめぐる日本の議論の歪みがある。

死者の臓器の提供を受けてまで生きようとは思わない，という人もいる。それはそれで一つの考えであり，われわれはそれを尊重すべきであろう。しかし，彼がそのような考えから，他人が臓器移植を受けることに反対するとしたら，それは，自分の感情に反するからという理由で，他人の生きる権利を否定するものであり，到底許容するわけにはいかない。

2 宗教と脳死臓器移植

日本では，脳死臓器移植に反対する宗教的立場もある。しかし，キリスト教は一般に，そのようなことはないようである。ローマ教皇（ヨハネ・パウロII世）が臓器移植に反対で，脳死にも消極的であるという紹介がされることもあるが[6]，死体臓器移植を「医学の偉大な進歩」として積極的に評価し，「神経学的な」死の判断基準として明確に脳死を是認するのが彼の態度であ

り(7)．これは不正確な紹介である．

いずれにせよ，宗教的教義は世俗的倫理と同じではない．そして，このような宗教の世界における現象は，その宗教の必然的な教義であるというよりは，それぞれの社会の倫理的観念の現れとみるべき点が多いのである．

(1) 町野朔：子どもの心臓移植と臓器移植，心臓をまもる426：14-15，1999；町野朔，長井圓，山本輝之，他：臓器移植の法的事項に関する研究(1)―特に「小児臓器移植」に向けての法改正のあり方，厚生科学研究費補助金 免疫・アレルギー等研究事業臓器移植部門平成11年度総括・分担報告書，pp354-367，2000＝本書18頁；町野朔：臓器移植法をめぐる論争，医学のあゆみ196：1073-1076，2001．

(2) 森岡正博，杉本健郎：子どもの意思表示を前提とする臓器移植法改正案の提言，2001（http://member.nifty.ne.jp/lifestudies/moriokasugimoto-an.htm, as visited Oct. 17, 2001）．

(3) 町野朔，長井圓，山本輝之，他：臓器移植の法的事項に関する研究(1)―特に特に「小児臓器移植」に向けての法改正のあり方，厚生科学研究費補助金 免疫・アレルギー等研究事業臓器移植部門平成11年度総括・分担報告書，pp354-367，2000．

(4) 町野朔：臓器移植法と脳死―法律的メモ書き，救急医学24：1854-1857，2000＝本書298頁；町野朔：臓器移植―生と死；廣瀬健二，多田辰也編：田宮裕博士追悼論集上巻，信山社，東京，pp361-376，2001＝本書312頁．

(5) 日本小児科学会倫理委員会委員長および担当理事名義で公表された公開フォーラムの「報告」(http://plaza.umin.ac.jp/~jpeds/saisin-j.html,as visited Oct. 17, 2001)．

(6) 丸岡治：脳死は医学的な死ではなく，社会契約的な死である，日本医事新報4015：57-59，2000．

(7) Evangelium Vitae, No. 86 ; Address of John Paul II to the 18th International Congerss of yhe Transplantation Society, Tuesday 29 August 2000. これらの文書は，いずれも，http://academiavita.org/ からダウンロードできる．

（初出：小児内科34巻1号，2002年1月）

〈編者紹介〉

町 野　　朔（まちの・さく）
　　　　上智大学法学研究科教授

長 井　　圓（ながい・まどか）
　　　　横浜国立大学国際社会科学研究科教授

山 本 輝 之（やまもと・てるゆき）
　　　　名古屋大学大学院法学研究科教授

臓器移植法改正の論点

2004年（平成16年）5月10日　第1版第1刷発行

編　者　　町　野　　　朔
　　　　　長　井　　　圓
　　　　　山　本　輝　之

発行者　　今　井　　　貴
　　　　　渡　辺　左　近

発行所　　信山社出版株式会社

〒113-0033　東京都文京区本郷6-2-9-102
　　　　　電　話　03（3818）1019
　　　　　ＦＡＸ　03（3818）0344

Printed in Japan.

Ⓒ町野朔・長井圓・山本輝之, 2004. 印刷・製本／東洋印刷・大三製本
ISBN 4-7972-2244-1